隠された造血の秘密

腸管造血説と幻の造血幹細胞

第3版

改訂版に寄せて

酒向　猛

『隠された造血の秘密』は２０１０年5月に出版した著作であるが、その目的は、千島喜久男の唱えた「腸管造血説」を中心に千島学説の内容について歴史的経過を振り返りながら、可能な限り科学的に考察することにあった。やや専門的過ぎる点もあったが、幸いここに改訂版を出版できる運びとなったことは望外の喜びである。この間、２０１１年1月11日には出版に御尽力頂いた稲田芳弘氏が亡くなり、私は大きな支えを失い茫然としたが、その思いも冷めやらぬ3月11日には東日本大震災とそれに続いた福島第一原子力発電所の事故に遭遇した。以前より原発の危険性を指摘していた稲田氏の予言は的中したのであるが、あの世で稲田氏はどのような感想を述べておられるのか伺いたいものである。

内容においては、科学に対する哲学的考察について内容を追加した。またウェィクフィールドの自閉症腸炎についてはその後の経過を追加した。さて2014年1月に理化学研究所の小保方晴子によってSTAP細胞に関する論文がネイチャーに掲載された。しかし、その後に論文の改竄《かいざん》と捏造《ねつぞう》の疑惑が指摘され、これによって科学や科学者に対する信頼性が大きく損なわれた。改訂にあたり、STAP細胞事件に関して私の個人的な見解を述べた。今後の展開によりまた見解を変更せざる得ないこともあるかもしれないが、STAP細胞は証明されれば、千島学説の正しさを証明する証拠の一つとなるに違いない。

（2015年3月）

まえがき

現代の医療はどこかおかしいのではないか？　最近多くの人がこのように感じている。確かに、日本人の平均寿命は世界の最高レベルに近いし、医療保険制度の充実により誰でも標準的治療を貧富の差なく受けることができるという点でも、日本は世界の中でも恵まれた医療制度を持っている。しかし、癌《がん》や膠原病《こうげんびょう》を初めとする原因不明の難治性疾患が増加し、高齢者は寝たきりで命を長らえている人も増加している。医師や看護師は慢性的に不足しているし、地方では救急医療が崩壊している。

私は外科医であるが、最近は医師としてのモチベーションが急激に低下してきた。なぜなら医師の職場である病院の職場環境が10年くらい前より急激に悪化してきたからである。医師という職業は、本来は患者の病気を治療し健康を回復するためにあるのであるが、最近はまるで、患者から訴えられないために、また文句を言われないために業務をこなしているかのような錯覚に陥ることが多くなったからである。これでは勤務医が減少するのは当然と考えられる。

病院内の人間関係も寒々としてきた。最近は医療ミスを公開する医療機関が増えたが、これなどは決して病院関係者のモラルが向上したなどというおめでたい話ではない。パラメディカルスタッフのタレ込みによる内部告発が頻発するようになったため、医療ミスの隠蔽が不可能になったというのがその主な理由である。公立病院は軒並み赤字である。このため経営維持を目的に、意味のない過剰な投薬や検査を行ったり、わざと入院日数を引き伸ばしたりする行為が日常化している。悪質な医療機関は利益を上げるために、必要のない手術を行う所まである。

このような世相をすでに30年以上前に予言し、警告を発した生物学者が存在した。それが、千島喜久男《ちしまきくお》博士である。千島はその著書の中で次のように述べている。

「現代医学の医療ミス、医薬公害、医療荒廃や環境汚染をこのまま放置するならば、癌をはじめ慢性的難病、奇病、医原病などがますます増加して国民は誤った現代医学と医療の犠牲となり、一億国民の生命と健康が危機を迎えることは必至です。

医学関係者、健康指導者、健康に関心を持つ人々、病気に悩む方々は、ぜひ医学迷信、薬迷信などの洗脳から解放され、コペルニクス的革新の説といわれる千島理論を実生活に応用してください。きっと医師や薬に頼らず、自分の健康は自分で守る知恵が体得でき、病気が自然治癒することを実証できるでしょう」

この千島が唱えた千島理論の一部が、この本の主題である腸管造血説である。その後、森下敬一《もりしたけいいち》博士が腸管造血説を支持した研究活動を行い、さらに国会証言まで行った。しかし今のところ造血は骨髄で行われるという骨髄造血説が定説となっている。それは骨髄から、一個の細胞からすべての血液細胞に分化する骨髄造血幹細胞が発見されたからである。

このことを根拠に、ほとんどの学者が骨髄造血説を正しいと信じている。ところが実は骨髄造血幹細胞はその機能は確認されているが、形態学的には完全に確認されているとは言えない状態にある。また最近の幹細胞研究の進歩により、骨髄以外の多くの臓器にも造血幹細胞が存在することが証明されており、造血は骨髄の専売特許とは言えない状態になっている。現在の学者は過去に腸管造血説という学説が存在したことすら知らない人が多い。腸管造血説は現代生物学という視点からは理解が困難かもしれないが、既成概念を超えた別の視点から素直に自然現象を観察すれば比較的容易に理解できると私は思うのである。それには歴史を遡《さかのぼ》って、生物学が袋小路に通じる迷路に迷い込んでしまった分岐点を知る必要がある。私はその分岐点は19世紀のウィルヒョウにあると考えている。ウィルヒョウが独断と偏見で決めてしまった生物学理論を、生物学者達は御本尊様《ごほんぞんさま》として毎日礼拝しているのだ。その呪縛に気付けば生物学は一気に新しい革新の時代を迎えると確信する。

このような観点から、ウィルヒョウの時代まで遡って生物学の基礎理論を再検討してみた。

どうか読者は既成概念を一度は白紙に戻して本書を読んでいただきたいと思う。

酒向　猛

第六章　千島喜久男の赤血球分化説と腸管造血説

第七章　国会証言までした森下敬一の活躍

第八章　骨髄移植による骨髄造血幹細胞発見

第九章　幻の造血幹細胞

第一章

腸管造血説とは

血液は食物から腸で造られると主張する腸管造血説

健康であるとはいったいどのような状態なのであろうか？　古来より、この問いかけに対して様々な回答があるが、その中の一つに「健康とはきれいな血液がよどみなく流れている状態である」という考え方がある。最近では「血液サラサラ」と言った方が、理解しやすいかもしれない。西洋医学的には「循環障害のない状態」と言えるし、東洋医学的には「瘀血《おけつ》のない状態」とも言える。東洋医学では病気の原因となる汚れた血液を瘀血と呼ぶ。確かに、きれいな血液がサラサラ流れている状態、すなわち循環障害や瘀血がないことは、健康な生活を送る上で大切であるというのは誰でも理解できる。ところが、その大切な血液がどこで造られているかについては、一般の人が知らない隠された衝撃的な学説が存在する。「血液は腸で造られる」という腸管造血説である。

最近の健康志向でどのような食生活が良いかについて様々な議論がなされ、まさに百家《ひゃっか》争鳴《そうめい》といったありさまである。無農薬の有機栽培が良いとか、玄米菜食が良いとか、いや肉を食べた方が長寿であるとか、などの議論である。何となく有機栽培は健康的で地球や人間に優しそうであるとか、肉食の方がパワーが出そうであるとかの、フィーリングで食物を選択しているのではないだろうか。しかし、ここに簡単明瞭な回答がある。「血液は腸で造られるから食事が重要である」という答えである。「血液は腸で造られるから、食べた食物が血液の質を決定する」と言えるのである。血液の質は健康に直結するから、最終的には食物が人間の健康を決定する最も重要な要因であるという結論になる。

こう言うと、生物学者や医師から「そんな馬鹿なことはない、血液は骨髄で造られるに決まっている。何を根拠にそんなことを言うのか、げんに骨髄移植という治療法があるではないか」と反論される。偉い学者や医師からそう言われると、普通の人は「はい、そうですか」と沈黙するより仕方がない。しかし学者や医師がそう言うのは、教科書にそう書いてあるからだとか、大学でそう習ったからだとか、偉い先生方がそう言っているからだという理由に過ぎない。今のところは「血液は骨髄で造られる」という学説が、医学と生物学の定説であるから、そうなのに違いないというだけの理由である。造血に関する論文を詳細に検討したとか、造血について実験的研究をしたというような人は、おそらく極めてわずかであろう。血液内科と称する血液病の専門医でさえ、造血の基礎的な研究や理論については、あまり知識がないのが現実である。癌を手術で切りまくっている外科医でも、発癌の基礎理論については知識がないのと同じである。癌手術のエキスパートである外科医に、「癌の原因は何ですか?」と尋ねても、「そんなことは分からないが、とにかく癌は切れば治るよ」という返事が返ってくるだけである。癌を手術した人が全員治れば問題はないが、手術をしても人により治ったり治らなかったりで、癌は必ずしも切れば治るというわけではないから問題は複雑である。

定説も変わるものである

定説とされてきた学説が覆る事態は、歴史上何回も繰り返されてきた。物理学ではニュートンの古典物理学からアインシュタインの相対性理論へ、さらには量子力学へと学説の主流が変遷してきた。最近では、超ヒモ理論という理論が一流の物理学者の間で真剣に議論されている。超ヒモ理論とは「物質の根源はツブツブの粒子ではなく微小なヒモであり、このヒモが多様に振動して多くの素粒子が存在するかのように観測されるのである」という理論で、私などの物理学の門外漢には理解を絶している。天文学では一時もてはやされた「ビッグバン宇宙論」や「ブラックホール理論」も、最先端では批判される御時世になってきている。ビッグバン宇宙論の大御所《おおごしょ》であるホーキングは、「彼が車椅子に乗っていなかったら、あれほど有名にはならなかった」と陰口を言われる始末である。

私は外科医であるが、最近驚くほど常識が変わったことがある。それは傷の消毒である。以前は、「傷をしたらすぐアカチンなどの消毒薬で傷口を消毒しなければ、傷が化膿して治りにくくなる」と考えられていた。しかし最近そのような定説は否定され、「傷の消毒は必要がない。消毒剤の使用はかえって創傷治癒を妨げる」という考え方に変化した。ひどく化膿した傷以外では消毒剤は不要で、通常の傷は水で洗う程度でよく、消毒剤の使用はその毒性のためにかえって傷の治りを悪くすると言うのである。昔から外科病棟の回診では、手術後の患者さんの創部消毒とガーゼ交換を毎日行ってきた。ところが最近の研究で、傷の消毒は必要ないという新学説がアメリカから発表され一般化した。「傷の消毒なんて必要ないよ」と言われても、長年の習慣が身に付いていると、手術後の創部の消毒を省略するという行為に対しては、最初は大きい心理的な抵抗感があった。しかし手術後の回診で創部の消毒を省略しても、別段患者さんの創部が以前に比べて化膿する割合が増加するということは全く見られなかった。新説は実証されたのである。もっとも、手術前の手洗いや患者の手術部位の皮膚消毒が必要であるという点は変わっていないし、手術器具の滅菌消毒も絶対に必要である。手術前に手洗いや皮膚や手術器具の消毒を怠ると、手術の傷が化膿して死に至ることがあるという経験から、手術後の創部も消毒しなければ化膿すると思い込んでいたに過ぎない。本格的な外科手術がスタートしてから、なんと百年以上も無駄な消毒を延々と続けてきたのだ。

正しいと思われていた学説でさえも変わることがあり、永久不変の真実ではあり得ない。現在、定説とされている骨髄造血説も本当に正しいかどうかは保証の限りではないのだ。腸管造血説はとんでもない学説のように感じられるかもしれないが、腸管造血説は古くから存在した学説で、たまたま現在は骨髄造血説が優位に立っているに過ぎない。東洋医学の古典である「黄帝内経《こうていだいけい》」には、造血は腸で行われるという記載が存在している。また、生物を系統発生学的にたどると、原始的な生物は皆腸管系の臓器で造血している。血液学の教科書には髄外《ずいがい》造血という医学用語があり、骨髄以外で造血が行われることもあるとの記載がある。このような事実を知れば、腸管造血説が全くの絵空事《えそらごと》とは言えないのである。

第二章
生物学という学問のとらえ方

生物学の研究方法について

骨髄造血説と腸管造血説とを比較検討するような、医学や生物学上の議論を展開する上で重要なことがある。それは医学や生物学の研究方法である。医学や生物学の学問分野には研究方法の違いにより、解剖学・生理学・生化学の古典的な三分野が存在している。解剖学とは肉眼ないし顕微鏡で見た生物の形態を研究する学問で、顕微鏡下の形態に関する分野は組織学とも呼ばれている。解剖学や組織学では、主に光学顕微鏡や電子顕微鏡が使用される。生理学とは生物の機能的な側面を研究する学問で、主に心電図や脳波などの物理学的測定機器などが使用される。生化学とは生物の化学的な分子構造を研究する学問で、主に化学的分析装置が使用される。最先端の分子生物学では、生化学的分析による研究法が多く使われているが、解剖学的方法や生理学的方法も併用されている。最近では分子生物学とか生命科学（ライフサイエンス）という名称が多用される傾向になり、解剖学・生理学・生化学というような古典的学問分類は使用されてはいるが、影が薄くなり境界が曖昧になってきている。

病気を研究する医学の学問分野を病理学と言う。病理学も以前は、古典的三分類で病理解剖学・病態生理学・病態生化学などと整然と分けて研究されていたが、最近では学問分野の境界が曖昧になり、分子生物学ないし生命科学の中での病的状態の研究というような表現をされることが多くなった。最先端の研究所では、あらゆる研究器機が導入され、生物を形態・機能・分子構造のすべての方面から研究している。近年、生命科学の分野で注目され発展が著しい研究分野は遺伝子と幹細胞の分野である。

21世紀に入った2001年には、ヒトゲノムが完全に解読された。ゲノムとは、生物が持つすべての遺伝子を収容している巨大なＤＮＡ分子を指す。ヒトゲノムが解読されたということは、ヒトＤＮＡの分子構造であるＤＮＡの塩基配列が決定され、ヒトの遺伝子構造がすべて解明されたということを意味する。また幹細胞の研究も驚異的な進歩を遂げ、あらゆる細胞に分化する万能細胞が造られた。万能細胞はまだ試験管内で造られただけであるが、これにより再生医学という新分野が成立し、人体で欠損した臓器や組織を万能の幹細胞により再生し、多くの病気治療に応用できる可能性があると期待されている。

一般の人々は、最先端の分析機器を備えた研究所で得られた最新の研究情報を聞くと、生物学が生命の謎をすべて解き明かしたかのような印象を受けるかもしれない。しかし、実際には生命の謎の中で、物理学や化学で分析できる部分がかなり詳細に解明されてきているというだけである。生物学は、物理学や化学とはその本質において大きく異なる学問である。生物学の研究で物理化学的な分析を行うためには、生命を持つ存在を生命のない状態にしてから分析し研究しなければならない。例を挙げれば、生物の組織を観察するためには、観察部位を生きた体から切り離して、保存と観察が容易な固定標本を作製する必要がある。その結果、顕微鏡で観察する固定標本は生きた状態とは程遠いものを観察している。これは、スルメを見て生きて泳いでいるイカを想像したり、カツオ節の削りカスを見て生きて泳いでいるカツオを想像するのと同じである。最近の言葉で言えば、止まっている静止画像を見て動いている動画を想像するとか、点のデジタル画像から連続性のあるアナログ画像を想像する知的作業であると表現すれば、理解しやすいかもしれない。化学分析のためには生物を構成する化学物質を抽出して、純粋な状態に精製しなければならない。このためには、まず生物を屠殺《とさつ》して臓器を取り出し、その臓器をすり潰してから遠心分離機にかける。遠心分離機で分子量ごとに分離し、その材料を電気泳動法やクロマトグラフィー法などで細かく分子ごとに精製し、そこから抽出された物質の構造を同定する必要がある。当然のことであるが、その物質は混じりけの無い純粋な物質になるまで生化学的分析技術で精製する必要があり、この操作には非常な手間と時間が必要なのである。

物理学や化学と異なり、生物学においてはその形態や機能を観察し、生物を構成する物質の分子構造を明らかにすることは、生命現象解明のための入り口に過ぎない。そこから豊かな想像力を持って生命現象の奥に潜む原理や原則を見つけ出す必要がある。このためには、ある程度は理論的考察が必要となる。哲学を思考や推察を経て何らかの解釈に至ることであると定義すれば、理論的考察は哲学的考察と言い換えてもよい。純粋な理論的考察は哲学的考察とも呼べる思考作業である。

科学とはあくまで客観の世界であるが、哲学的考察は主観の世界である。一枚の画像を見ても、そこからどのような哲学的思考をするかは人により違ってくる。例えば、科学的な現象として赤い色を見ることは、赤の波長（700㎚）の可視光線を目の網膜で受けることである。しかし哲学的な主観（自分自身の見解）の世界からすれば、ある人は赤から情熱を想像するかもしれないし、ある人は共産主義を想像するかもしれない。また、ある人は血を想像するかもしれないし、シンプルな人は赤信号を想像するかもしれない。「生命とは何か？」という問いを発した時、そこには人によって様々な解釈が成立する。これは生物学の醍醐味《だいごみ》でもあるが、逆に厄介《やっかい》な所でもある。生物学は自然科学であるから、生物学者が哲学的思考をすることは邪道であるという考え方もある。しかし、理論的な哲学的思考過程が無ければ生物学は単なる観察事項の羅列《られつ》になってしまう。最近の生物学は、やたらに化学物質の名前を連ねた分類学になっているという印象を受ける。純粋に科学的な立場からすれば哲学的思考は邪道かもしれないが、生物学を応用した臨床医学の場面では、哲学的思考や倫理的考察も必要になってくるのである。

生物学には哲学的考察が必要である

実は、ここで大変重要なことがある。生物学上の学説ないし理論を考察する時は、どこからどこまでが実験的事実で、どこからどこまでが理論的な推定であるかをしっかりと区別する必要がある。哲学を思考や推察を経て何らかの解釈に至ることであるすれば、理論的考察は哲学的考察と言い換えてもよい。ともすると、ある実験的な事実から哲学的考察により、かなり飛躍した結論が述べられることがしばしば起こるのである。実は厳密に言えば、生きた生物の内部を直接観察することは原理的に不可能である。このため、固定した組織標本を顕微鏡で観察する方法が頻用される。しかしこれはスルメやカツオ節の削りカスを見て、生きて泳いでいるイカやカツオを想像しなければならない世界である。

最近の遺伝子研究の進歩のおかげで、一般の人にもＤＮＡとかゲノムという言葉が浸透している。アニメーションで、小型宇宙飛行艇（メッセンジャーＲＮＡ）が材料（アミノ酸）を引っぱって来て、宇宙空間に巨大な宇宙ステーション（蛋白質）を造り上げている光景を、細胞内での蛋白質合成の情景であるかのようなテレビの放映がなされているが、あれは精一杯のイメージを膨らませた哲学的推察を巡らせて造り上げた蛋白質合成場面のモデルであり、あのような光景が生体内で実際に起こっているわけではない。ＤＮＡを抽出するには細胞をすり潰してアルコールなどで化学的処置をする必要があるから、抽出されたＤＮＡなどの生体物質はすでに生体内での状態とは異なっており、生体内でどのような状態で働いていたかについては、ある程度はイメージを膨らませた哲学的推察が必要なのである。

考古学上の論争に有名な邪馬台国論争がある。邪馬台国《やまたいこく》は大和盆地にあったのか、それとも九州にあったのかについては、魏志倭人伝《ぎしわじんでん》の解釈やそれぞれの土地からの出土品の鑑定などから議論されており、一流の考古学者から素人の研究者や小説家までが参加して活発な論争が続いている。しかし人間はタイムマシンに乗って過去に行くことができない以上、邪馬台国論争は何年議論してもどちらの説も仮設であり、原理的に証明は不可能である。また天文学で有名なビッグバン理論もビッグバンが過去の出来事である以上、現場を再現することはできない。よってビッグバン理論は原理的に証明不可能であり、仮説であるとしか言えないのである。このようなケチを付ければ生物学上の理論はすべて仮説となってしまい、実験や研究はすべて無意味ということにもなりかねない。それでは何の進歩もないので、我々は様々な生物学上の理論が、どのような実験的事実による科学的根拠の上に成り立っているのかをよく見極める必要がある。実験的事実に対する哲学的考察については、何が正しくて何が間違っているのかは各自が自分の感性による判断で決定するしかないであろう。結局、判断の拠《より》所になるのはその人の価値基準からくる考え方であり、これは理論的ないし哲学的な判断と言える。

当たり前のことであるが、医学では患者の病気を治すことが大切であり、実験を行って理屈を捏《こね》るのはあくまでそのための手段に過ぎない。もっともらしい理屈を付けても、その理論を治療に応用しても効果がない時は、その理論を根本から疑ってかかる必要がある。現在、医学上の大問題である癌治療に関しても、治療効果が上がらなければ現代医学の基礎理論が本当に正しいのかをまず疑う必要があるのではないだろうか。現代の癌研究は間違った基礎理論を全く疑わず、その偽りの砂上の楼閣の上に枝葉末節の知識を増殖させているだけではないかと思うのは、私の邪推であろうか。

人はアイドルに憧れ、アイドルを誤解する

科学は哲学ではなく実証主義であると唱える人がいる。実証とは万人が理性的に正しいと認める客観的事実のことである。しかし万人の理性が正しいと認める客観的事実などという概念は、非常に曖昧な代物《しろもの》である。以下、それについて述べる。

同じ現象を見ていても、人によってその解釈が異なるということは、哲学上の大きなテ

ーマであった。18世紀のドイツの大哲学者カントは、人間の判断の拠り所である理性そのものに疑惑の目を向けている。彼の哲学の主題は「理性批判」であった。カントは万人が正しいと認める理性そのものを疑ったのである。カントがよく引用したのは、イギリスの経験論哲学者フランシス・ベーコンの有名な四つのイードラである。イードラとは先入観ないし偏見のことであり、別の英語で言えばアイドル（idol）である。日本語では偶像と訳すことが多い。通常、アイドルと言えば映画スターや歌手などの売れっ子の芸能人を意味する。映画やドラマでのアイドルのイメージは、完全に作られた偶像または虚像であって、彼らの実像とは全く関係がない。しかし、一般のファンはアイドルスターの虚像を彼らの実像と勘違いし、日常生活でもドラマの中と同じような人物であると思い込んでしまう。このようにアイドルによって簡単に騙《だま》されてしまう理性について、カントは疑いの目を向けたのである。

フランシス・ベーコンの言う四つのイードラとは、「人間という種のイードラ」、「洞窟のイードラ」、「市場《いちば》のイードラ」、「劇場のイードラ」である。

「人間という種のイードラ」とは、人間という生物種に固有のイードラで、人間である限りどうしても避けることができない先入観ないし偏見である。その昔、全人類が一致して太陽などの天が地球の周囲を回ると考えていたのは、その代表例である。さらに人間は犬のような鋭い嗅覚もないし、猫のように夜目《よめ》も利かない。鳥のように自分では空も飛べないし、モグラのように自分では地中に潜ることはできない。結局、人間は人間が持つ行動範囲と五感を超えることはできず、自らの行動範囲と五感の範囲でしか物事を認識できないのである。

「洞窟のイードラ」とは、各個人の性格や生い立ち、境遇から来る先入観や偏見で、「井の中の蛙《かわず》」がその狭い井戸の中を全世界であると思い込むことに象徴される。井の中の蛙が大海を知ることができないように、人間の視野は自らの国籍、生きている時代、住んでいる土地、職業、学歴、習慣などによって著しく制限されている。このような偏見による誤りは、少なくとも人間の数だけ存在すると言ってもいいだろう。大学教授の経済学者が株式市場などの相場に手を出してもほとんど失敗するのは、この「洞窟のイードラ」のせいである。大学の研究室と相場師の世界は全く別の世界なのである。

「市場のイードラ」とは言語による情報から生じるイードラである。その昔、毎日の情報源は人々が集まる市場であった。市場は大切な情報が集まると同時に、根拠のない噂《うわさ》やデマが飛び交う場所でもあった。市場は現代では新聞やテレビやインターネットなどのマスコミ（大衆伝達）であり、マスコミ上で形成された世論は社会を動かす大きな力である。このため、マスコミがいい加減なガセネタを流すと社会が大きな被害を受けることになる。マスコミが流す情報が必ずしも正しいとは限らないのは、旧日本軍の大本営《だいほんえい》発表という歴史的実例からも分かることである。

「劇場のイードラ」とは、哲学や科学を初めとする学問的理論が生み出す偏見である。劇場の大道具装置（例えば背景に描かれた富士山）が実物であるかのように見えるのと同じで、たとえ空虚で間違った学問体系でも、その難解な理論ゆえに人を威圧し、真理を語っているかのように映る。有名大学の権威ある教授がそうであると言えば、その真偽は別にして、バックにある大学などのブランド価値により、たいていの人はそれが正しいと信じてしまうのである。

この四つのイードラが示すように、ある生物学上の現象の観察や実験の結果を考察するにしても、一人一人が持っている先入観や偏見によって解釈は様々に変わってくる。特に、スルメやカツオ節の削りカスを見て、生きて泳いでいるイカやカツオを想像しなければならないのが生物学の世界である。動物実験や試験管での実験結果から、生きた生物内で起こっている生命現象を想像することはかなり困難であるという現実によく配慮して、誤った結論を引き出すことのないようにしなければならない。

科学的に正しいとは何か？

「科学的に正しい」というと、人は単純にその事柄を信じ込み分かったような気分になってしまう。そして科学的に安全を確認したと聞くと、完璧に安全が保障されたと安心してしまう。しかし、この「科学的に正しいとは何か？」という内容をもう少し深く掘り下げてみると、多くの人が科学の本質を理解せず、科学にあまりに信頼を置き過ぎていることがわかる。

進化生物学者の長谷川英祐《はせがわえいすけ》はその著書『科学の罠』の中で次のように述べている。

「私たちはそれほど科学に頼っているにもかかわらず、科学がどのようなものの考え方や手続きで物事を決めているのかということはほとんど知りません。『科学とは何か』など、普通に生きている限りほとんど考える必要がなかったし、そんなことは専門家の人たちが決めてくれることだから、と多くの人が今も考えているでしょう。今まではそれで許されてきました。少なくとも日本では２０１１年3月11日までは。

しかし、東日本大震災に引き続き、福島第一原子力発電所で起きた事態と今なお続くその影響は、現代に生きるすべての人間が、科学がもたらすことを評価、判断したうえで社会をどうすべきかについて決めていく必要があった（だが私たちはそれをやらなかった）ことを如実に示しました。『絶対に安全であると』と言われ続けた原発が今どのような事態を引き起こしているのか、知らない人はいないでしょう。

では、『絶対安全』とは一体何のことだったのでしょう。すなわち科学で『あることが事実である』と言われる場合、一体何が保障されているのでしょうか？」

「科学の立場からは絶対安全ということはありえない」と長谷川は言いたいのであろう。そして長谷川は科学的な情報をどう判断するかは、最終的には各個人の主観的な哲学によるものであると述べている。また科学は「それはどのような物からできているか？」というhow（どのように）の疑問には回答できるが、「それはどうしてそのようになっているか？」というwhy（なぜ）の疑問には答えられない。「物質はどのような分子からできているか？」ということは科学で答えられるが、では「物質は何故に分子からできているのか？」という命題は科学では答えられない。神の存在についても科学的に神という存在を定義できないため、科学上の議論の対象にはならない。

もうひとつ重要なことに「科学では不在の証明はできない」ということがある。たとえば、ネッシー（ネス湖に生息すると噂《うわさ》されている未確認生物）の存在は確認できてはいないが、「科学的にネッシーは存在しないという証明」はできないのである。ネッシーの不在を科学的に証明するためにはネス湖の水を全部抜いて調査する必要があるが、それは不可能である。また同様に、ＵＦＯ（Unidentified Flying Object：未確認飛行物体）の存在も科学的には否定できない。世界に数多くあるＵＦＯの写真がすべて捏造《ねつぞう》であると確実に証明することは不可能であるからだ。最近話題になっているＳＴＡＰ細胞にしても、その存在が証明できないとしても、「絶対にＳＴＡＰ細胞は存在しない」という不在の証明はできないのである。

第三章
生気論を葬ったウィルヒョウの呪縛

顕微鏡の登場と細胞学説

生命科学はＤＮＡ解析やクローン技術を初めとして、驚異的な進歩を遂げたと言われている。しかし一方で、現代の生命科学をもってしても細胞一個を人工的に造り上げることはできないし、癌の原因も未だ解明されたと言うには程遠い状態である。生物学や医学には驚異的に進歩している分野の陰に、忘れ去られてほとんど進歩していない分野がある。

医学について言えば病理学の基礎理論は、私が医学生であった１９７０年代と現代を比較してみても全く変わっていない。生物学や医学の進歩というと、すべての分野が進歩しているかのような印象を受けるが、片隅に置き忘れられて誰も見向きもしない分野に多くの未解決の問題が放置されているのである。研究者というものは分野を問わず、新しい流行を追い求める傾向がある。生命科学の最新の流行は、遺伝子や幹細胞に関する研究である。猫も杓子《しゃくし》も遺伝子や幹細胞を研究するのが昨今の風潮であり、遺伝子や幹細胞に関係していない分野の研究者は肩身の狭い思いをするようである。ほとんどの研究者が古い地味な研究テーマはどんどん捨てて、注目度の高い研究テーマに鞍替《くらがえ》している。地味な基礎的な研究テーマは、誰も興味を示さず放置されている。研究とは金のかかるものであるから、投資に見合う利益を生み出しそうにない生物学の基礎的研究などに、研究資金を提供してくれるスポンサーなど滅多にいない。だから生物学や医学の基礎理論を眺めてみると、古色蒼然《こしょくそうぜん》とした学説が有名人の説であるというだけで、大して疑問も持たれず百年以上も変わらずに通用している事例も多い。

近代的な医学生物学の研究が始まったのは、何といっても顕微鏡が発見されてからである。顕微鏡の使用により生物学は肉眼で見える世界から見えない世界に広がり、自然科学としての体裁を整えたからである。顕微鏡による観察の結果、生物の微細構造が明らかになっていった。17世紀初期に光学顕微鏡が発明されてから、初めて細胞を観察したのは、イギリスの物理学者であり同時に生物学者であったロバート・フックであった。フックはコルクを顕微鏡で観察し、これが小さい部屋のような構造をしていることを発見し、小部《こべ》屋《や》という意味の cell（細胞）と名付けた。しかし、コルクは植物の死骸であるため、フックが見たものは細胞そのものではなく細胞壁であった。細胞壁はセルロースからなる植物細胞の外側の硬い壁の部分であり、動物細胞には存在しない。

19世紀後半になるとドイツのカール・ツァイス社の優秀な光学顕微鏡が登場し、その性能は現在の光学顕微鏡とほとんど遜色《そんしょく》がないほどに発展した。さらに１８８４年には、細胞染色法であるヘマトキシリン・エオジン染色（ＨＥ染色）が登場し、細胞や組織を観察するための器具や固定法が出そろったのである。この時代に、今日の組織学や病理学の基礎が成立した。この流れはさらに細菌学の勃興《ぼっこう》につながって行った。

この時代の病理学は、病死した死体を解剖し、その肉眼所見と顕微鏡所見を詳細に記述して、どのように人間の生命現象が行われているかを推測した。さらに生命現象に伴う病的過程を研究して、近代病理学として理論付けたのである。そのために病理学を勉強していると、医学用語や医学理論に19世紀的な雰囲気や発想を漂わせるものが多く登場する。その代表的な理論が「細胞学説」である。

19世紀の初めのドイツにおいて、生命現象を自然科学的に解明しようとした先駆者が、近代実験生理学の父と言われるベルリン大学教授ヨハネス・ミュラー（1801〜1858）である。ミュラーは病理学の創始者とも言われ、細胞学説を唱えたシュワンやウィルヒョウを初めとした多くの優秀な医学者を育成した。細胞学説は「生命とは細胞そのものに存在する」という考え方である。1838年に、ドイツの植物学者シュライデンが、植物では細胞が生命の基本的な構成単位であると、植物における細胞学説を唱えた。翌年の1839年にはドイツの生物学者シュワンが、動物でも細胞が生命の基本的単位であると、動物における細胞学説を唱えた。生物体における化学的過程を意味する代謝という言葉をつくり出したのもシュワンである。

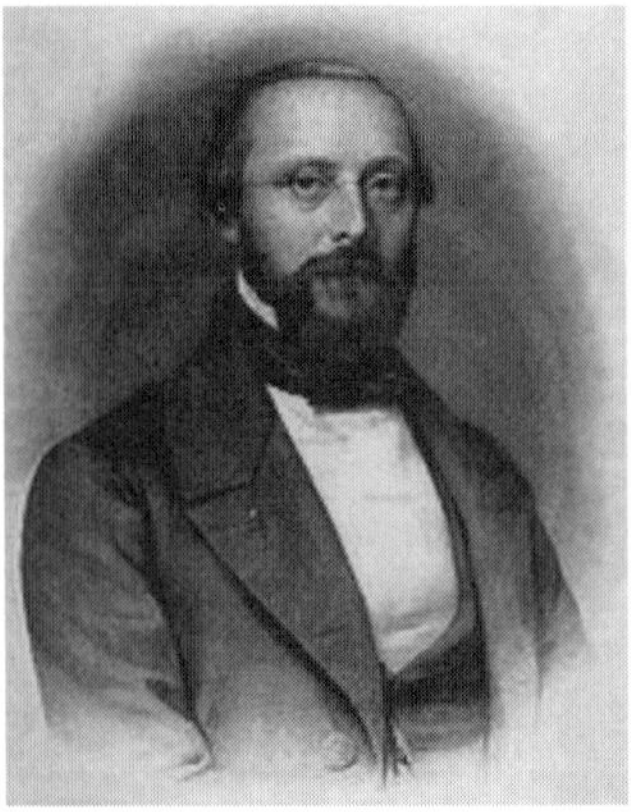

【写真1】ルドルフ・ウィルヒョウ
（ウィキペディア「白血病」より引用）

さらに1858年になると、ドイツの病理学者ルドルフ・ウィルヒョウ（1821〜1902）【写真1】が著書の「細胞病理学」の中で「すべての細胞は細胞から生じる」と唱えた。言い換えればウィルヒョウは「細胞は細胞分裂によってのみ増殖する」と、細胞分裂万能説を唱えたのである。１８５６年にウィルヒョウはミューラーの後継者としてベルリン大学病理学教授となり、その後半世紀にわたって医学界に皇帝のごとく君臨したのである。ウィルヒョウの学説は細胞学説の完成版として高く評価され、生物学と医学の金科玉条《きんかぎょくじょう》の基本原理として21世紀の今日も定説となっている。現在でも、ほとんどの学者がこの19世紀のウィルヒョウ学説の信奉者となっている。しかし、このウィルヒョウの細胞学説はすんなり成立したものではなく、当時有力であった反対論を無理やり抑え込んだ状況で成立した学説であった。

顕微鏡が発展段階にあった19世紀初め頃から、顕微鏡下に展開する神秘的なミクロの世界に驚嘆した生物学者達は、顕微鏡下に展開する様々な情景から生命現象をどのように解釈し理論付けるかという議論を展開した。多くの学説が提唱されたが、結局１８３８年にシュライデンが植物で、１８３９年にシュワンが動物で提唱した、「細胞学説」が有力となり定説となってきた。シュライデンとシュワンは、細胞が生物体の基本的な構成単位であると考えたが、その増殖形式については現在定説となっているウィルヒョウの細胞分裂説とは違う考え方をしていた。シュライデンとシュワンは、細胞は無定形な液体状の物質の中に新生してくると考え、この無定形な液体状の物質を形成液（ブラステーマBlastem)

と呼んだ。プラステーマは細胞を形成する以前の、より下等な生命の存在形態と考えることができる。

１８６６年、ドイツの生物学者エルンスト・ヘッケル（１８３４〜１９１９）は「一般形態学」という著書の中で、微小な核のない原形質の塊をモネラ（Monera）と呼び、微細なモネラが集合して有核細胞を形成する、すなわち細胞はモネラの中から新生して来ると述べた。このモネラはアメーバなどの原生動物よりさらに下等な原始的な生命形態であり、プラステーマとほぼ同じ概念である。ヘッケルはダーウィンの進化論を支持し、有名な「個体発生は系統発生を繰り返す」と唱えた学者であり、今でも高等学校の教科書に個体発生の図が記載されている。ヘッケルによれば「生物の受精卵から成体までの形態の変化は、生物進化の過程での形態の変化をくり返している」というのである。

一枚の静止画像の解釈を巡る対立

ところで細胞がどのようにして形成されるかについては、顕微鏡所見の解釈で真っ向から対立した二つの学派があった。一方の学派は、細胞は細胞以外の無構造な液体状部分から自然発生的に新生して来ると主張した。もう一方の学派は、細胞は細胞分裂によってのみ増殖し、細胞以外の無構造な部分は細胞が死んだ死骸の部分であると主張したのである。後者が「細胞は細胞から」と唱えたウィルヒョウの学派であり、こちらが今日では定説とされている。この議論の焦点は、生物体内での細胞以外の液体状の無構造な部分をどのように解釈するかという点にある。固定した顕微鏡標本は静止した一枚の画像である。一枚の静止画像からそれを構成している成分がどのように形成されてきたか、または、これからどのように変化していくかを推定するのである。

アメーバやゾウリムシなどの単細胞生物なら、生きたままでも顕微鏡下でその生態を長時間観察できる。しかし多細胞生物から取り出した細胞は、生体から切り出した瞬間から細胞が異なる環境に置かれるため、その形態や運動が体内で生きている状態を正確に再現しているかどうかは一〇〇％保証できるとは言えないのである。要するに、多細胞生物では体の一部を切り出した瞬間から、生命現象が変質したり停止したりする可能性がある。この点が、生物学が物理学や化学と大きく異なる所で、物理学や化学のように結論が明確に出ないことが多い。生物学の議論には、いつもどこかにこの不確定性の問題が付きまとっている。切り出した多細胞生物の細胞を、生きたままの状態で扱うことは非常に困難であり保存ができない。この問題を解決するために、生物学では固定標本が多く使用される。手術などで切り取った病変部の臓器や組織を固定標本とすれば半永久的に保存することが可能であり、また自由に持ち運びできて非常に便利である。

組織の固定標本を作製する方法の概要を述べてみると次の通りである。生物から切り出した組織の固定標本を作製する時は、まず代表的な組織固定剤で防腐剤でもあるホルマリンを使用し、組織標本を固定して死後変化を停止させる。完全に固定されたらホルマリンを水で洗い流してから、エタノールを使って脱水し脱脂する。要するに、水と油を完全に除去するわけである。その後、媒介剤のキシロールなどでエタノールを除去し、最後に高温の液状パラフィン（ロウ）に漬けてパラフィンが固まるまで待つ。こうなると組織標本はパラフィンの直方体の塊（ブロック）の中に、パラフィン漬けの状態で埋め込まれる。このパラフィンのブロックをミクロトームという非常に精密なナイフで3ミクロン程度に薄く切って切片を作成する。この吹けば飛ぶ様な薄く切った切片をスライドグラスに貼り付けて、アルコールでパラフィンを洗い流し、特殊な染料で染色すると固定標本が完成する。染料には通常ヘマトキシリン（青）とエオジン（赤）が使用されるが、場合により特殊な染料による染色法が行われることもある。組織の固定標本は非常に便利な組織観察法であり、生物学と医学の発展に貢献したが欠点もある。生きた生物を薬品で固定し水や油を除去して染色すると、生きていた生物体とはかなりかけ離れたものを観察することになる。例えてみれば、干したスルメから生きて泳いでいるイカを想像したり、カツオ節の削りカスから生きて泳いでいるカツオを想像するのと同じであると考えればよい。想像力が豊かな人でも、かなり困難な作業ではないだろうか。また電子顕微鏡では特殊な固定法を施した標本しか扱えず、生きた状態での観察は不可能である。固定標本は静止画像であるから、静止画像から動画を想像しなければならない。一個の細胞が分裂してできたのか、無構造な液体状物質から生じたのかは、静止画像である固定標本からは想像するしかなく確定はできないのである。以下の議論は、一枚の固定標本の静止画像をどのように解釈するかを巡って発生した議論である。

ロキタンスキー学派とウィルヒョウ学派の対立

ウィーンの病理解剖学者ロキタンスキー（1804〜1878）は、1842年に「病理学的解剖学」という著書で「細胞は無定形な液体状物質（ブラステーマ）から造られる」

と主張した。さらに病気の原因は血液のバランスの崩れであり、バランスの崩れた病的状態の血液から病的細胞が造り出されるという見解を述べた。ロキタンスキーは病気の原因のすべては血液バランスの乱れであり、病理解剖によってバランスの崩れた体液が全身の内臓に及ぼす影響を解明しようとし、これを体液病理学と名付けた。

このロキタンスキーの考え方が当時のヨーロッパ医学界の主流であり、定説の位置を占めていた。体液のバランスの乱れが病気の原因であるという体液病理学的な考え方は、この時代に始まったわけではなく、西洋では遠く古代ギリシアのヒポクラテスから受け継がれてきた伝統であった。中国の古典医学（漢方）やインドのアーユルヴェーダ医学も、体液のバランスの乱れが病気の原因であるという考え方を基礎にしている。ロキタンスキーと同時代に、ブラステーマの概念の延長線上で、エッカーとケリカーという学者が、「赤血球が塊《かたまり》を造った周囲で細胞が形成される」という説を主張した。この観察所見は、後の千島の観察所見と完全に一致する。これに対して、ウィルヒョウは細胞が形成された後に赤血球が細胞に入ったのだと主張した。

19世紀の中頃からシュライデンやシュワンの細胞学説が一般に知られるようになると、体液病理学に対して、細胞は細胞からしか生じないと考える学者が現れ始めた。１８５２

年、レマクという学者は彼の著書で次のように述べている。

「私はシュワンが主張する、動物体内で細胞が細胞以外から造られるというような現象は、生物の自然発生と同様あり得ないと思っていた。こうした疑問が動機となって、私は鳥類や哺乳類の胚《はい》を用いて血液細胞が分裂によって増殖すること、及びオタマジャクシの筋肉束《そく》が分裂することを観察した。それ以来、私は組織の発生過程を卵割《らんかつ》にまで遡ることができるオタマジャクシで観察を続けていた。1851年の春になって初めて、私はすべての胚細胞は分割によって増殖するということを見出すのに成功した。

これらの結果は、生理学的にも病理学的にも密接に関係している。病的組織というのは正常胚の発生の仕方が変わったものに過ぎないと考えられるし、また細胞外で細胞が形成されるとも思わない。いわゆる、『可塑性滲出物《かそせいしんしゅつぶつ》の組織化』と『悪性腫瘍の一番初めの時期の話』は、この方針に従って考え直すべきである。多年の疑問を解明したことに基づいて、病的組織は正常組織と同じように、細胞外の胚種質《はいしゅしつ》（プラステーマ）から造られるのではなく、生体の正常組織の子孫ないしその生産物であると断定する」

レマクは自らの観察所見を考察した結果、細胞は分裂によってのみ増殖すると結論した。またレマクの言う、「可塑性滲出物の組織化」という言葉の意味は、無構造な液体状物質から細胞が発生すると考えるブラステーマの概念を意味している。レマクはブラステーマの概念を真っ向から否定しているのである。『悪性腫瘍の一番初めの時期の話』という言葉の意味は、「悪性腫瘍は無構造な液体状物質から発生する」と考えていた、当時のロキタンスキーなどの主流派の考え方を意味している。当時、顕微鏡の観察から悪性腫瘍は無構造な液体状物質から発生すると考えられており、ウィルヒョウですら初期にはこの説に賛成していたのである。この考え方は、後に紹介する千島喜久男や森下敬一の悪性腫瘍の発生論と全く同じである。

この当時、定説であった無構造な液体状物質から細胞が発生すると考えたブラステーマの概念に対して、徹底的に反対したのがウィルヒョウであった。ウィルヒョウは、シュライデンとシュワンの細胞学説の「生命とは細胞そのものに存在する」という部分のみを継承し、「細胞は無構造な液体状物質の中から構成される」というブラステーマの概念を葬り去ってしまった。細胞はすべて細胞分裂によって増殖するもので、シュライデンやシュワンやロキタンスキーの言う無構造な液体状物質は細胞が死んだり変性したりして出来たものであり、細胞は絶対に無構造な液体状物質から発生することはないと結論した。

ウィルヒョウは、1858年出版した著書の「細胞病理学」に、「すべての細胞は細胞から生じる」という有名な言葉を記した。細胞増殖は細胞分裂によってのみ生じるという研究論文を発表したのはウィルヒョウが最初ではなかったが、ウィルヒョウは持ち前の行動力で多くの研究論文と著書を発表したため他の学者は影が薄くなり、細胞分裂万能説を最初に唱えたのはウィルヒョウであるということになった。

ウィルヒョウは1862年から1863年にかけて著した「病的腫瘍」という著書の中で、腫瘍について述べている。この内容はウィルヒョウの業績の中で最も長く医学界に君臨している分野であり、現代の腫瘍病理学の教科書の原型となっている。悪性腫瘍を癌腫《がんしゅ》と肉腫《にくしゅ》に分類したのはウィルヒョウであるし、白血病という疾患を発見したのもウィルヒョウである。1847年、ウィルヒョウは脾臓の腫大と鼻出血のある50代の女性を解剖した。その死体の血液は白く見えたので、この疾患を白血病と名付けた。

ウィルヒョウは著書である「病的腫瘍」の中で、ロキタンスキーの体液病理学的な考え方を徹底的に批判している。ロキタンスキーの考え方の基本は、細胞は無構造な液体状物質の中から形成されるという考え方であり、病気の原因として血液や体液のバランスの乱れを重視していた。ウィルヒョウは「細胞は細胞から」の原則に従い、病気は細胞から始まると考えて局所的な病因を重視した。また神経学的な異常が病気の大きな原因であると説く学派も、ウィルヒョウの批判にさらされた。顕微鏡で調べても、「細胞すべてに神経線維の末端が到達していない」というのがその理由である。腫瘍に関してウィルヒョウが強調したのは、「腫瘍が初めて発生するのは局所の細胞である」という点であった。

ウィルヒョウはドイツで腫瘍の局所的な原因を強調した最初の人であった。腫瘍が局所に生じるものならば、そこを切除すれば治るという結論になる。つまり現代の癌治療の原則である、「早期発見と早期手術が癌治療の最良の方法である」という発想を持った最初の学者は、ウィルヒョウであるということになる。またウィルヒョウは癌の病因に関しては、慢性の刺激がその原因であるという「刺激説」を唱え、後世の癌研究に多大な影響を与えている。

一世を風靡したウィルヒョウ学説

ロキタンスキーとウィルヒョウの二派の論争は多数の学者を巻き込んで続けられたが、無構造な液体状物質から細胞が生じると主張するロキタンスキー派は次第に旗色が悪くなり、ウィルヒョウ派の細胞分裂万能説が定説として認められるようになっていった。それには、次に述べるような理由が複合的に重なりあっていた。

まずウィルヒョウという人物の影響力が甚大であったことである。ウィルヒョウは信じられないほど多才な人物であり、一流の病理学者、一流の自由主義政治家、一流の衛生学者、一流の人類学者であった。ウィルヒョウは貧しい農家出身であったため、1839年お金のかからないベルリンのプロシア陸軍士官学校に入学して医学を学んだ。この時、ベルリン大学教授であったミュラーの下で学んだことがウィルヒョウの人生の方向性を決定した。ミュラーもウィルヒョウの輝くばかりの才能に注目した。1843年に学校を卒業後すぐにミュラーより医学博士の学位を授けられたウィルヒョウは、ベルリンのシャリテ病院に外科医として就職した。この頃より病理学の研究活動を活発に行っていたウィルヒョウは、1846年にはロキタンスキーの生気論的病理学説に対して論戦を挑み、ロキタンスキーを窮地に追い詰めるほどであった。25歳の若造《わかぞう》の駆け出し外科医であるウィルヒョウが、40代のウィーン大学病理学教授であったロキタンスキーを論破するほどの実績と迫力を持っていたのである。ウィルヒョウが白血病を発見したのもこの頃であるから、早熟の天才医学者と言って良いであろう。

1848年にウィルヒョウはチフスの流行により飢饉《ききん》に見舞われていたシレジア地方（現在のポーランドの一部）に政府より医療状況の調査を命じられ、伝染病で荒廃した現地を視察した。この視察旅行の報告書で彼は政府の政策を徹底的に批判し、「今必要なことはシレジアの150万人の貧困者に医薬品や食料を供給することではなく、民主主義的な政治体制の確立であり、そのためには教育と自由と繁栄が必要である」と書いたのである。ところが、シレジアから帰ったウィルヒョウを待っていたのはベルリンの三月革命であった。この1848年3月の革命騒ぎは、ナポレオン戦争の戦後処理を定めた反動的なウィーン体制への反感からヨーロッパ全土に暴動が波及したもので、ウィルヒョウも反体制的なグループの中心的存在として過激な体制批判を伴う政治活動を行ったため、札付きの反体制派として1849年に停職処分を受ける事態になった。

ベルリンから遠ざけられたウィルヒョウは、同じ年に南ドイツのバイエルンのビュルツブルグ大学病理学教授として赴任した。このビュルツブルグ時代にウィルヒョウは彼の機械論的な細胞学説を確立するとともに、生気論派の学者達を徹底的に批判し多くの論戦に勝利した。このためウィルヒョウの名声は大いに上がり、1856年にはミュラーの後任として、ベルリン大学病理学教授の地位に就いたのである。このベルリン大学時代に、「細胞病理学」や「病的腫瘍」などの後世に残る彼の著作を完成させた。

もともと政治活動好きであったウィルヒョウは、1861年ドイツ進歩党が結成されると、その創設者として参加しプロシアの国会議員に選出された。彼の所属するドイツ進歩党は民主的立憲君主制の確立と労働者階級の権利擁護などを主張し、鉄血宰相《てっけつさいしょう》として名高いビスマルクと政治闘争を行った。ビスマルクは対デンマーク（1864年）、対オーストリア（1866年）、対フランス（1870年）の戦争に次々と勝利し、中欧の小国であったプロシアを強国に仕立て上げ、これを基にしてドイツ帝国統一の偉業を成し遂げた大政治家であった。議会でウィルヒョウはことあるごとにビスマルクの政治方針に反対し、舌鋒《ぜっぽう》鋭くビスマルクを批判した。怒ったビスマルクは1864年、目障《めざわ》りなウィルヒョウを決闘によって除こうとしたが、ウィルヒョウは決闘を断ったという。当時の最高権力者であったビスマルクと議会で対等に渡り合うウィルヒョウの姿はドイツ国民に英雄視され、彼は国民的人気を獲得したのである。ウィルヒョウは公衆衛生の分野でも大きな業績を残した。ウィルヒョウはベルリンの下水道を近代的に整備し、伝染病の予防に大きな貢献をした。さらに人類学者としても多くの論文と一流の業績を残し、トロイの遺跡を発見したシュリーマンの朋友《ほうゆう》であった。最終的にウィルヒョウはベルリン医学会会長とベルリン大学学長の地位に昇り詰めた。位人臣《くらいじんしん》を極めたわけである。

ウィルヒョウを現代の日本で例えれば、日本医師会会長で東京大学学長を兼ねており、さらに野党党首クラスの国会議員で国民的人気があり、有力なノーベル賞候補で文化勲章受章者というような人物を想像すればよい。このような人物が発言すれば、その社会的影響力は絶大であり、たとえ間違いであってもその発言は正論として疑いも持たれず通用することになりそうである。事実、ウィルヒョウの主張は当時のドイツでは神のごとき権威を持ち、ウィルヒョウの一言が当時の医学会の方向性を大きく左右したのである。

機械論と生気論の対立

もう一つウィルヒョウに有利に働いたのは、当時の思想的ないし哲学的背景である。[18]

世紀にイギリスで始まった産業革命がヨーロッパ全土を席巻《せっけん》し機械論的な科学思想が広まるとともに、この頃から生物学においても機械論が台頭し始めた。ウィルヒョウの思想的ないし哲学的立場は、純粋な機械論者で反生気論者であった。生気論《せいきろん》とは、動植物などの生命の営みには物理化学的手法では解明できない非物質的な力が働いているとする考え方である。これに対して機械論とは、生命の営みといえども物理化学的手法で解明できるとする考え方である。古代ギリシアの名医であるヒポクラテスやガレノスは生気論者であり、ガレノスは非物質的な生命エネルギーをプネウマと呼んだ。プネウマは日本語では精気ないし霊気と訳される。ウィルヒョウの時代の欧州でさえ、医学生物学においては伝統的な生気論が主流を占めていた。この生気論に反対し、生命現象は純粋に物理化学的法則に従うと考えるのが機械論である。ウィルヒョウの哲学的ないし科学者としての立場は頑固な機械論者であり、生命現象は純粋に物理化学的法則に従い、目に見えない生気とか神秘的な自然治癒力は存在しないと考えていた。しかし、ウィルヒョウは信仰や宗教を否定したわけではなく、信仰や宗教は科学的思考で論ずることができない別の次元の思考活動であると考えていた。科学と宗教は互いに無関係であり、科学的に考えることと宗教を信仰することが、一人の人間の中で同時に起こっていても、それはその人が科学を論じる時に科学と宗教の境界線を尊重し、非科学的な神秘的主張をしない限り何の問題もないと考えたのである。信仰や宗教は科学が扱う問題ではないし、科学は人間の認識できる範囲で物事を判断すれば良いと考えたのだ。こうしたウィルヒョウの哲学的思考には、世紀のドイツの哲学者カントの思想が大きく影響している。

カントは18世紀当時、万能であるとされた人間の理性を批判し、人間の認識（判断力）には限界があると考えた。カントは人間の認識の及ぶ範囲は経験的世界に限定され、経験を超えた世界は理論的認識の対象とはなり得ないと考えた。人間が判断できるのは自分の五感（見る、聞く、嗅《か》ぐ、触る、味わう）で感じること以外にはあり得ないと言うのである。例えば薔薇《ばら》の花の色、形、香りなどの現象はわかるが、その背後にある薔薇の本性は分からない。さらに、こういった些細《ささい》な物事ばかりでなく、一般的に頭の中だけで考え出した経験によらざるもの、例えば魂の不死とか神の存在などについて語ることは、理論的理性の立場からすれば越権であり、不遜《ふそん》であると言うわけである。霊魂不滅を証明しようとするには無理がある。確かに人間は、生きている間は個人の魂が不変であると言えようが、いったん死んだらどうなるのだろうか。人間の死は一切の経験の終わりである以上、魂の死後における生活、あの世の暮らしなどについては全く証明できない。神の存在についても同様である。神の存在を理論的に証明しようとしても、これは経験を超えた空虚なる理想に過ぎず、現実的な存在ではないとカントは断言するのである。

しかしカントは、人間はこのような冷たい感じのする理論づくめの認識（判断）とは別に、信仰として魂の不死や神の存在を求めていることを知っていた。魂の不死や神の存在などは理論的認識の対象にはならないが、信仰として魂の不死や神の存在を求めることは、人が生きるのに必要な道徳に叶うことであると考えた。結局、カントは魂の不死や神の存在について肯定したわけではなかったが、信仰として魂の不死や神の存在については否定したりはしなかったのである。

一方、ロキタンスキーはショーペンハウアーの哲学を信奉していた理想主義者であった。カントが魂の不死や神の存在に対して、「認識の対象にはならないが信ずることは道徳的な価値がある」などという、玉虫色の曖昧な態度に終始していたのと違い、ショーペンハウアーは「すべてのものには意志が内在している」と考えた。ショーペンハウアーは見えない力である意志の存在を肯定したのである。ショーペンハウアーは、もの自体は意志の表れであるという新見解を打ち出した。この意志は、人間の意欲ばかりでなく、自然界すべてに漲《みなぎ》る盲目的な力であり、限りない努力である。確かに意志は科学的には認識できないが、およそ生あるものにとって意志が存在するということは確実な事実である。人間の肉体ばかりではなく、無機物から動植物に至るまで、すべて存在しているものにはこの盲目的意志の具体的な表現を見ることができる。性欲、野心などの人間の欲望はもとより、無機的世界では重力、植物では刺激、そして動物では動機など、皆この意志の具体的な現れであるというのがショーペンハウアーの哲学の中核的思想である。ショーペンハウアーは厭世的《えんせいてき》思想家とされている。それはショーペンハウアーが人生は盲目的意志のぶつかり合いであるため、放置すれば苦悩に満ちた状況になると考えていたからである。苦悩からの救済の道として、彼は原始仏教に近い解脱《げだつ》の道を歩むことを説いている。ここにショーペンハウアーの思想に対する、仏教などの東洋思想の影響を見ることができる。ショーペンハウアーの思想は本質的に生気論側に立つ思想であると言える。

18世紀から19世紀にかけて議論された生物学上の生気論と機械論の対立は、哲学の中では伝統的に観念論と唯物論の対立という構図で議論されていた。しかし、20世紀になると、哲学では唯物論が完全に勝利し観念論を圧倒してしまったのである。これは生物学の言葉に代えて言えば、機械論が生気論を葬り去ってしまったということになる。20世紀のソ連の独裁者スターリンは著書で次のように述べている。

「観念論は、世界は科学によって絶対認識されることのない事物で充満していると見なしているが、マルクス主義の哲学的唯物論は、世界は完全に認識されていると考え、経験や実践によって検証された自然法則についての知識は、客観的真理の意義を持つ確実な知識とする理論である。世界には認識されない事物などなく、現在認識されない事物があったとしてもそれは将来、科学と実践の力によって明らかにされ、認識されることになる」

スターリンは、観念論者は科学では解明できない現象もあると言うが、そんなことは絶対になく、人間は科学の研究と実践によって、すべてを知ることができる神のごとき存在になれると言っているのである。現在、分からないことも将来において科学が発達すれば必ず解明されるのであって、科学によって解明できないことなどこの世に存在しないと言うのである。このような傲慢《ごうまん》な唯物論的な哲学的信念を持った人間が国家元首になった時、どのような悲劇的結末を招いたかは歴史が証明している。

スターリンは冷酷な独裁者で、彼によって虐殺されたソ連人は低く見積っても二千万人以上と言われている。私は、現代の生命科学の研究者の哲学的信念は、スターリンと全く同じではないかと危惧《きぐ》しているが、同じでなければ幸いである。唯物論的思考の行き過ぎは、決して人間の幸福にはつながらないと思うのである。

ウィルヒョウ的誤謬への分岐点

科学というと厳密には自然科学・人文科学・社会科学など広い解釈の仕方もあるが、ここでの科学とは狭い意味で自然科学を意味している。しかも、スターリンや現代の科学者が科学と称している実態は機械論的科学であり、決して生気論的科学ではない。無構造な液体状の有機物質から生命を持つ細胞が形成されるなどという現象は、機械論的科学者からは錬金術的なオカルト現象であるとしか考えられないのである。

話があらぬ哲学的議論に迷い込んでしまったが、結論として言いたかったことは、一枚の静止画像の解釈も、その人の哲学的な信条とその時代の思想的潮流のような外的要因に影響されてしまう可能性があるということである。一枚の静止画像である固定標本を眺めた時、細胞以外の無構造な部分は細胞が死んだ部分（壊死《えし》組織と言う）であるのか、それとも無構造な部分から細胞が新生してくるのかは、原理的には鑑別できない。なぜなら、それは静止画から動画を予想することであるからだ。細胞が死んで無構造な部分が出来るのか、それとも無構造な部分から細胞が新生するのかは、結局のところ「ニワトリが先か？　タマゴが先か？」の議論となり結論は出せないのである。一枚の静止画像だけからは、どちらの可能性も平等に考えられるのである。

ただし、無構造な液体状の部分（プラステーマないしモネラ）から細胞が新生すると仮定すると、その機構には科学的には説明しにくい神秘的とも思える生命エネルギーの介在を想定する必要がある。一方、無構造な液体状部分は細胞が死んで無構造になったと考えれば、神秘的な生命エネルギーの介在など想定しなくてもよいことになる。また細胞が死んで無構造な壊死物質を作り出すことは実験で簡単に証明できるが、無構造な部分から細胞が新生する現場を実験で科学的に証明しろと言われても、そのような実験手段は当時はなかったのである。もっとも、それは現代でもかなり困難であり、後に述べるレペシンスカヤや千島のように、無構造な液体状物質から生命が新生するという実験データを示しても学界からは異端視されたのである。このように神秘的な生命エネルギーの存在を前提としたロキタンスキーを中心とした生気論派は、ウィルヒョウを中心とした機械論派に徐々に圧倒される趨勢《すうせい》になっていった。

生気論派にとってさらに不利なことに、1861年にルイ・パスツールが「白鳥の首フラスコ」の実験により生命の自然発生を否定したために、細菌でさえ自然発生しないのであるから、無構造な液体状物質から細胞が発生することなどあり得ないと、多くの学者が考えるようになった。しかし21世紀の今日では、19世紀のパスツールの「白鳥の首フラスコ」の実験のような単純素朴な実験装置による結論を簡単に受け入れてよいかどうかは、実は大いに疑問である。

結局、生気論を掲げるロキタンスキー派の考え方は、ウィルヒョウという医学会のスーパースターが反対したことや、当時の機械論の台頭という思想的影響から形勢が不利になっていたところへ、パスツールの「生命自然発生の否定の証明」でとどめを刺された形となって、歴史の表舞台から葬り去られてしまった。しかし、勝利を収めたかに見えたウィルヒョウの機械論的細胞学説は、その後もしばしばロキタンスキーの亡霊のごとく蘇《よみがえ》った生気論派に悩まされることになる。亡霊として最初に現れた名前はレペシンスカヤであり、次に現れた亡霊の名前は千島喜久男であった。

ウィルヒョウの功罪

ウィルヒョウは明らかな過ちをいくつか犯している。それは、当時勃興して来た細菌学に反対したことである。ロベルト・コッホは1882年、結核菌を発見したが、これに対しウィルヒョウは強硬に反対した。ウィルヒョウは結核の病理学を研究テーマとしていたため、結核についてはコッホより自分の方が専門家であると自負しており、細菌感染という新しい概念を理解しようとしなかったのである。ウィルヒョウは、結核菌の発見を含めたコッホの業績に執拗に反対した。その結果、コッホが結核の治療薬として開発したツベルクリンが治療効果の無いインチキ薬であることを一応は証明した。ツベルクリンは結核の治療薬としては無効であり、この点に関してはウィルヒョウの見解が正しかったが、結核菌の発見というコッホの偉大な業績はウィルヒョウの権威を持ってしても葬り去ることはできなかった。

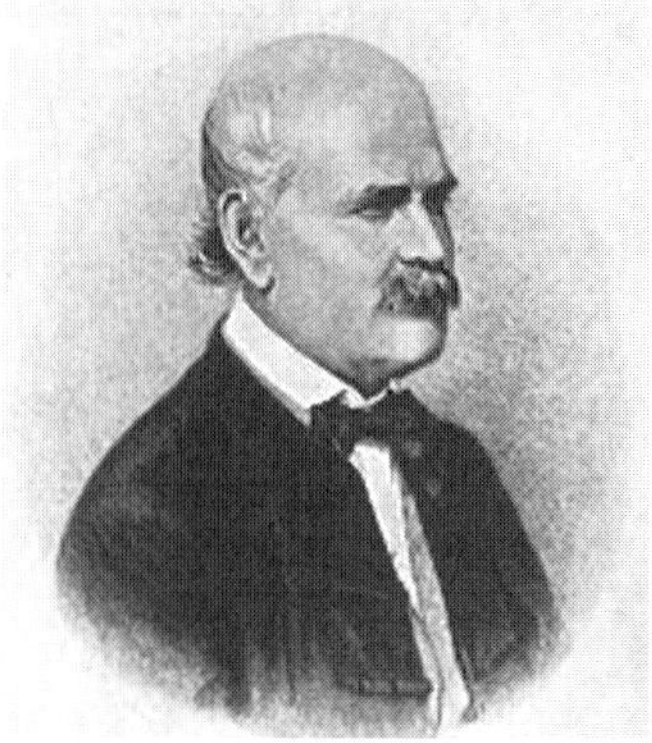

【写真2】イグナーツ・ゼンメルワイス
（ウィキペディアより引用）

その後も、多くの学者がウィルヒョウの圧倒的権威により葬り去られた。ウィルヒョウに葬り去られた偉大な病理学者がロキタンスキーであったが、ウィルヒョウはもう一人の偉大な細菌学の先駆者を葬り去ってしまった。その先駆者とはイグナーツ・ゼンメルワイス（1818～1865）**【写真2】**である。ウィルヒョウは、1847年ゼンメルワイスが発見した消毒法に反対し、医学の発展に対して重大な妨害行為を犯した。

この当時、産褥熱《さんじょくねつ》は死亡率が高く恐れられていた。産褥熱とは、出産後の傷ついた産道からの細菌感染によって起こる炎症性疾患の総称である。ウィーン総合病院の産科医であったゼンメルワイスもこの問題に悩んでいた。産褥熱の発生状況を調査していたゼンメルワイスは、医師が出産を扱う第一病棟と助産婦が出産を扱う第二病棟の間で、産褥熱の死亡率に十倍近くの差があるのに気が付いた。第一病棟の産褥熱死亡率は12・3％、第二病棟の死亡率は1・3％であった。常識では医師が扱う出産の方が安全であると予想されるのに結果は逆であり、助産婦の扱う出産の方がはるかに産褥熱の発生も死亡も少なかったのである。

ゼンメルワイスは持ち前の探究心で、産褥熱で死亡した患者の病理解剖を熱心に行い研究したが、この現象を説明するに足る原因を見付けることはできなかった。不思議なことに、ゼンメルワイスが熱心に病理解剖を行えば行うほど、まるで呪いでもあるかのように、彼の周囲では産褥熱で死亡する産婦が増加したのである。ある日、先輩医師が産褥熱で死亡した産婦の病理解剖を行っている最中に、メスで指を傷付けたことが原因で死亡した。ゼンメルワイスはこの先輩医師の病理解剖に立ち会った。死亡した先輩医師の病理解剖の所見は、産褥熱で死亡した産婦の所見と全く同じであった。これを見たゼンメルワイスの脳裏に、ある結論が神の啓示のごとく電撃的に閃《ひらめ》いた。「死体に付着した何物かが産褥熱の原因であり、病理解剖をした医師の手が産褥熱の原因物質を運搬していたのではないか」という結論である。そして、自分が行った病理解剖による手の汚れが、多くの患者を死に追いやったのではないかという可能性に思い当たり、衝撃を受けたのである。

ゼンメルワイスは産褥熱の原因物質は死体の腐敗臭と大きな関係があると考え、脱臭効果のある塩素水で手を洗えば予防できると考えた。ゼンメルワイスは１８４７年、産科病棟の入り口に「解剖室から出てきた医師と学生は全員、入口の洗面器（コルベン）の塩素水で徹底的に手を洗うべし」という貼り紙をして、病理解剖をした医師や学生に手洗いを強制した。手洗いの効果は絶大で、すぐに第一病棟の産褥熱死亡率は第二病棟と同率になった。ゼンメルワイスは細菌感染という原因を解明したわけではなかったが、細菌感染によって引き起こされる現象を理解し、それに的確に対処したのである。

ゼンメルワイスの発見はウィーンの医学雑誌に発表され、多くの支持者を得た。当時、ウィーン大学の病理解剖学教授であったロキタンスキーはこの論文を高く評価した。しかし、同じウィーン大学の産科学教授であったクラインはゼンメルワイスの発見を否定し、産褥熱の減少の原因は他にあるとし、ゼンメルワイスを反逆者としてウィーン大学から追い出してしまった。ゼンメルワイスはこのあと故郷のペスト大学の教授となり、執筆活動を行った。ヨーロッパの有名な産科医に手紙を書いて、塩素水による手洗いの有効性を訴えた。ゼンメルワイスの論文を読み、自責の念に駆られて自殺した産科医も出たほどであったが、多くの医師は「自らが患者を殺していた」とは考えたくはなかったようで、彼の訴えは多くの場合黙殺された。

しかしゼンメルワイスが苦境に立たされた一番大きな原因は、当時ベルリン大学の病理学教授であったウィルヒョウがゼンメルワイスの学説を全面的に否定した見解を示したからである。ウィルヒョウは産褥熱の原因は気候や体質によるものと考えており、産褥熱で患者が死亡する原因は、子宮周囲の血栓《けっせん》（微小な血の塊）が全身に飛び散るせいであると主張した。大権威者ウィルヒョウがゼンメルワイスに反対したことにより、迷っていた産科医や学者が免罪符を得た気分となり、それ見たことかとゼンメルワイスを攻撃したり無視したりした。孤立したゼンメルワイスは一層過激な発言をするようになり、やがて精神に異常をきたして痴呆状態になった。ゼンメルワイスは精神病院に入れられ、１８６５年、孤独のうちに47歳で亡くなった。

病理学者であったウィルヒョウは、炎症という医学用語は頻繁に使用していたのに、細菌感染が炎症の大きな原因の一つであるなどとは思いもよらなかったのである。彼の病理学は静止画像による病理学であり、生きた状態の顕微鏡下では実は細菌達がウヨウヨ蠢《うごめ》いているなどとは考えてもいなかったのである。同じ病理学者であったロキタンスキーは、静止画像の世界の学者ではあったがゼンメルワイスを支持した。ロキタンスキーは直接細菌を観察していたわけではなかったが、直感的に細菌のような存在を推定したのである。同じ病理学者であったにもかかわらず、どうしてこのような違いが生じたのであろうか。病理解剖の方法でもロキタンスキーは胸腹部の内臓を一括して取り出して系統的に観察する方法を用いたが、ウィルヒョウは内臓を個々に取り出すといった方法を用いている。ウィルヒョウが物事を分割して見えるものだけを評価していたのに対して、ロキタンスキーは物事を総合的に観察していたから、当時は見ることができなかった細菌のような存在をも的確に推定できたのである。

ゼンメルワイスが亡くなってから11年後の1876年に、コッホが炭疽菌《たんそきん》を光学顕微鏡下で発見した。それ以後、続々と病原性細菌の発見が相次ぎ、ゼンメルワイスがその正体をつかみかけていた「見えざる暗殺者」の正体が明らかになっていった。ゼンメルワイスの業績は消毒法と院内感染予防の先駆けとされ、今では彼は「院内感染予防の父」と呼ばれている。皮肉なことに、ウィルヒョウの腫瘍の局所発生説は理論面で、ゼンメルワイスによって発見された消毒法は技術面で、それぞれ相まって飛躍的な外科医学の進歩をもたらした。1881年には、ウィーン大学の外科学教授であったテオドール・ビルロートが胃癌の胃切除術に初めて成功し、輝かしい外科の時代の幕を切って落としたのである。

1983年、私は学会でウィーンを訪れた。オーストリアは今でこそ中欧の小国であるが、ロキタンスキーやゼンメルワイスが活躍した時代には、ハプスブルグ家が支配するオーストリア・ハンガリー帝国として中欧と南欧に広大な領土を持つ大帝国であり、首都ウィーンは花の都として欧州における芸術や学問そして医学の一大中心地であった。私は学会の折にウィーン医学歴史博物館を訪れた。この博物館の一室に、「ビルロートが初めて切除したホルマリン漬けの胃の標本」、「ゼンメルワイスが使用した手洗い用洗面器（コルベン)」、「レントゲンが初めて使用したX線の管球」の三つの品が展示してあった。

三つの展示品を見て、私は何故《なにゆえ》このような組み合わせなのかが瞬時に理解できた。ここに、現代西洋医学の原点が存在しているのだ。これらは西洋医学の三種の神器である。ビルロートの胃は手術技術の象徴、ゼンメルワイスのコルベンは消毒法の象徴、レントゲンの管球は画像診断技術の象徴である。外科の手術技術は高度化したが原点はビルロートの胃手術より発している。どんな手術であっても、ゼンメルワイスが発見した消毒法なしには不可能である。CTなどの高度な画像診断技術も、元はと言えばレントゲンが発明した一個の小さい管球から始まっている。これら三種の神器の発見以来、外科学とレントゲン診断学を中心とした西洋医学は驚異的な発展を遂げたのである。しかし逆に考えると、この三種の神器に象徴されるように根本原理は全く変化していないとも言える。これ以外に付け加える西洋医学上の画期的な業績といえば、麻酔法の開発と抗生物質の発見くらいであろう。

ウィルヒョウは生まれつき鉄のような健康体に恵まれており、睡眠時間も5時間も取れば充分であった。この体力で彼は多くの分野で活動し二千もの論文を残した。ウィルヒョウは不死身かと思われるくらい元気であったが、１９０２年1月に路面電車から飛び降りた時に大腿骨を骨折し病床に就いた。病床に伏して動けないでいるうちに衰弱し、１９０２年9月に心臓病で亡くなった。81歳であった。

ウィルヒョウが唱えた「すべての細胞は細胞から」という細胞学説のドグマは定説として認知されたが、20世紀中頃になると意外なところから反論が現れた。それはまず共産主義の国であるソ連にレペシンスカヤの細胞新生説として現れ、次いで戦後の日本に千島理論として、次いで北朝鮮にボンハン学説として現れた。しかしそれらの反論をものともせず、ウィルヒョウ学説は生物学の中心的学説として現在でも揺るぎない定説の地位を保っているのである。

しかし、すべての学者がウィルヒョウの業績を高く評価しているわけではない。日本の代表的癌研究者で癌毒素説（トキソホルモン）で有名な元国立癌センター研究所所長の中原和郎博士（１８９６〜１９７６）は、著書「癌」の中で次のようにウィルヒョウについて述べている。

「癌の病理学では、のちに『病的腫瘍』『細胞病理学』の二大著書を出したミュラーの弟子ウィルヒョウを高く祭りあげる人もあるが、ウィルヒョウの学説には憶測と事実との奇妙な混合物が巧妙な言葉でのべられているところが多く、当時の読者に感銘と与えたことは多大であったとしても、空想をふくまない純粋形態学的観察を主としたミュラーの方が、はるかに科学的である。実質的にはウィルヒョウの貢献としては癌腫と肉腫とを組織学的に区別したこと以外大したものはないようである。

余談になるが、ウィルヒョウはよく書いた。病理学と人類学との両方面においてばく大な数の、そしていずれも相当長い論文を発表した。その数は彼の学者としての生活中、一ヵ年平均二十四、五冊の割合で論文を書いた計算になるそうである。書くために研究していたかの観がある」

ウィルヒョウ学説を神の御宣託《ごせんたく》のごとく崇拝する現代の医学者達は、この中原の冷静なウィルヒョウ批判をしっかり受け止めるべきであろう。医学の世界では、現在でも論文の内容はともかく沢山論文を書いた者が出世するのが常である。このような医学会における悪しき慣例を作ったのも、恐らくはウィルヒョウであろうと思われる。

第四章
ルイセンコ学説と獲得形質遺伝論争

ルイセンコ学説の興亡

20世紀初頭、西欧資本主義の経済的思想的な閉塞状態に対して、彗星《すいせい》の如く現れた共産主義思想と、それを具現したソビエト連邦（ソ連）の出現は当時の人々に夢と希望を与えた。第二次大戦後、世界はアメリカ、イギリス、フランスを中心とする資本主義諸国と、ソ連・中国を中心とする共産主義諸国との東西冷戦構造に突入した。ここで、世界は資本主義（自由主義）と共産主義（社会主義）のどちらが国家体制として優れているか、という大きな実験を経験したのである。資本主義諸国が多少の混乱を経験しながらも何とか持ちこたえてきたのに対して、共産主義諸国は極端な権力社会となり、その理想とは裏腹に社会的な不公平感が広がり、経済的にも立ち遅れてしまったのである。歴史が示す通り、その理念や理論はどうあれ、共産主義は敗北したのである。現在では凋落《ちょうらく》してしまった共産主義思想ではあるが、戦後の日本でも私が大学生であった1970年くらいまでは、「共産主義的思想を持つことは進歩的でカッコイイことだ」という風潮に支配されていた。当時は共産党支持者が「アメリカは悪の帝国主義国家であるがソ連はユートピアであり、ソ連の核実験は正義の国のやることであるから行ってもよい」などと、矛盾した屁理屈を平気で放言していた。この風潮も70年安保闘争の終結と1971年の連合赤軍事件によって終息し、共産主義への幻想はほぼ消滅したのである。

この共産主義のソ連で生物学上の大論争が行われていた。ルイセンコ論争である。この論争は獲得形質が遺伝するかどうかを巡る遺伝学上の論争であった。生物個体が一生の間に環境の影響や鍛錬によって獲得した性質を獲得形質と言う。獲得形質が遺伝すると仮定すると、ある人が筋肉トレーニングで筋骨隆々となれば、その人の子供は努力しなくてもある程度は筋骨隆々となることが可能となる。しかし現代の正統遺伝学では獲得形質の遺伝は一応否定されている。一応と言ったのは獲得形質の遺伝については、現在でも厳密な科学的実験で否定もしくは肯定できた学者は一人もいないからである。このため獲得形質の遺伝については激しい論争が行われてきた。現在のところ獲得形質の遺伝については否定派が勝利した格好になっているが、これはルイセンコ論争で獲得形質の遺伝の肯定派であるルイセンコが敗北したからである。この経緯をたどってみると、政治と学説の微妙で複雑な絡《から》み合いが浮かび上がってくる。

ソ連にイワン・ミチューリン（１８５５〜１９３５）という農業技術者がいた。彼は鉄道員をしながら農作物の品種改良を試み、数多くの耐寒性品種を作り出した。ミチューリンは寒冷で痩《や》せたソ連の大地に何とかリンゴなどの果樹を生育させたいと願い、大変な苦労の末に多くの耐寒性農作物を作り出した。植物は成長の段階で寒冷な気候にも慣れて（順化）、耐寒性を持つ形質に変化したのである。この結果、ミチューリンは植物が得た耐寒性はその植物の子孫に遺伝する、すなわち獲得形質は遺伝すると彼の経験から考えた。ミチューリンは優れた農業技術者ではあったが、生物学者ではなかったため彼の業績が学問的に理論化されることはなかった。同時代にアメリカにルーサー・バーバンク（１８４９〜１９２６）という農業技術者が活躍していた。バーバンクはトゲなしサボテンや栽培しやすいジャガイモを作り出すなど驚異的な品種改良技術を持っていたが、彼も象牙の塔の学者ではなかったので彼の業績が学問的に理論化されることはなかった。

　このミチューリン農法の後継者がトロフィム・ルイセンコ（１８９８～１９７６）【写真３】という生物学者であった。ルイセンコは、小麦を用いて次のような実験を行った。小麦には秋に種をまいて初夏に収穫する秋まき小麦と、春に種をまいて秋に収穫する春まき小麦がある。小麦の芽が出て成長して穂を付けるためには、低温の時期が必要である。秋まき小麦と春まき小麦の違いは、この低温への感受性の差である。秋まき小麦は春まき小麦より低温を要求する品種で、春に種をまいても穂ができないため実らない。秋まき小麦を結実させるためには一定の時間低温に曝《さら》す作業が必要なのである。ルイセンコは実験の結果、こうした小麦の温度に対する性質を、実験条件のコントロールで変えることができたと主張した。小麦の種や苗に対して、様々な温度条件を設定して生育し変化を観察したのである。この結果、春まき小麦を秋まき小麦に変えたり、その反対に秋まき小麦を春まき小麦に変えることに成功した。ルイセンコは、その変化は突然変異で偶然に起き

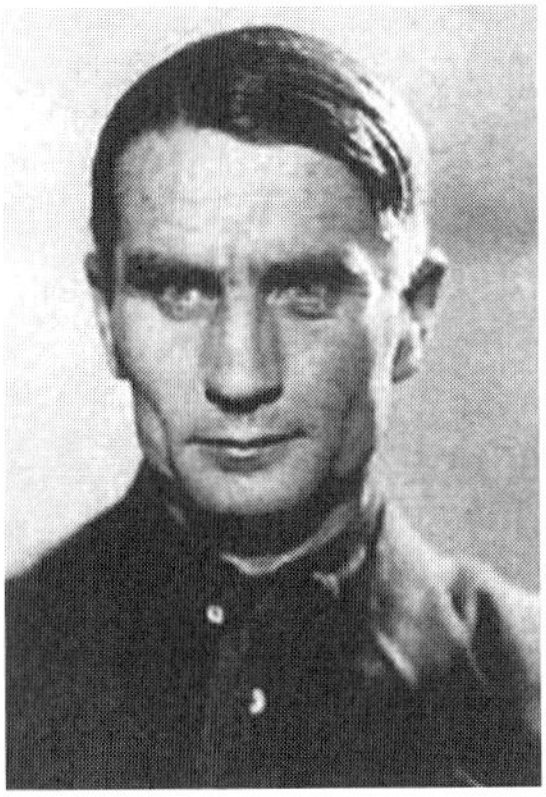
【写真3】トロフィム・ルイセンコ
（ウィキペディアより引用）

るのではなく、外的要因により決まった方向性を持たせることができる必然的な変異であり、しかもその性質は遺伝すると主張した。これらの実験の結果からルイセンコは獲得形質の遺伝を証明したとして、多くの論文を著して獲得形質の遺伝を主張した。

獲得形質の遺伝については、フランスの生物学者ラマルク（1744～1829）が1809年「動物哲学」を著し、その中で動物の器官は使えば使うほど発達し、使用しない器官は退化するという「用不用説」を唱え、しかもこれらの形質は遺伝すると考えて獲得形質は遺伝すると主張した。その後1859年に「種の起源」を著したイギリスの自然科学者チャールズ・ダーウィン（1809～1882）は、厳しい自然環境に適応した形質を持った生物が生き残る自然淘汰《とうた》（自然選択）が生物進化の要因であるという進化論を唱えた。しかしダーウィン自身はラマルク同様に獲得形質の遺伝を肯定していたし、突然変異という言葉は使ってはいない。

オーストリアの神父であったメンデル（1822～1884）はエンドウマメの交配実験を行い一定の遺伝法則を発見し、この結果を1866年に研究論文として発表した。この研究は誰にも注目されることもなく埋もれていた。ところがメンデルが亡くなって後の1900年になって、オランダの植物学者ド・フリース（1848～1935）らによって埋もれていたメンデルの遺伝法則の論文が再発見された。メンデルの論文は、遺伝現象には法則性が存在することを証明し、さらにその法則性を司る遺伝因子の存在を示唆していたのである。

1901年になるとド・フリースは突然変異という概念を提唱し、進化は突然変異によって起こると主張した。さらに1920年代、アメリカの生物学者モルガン（1866〜1945）がキイロショウジョウバエ（ドロソフィア）の唾液腺染色体の研究から、メンデルがその存在を想定した遺伝因子が染色体上に存在することを証明した。この結果、「染色体上の遺伝子に起こった突然変異で成立した形質のうち、環境に適応した形質を持った生物が自然淘汰により生き残ることが進化の要因である」と考えられるようになった。このド・フリースやモルガンの学説は、その後「メンデル・モルガン学説」と命名され、ダーウィンの進化論の後継者として、また遺伝学の正統派として認められたのである。「メンデル・モルガン学説」では染色体に含まれる遺伝子は突然変異以外では変化しないと主張し、ラマルクやダーウィンが認めていた獲得形質の遺伝はあり得ない過去の学説として否定したのである。この結果、自然淘汰の提唱者としてのダーウィンの面目は保たれたが、ラマルクは誤った学説を唱えた学者として葬り去られたのである。その後、遺伝子を構成する物質として核酸（ＤＮＡ）が発見され、分子遺伝学が発展するようになると、獲得形質の遺伝は科学的な実験で証明できないとして今日でも一応は否定されている。

　１９３４年に発表された、ルイセンコによる獲得形質は遺伝するという主張はルイセンコ学説と呼ばれた。ルイセンコは正統派遺伝学である「メンデル・モルガン学説」を批判し、否定されたラマルク説を再び復活させたのである。ルイセンコの学説はネオラマルキズム（新ラマルク主義）と呼ばれ、ソ連の生物学会で大論争を巻き起こした。この論争は当初、獲得形質は遺伝するかどうかという純粋な遺伝学上の論争であったが、この論争がいつしか政治の表舞台《おもてぶたい》に引き出されていった。もともとミチューリンはレーニンの信望が厚かったが、弟子のルイセンコはレーニンの後継者であるスターリンの信任を得ることに成功した。狡猾《こうかつ》な独裁政治家であったスターリンは、ルイセンコ学説を最大限政治的に利用した。後天的に獲得した形質が遺伝することを認めたルイセンコ学説は、どのような階級の出身者でも努力すれば報われる、という共産主義国家の理念に都合のよい理論であるとスターリンは考えた。反対に、獲得形質は遺伝せず遺伝子は変わらないと考えるメンデル・モルガン学説は階級社会を固定するブルジョワ進化論であり、共産主義の敵として排《はい》斥《せき》すべき学説であると、スターリンの目には映ったのである。スターリンは当時世界の学会で正統派として認められていたメンデル・モルガン学説を、階級社会を正当化するブルジョワ進化論であるとして排斥した。そして、ルイセンコ学説を「マルクス・レーニン主義の弁証法的唯物論を証明するものだ」として公認することを決定し、これをソビエト共産党綱領に採用したのである。このため当時のソ連では、刑罰で手足を切断された罪人の子供は手足を欠損した状態で生まれてくるという風説が広まったくらいである。

１９２４年レーニンの後を継いだスターリンは、１９２９年から第一次五カ年計画の発動を命じた。これは農業国であったソ連を強圧的な構造改革により工業国に変貌《へんぼう》させることがその目的であり、その手段としてコルホーズという集団農場へ強制的に農民を集め、すべての私有財産を禁じた上に、すべての農作物を国家管理とした。スターリンはこれに従わない農民に厳しい弾圧を加えた。１９２９年だけで、一千万人近い農民が処刑されたりシベリア流刑にされたりした。さらにルイセンコ学説がソ連で公認されてからは、ルイセンコ学説に反対する学者やルイセンコが指示した農法に従わない農民に対しても、容赦なく処刑やシベリア流刑などの弾圧が加えられた。学問へのイデオロギーや政治の介入はいつの時代でも起こり得ることであるが、歴史上これほど大規模で大惨事となった事件は他に例を見ず、ルイセンコ事件と呼ばれている。スターリンはその後も、彼の政治的反対者に対して大粛清を行った。ソ連の軍隊である赤軍《せきぐん》の将校の八割がスターリンの粛清で処刑された。グルジア地方に住んでいた少数民族などは、完全にこの世から抹殺されたと言われている。スターリンによって殺された人の数は今もって不明であるが、少なくともヒトラーより多くの人を殺したことは間違いないようである。

ソ連の生物学会で公認されていたルイセンコ学説は、1964年にスターリンの後を継いだフルシチョフが失脚すると同時にその勢力を失った。この後、ソ連でもメンデル・モルガン学説が息を吹き返した。共産主義を宣伝するために政治的に利用されたルイセンコ学説は周囲から旧体制の悪夢として顧みられなくなるどころか、ルイセンコは初めからインチキの詐欺師《さぎし》であったと批判され、それを語ることすらタブー視される状況に陥ったのである。同時に生物学者の間では、ルイセンコが主張していた獲得形質の遺伝も、陰険な共産主義者が唱えた荒唐無稽《こうとうむけい》な学説であるという既成概念が形成されていった。しかし、政治的視点からできた偏見を拭い去って純粋な学問的な立場から見れば、ルイセンコが初めからインチキの詐欺師であったというのは恐らくは濡衣《ぬれぎぬ》であろう。なぜなら、獲得形質が遺伝するかしないかについては今日もなお結論が出ていないからである。

獲得形質遺伝の論争も生気論と機械論の対立に帰着する

ルイセンコ学説が力を失い獲得形質の遺伝が正統派から否定されてからも、頑固に獲得形質の遺伝を肯定する学者が現れてきた。今西錦司《いまにしきんじ》・千島喜久男・森下敬一らは獲得形質の遺伝を認めルイセンコ学説を支持している。しかし現代の日本の正統派の遺伝学者達は、獲得形質の遺伝を否定している。日本を代表する遺伝学者で、中立進化説を唱えた木村資生《きむらもとお》（1924～1994）は正統派の立場から次のように述べている。

「20世紀になるとメンデル遺伝学が大発展を遂げ、次々と新しい革命的な知見を加えつつ、ついに分子遺伝学で代表される現状までに達したが、獲得形質の遺伝を支持するような証拠は何一つ得られなかった。にもかかわらず、現在に至るまでラマルク説に固執し、メンデル遺伝学では進化は説明できないと主張する学者が後を絶たないのは驚きというほかはない。獲得形質の遺伝を前提とする進化論を展開している人の書いたものを見ると、自然科学として正しいかどうかの検討を忘れ、信念の強さや希望的観測がその支えになっている感じを受ける」

1968年、国立遺伝学研究所の木村資生が唱えた分子中立説は、日本人の学者が唱えた生物学理論としては初めて世界をうならせた。木村によれば生物の遺伝子レベルでの突然変異は偶然によって起こると言う。そして突然変異によって起こる変異の多くは中立的であり、その生物にとって有利でも不利でもないと言うのである。それまでは生物に突然変異が起こると、それはすぐに生物に有利か不利かのどちらかに働き、自然淘汰の対象になると考えられていた。木村は有利でも不利でもない突然変異が生物種内に蓄積し、いつの日か環境の変化が起きる時のために備えていると考えた。すなわち突然変異が起これば、それはその瞬間に自然淘汰と結び付く、というダーウィン以来の進化論に疑問を突き付ける学説であったために、学会を二分する大論争が巻き起こった。しかし、その後、分子中立説を裏付ける様々な現象が確認され、現在では重要な進化理論として受け入れられている。その木村が獲得形質の遺伝を否定する根拠は、現代の進歩した分子生物学を駆使して研究しても、獲得形質の遺伝を支持するような証拠は何一つ得られなかったということである。要するに、生物の進化の原因は、偶然にしかも突然に一定の確率で起こるDNAの複製ミスであり、生物自身はそれに対して受動的であるということである。生物自身の意図的行動が能動的に遺伝子変化を起こすことはあり得ず、従って獲得形質が遺伝することはないと木村は断言するのである。このような正統派の学説に対して、反対論を唱える学者も存在する。京都大学の今西錦司（1902～1992）は著書の中で次のように述べている。

「獲得形質の遺伝ということは、ちっとやそっとの実験では、証明することのできにくい問題だと思うのであるが、それにもかかわらず、みなさんはどうして、実験したらすぐ証明できるように考えるのか、あるいは実験しても望んだ結果が得られぬときは、どうしてあっさり獲得形質の遺伝を否定してしまうのか。獲得形質の遺伝ということが、激しい議論を呼んだ結果、いちおう否定された形にはなっているけれど、実は獲得形質の遺伝こそ、生物進化の大前提であって、これを否定することは、進化そのものの否定に通ずる」

今西錦司は独自の進化論を唱えた学者として有名である。今西は進化における自然淘汰の役割を全面的に否定することで、ダーウィンの進化論と決定的に対立している。今西は京都の賀茂川に生息しているカゲロウが、種ごとに棲み分けている現象を観察し、生物社会の本質は競争より棲み分けなどによる全体の調和であると主張した。今西はまた獲得形質は遺伝するとし、実は獲得形質の遺伝こそ生物進化の大前提であると言い切っている。しかし今西は、進化はどのように生じるのかという点については「種は変わるべき時が来たら変わる」という、神秘的かつ文学的な表現をしている。この点が木村などの正統派のダーウィン進化論者からの攻撃の的になった。

進化や遺伝の生命現象を、分子などのミクロの視点から見たのが木村で、マクロ的に全体から見たのが今西であるとも言える。しかし、獲得形質が遺伝するかしないかの論争の根底にはもっと根本的な哲学的思想の違いが横たわっている。それは生物が進化に対して主体性を持っているかどうかという論点である。主体性とは「生物が変わりたいという意志を持って、それを実現する力があるかどうか」ということである。生物に主体的な意思がないとすれば、進化とは一定の確率で起こるＤＮＡの組み換えミスで形成された形質の中で、環境に適応した形質が生き残っていく受動的な過程であるということになる。しかし生物の主体性を認め、「生物が変わりたいという意志を持って、それを実現する力を持っている」というように考えると、生物の主体的力すなわち意図的かつ能動的な力により形質が変化し、獲得形質の遺伝も可能となる。しかし、生物自身が変わりたいと思う主体的な意志を持っているとすると生物の意志によってDNAが変化することになり、やはりそこには機械論的科学では説明できない目に見えない神秘的な生気論的な力を想定しなければならなくなる。

それは、ウィルヒョウとロキタンスキーの対立と全く同じ構図の機械論と生気論の対立である。生物の進化とは生物自身の能動的な意思によると考える生気論の立場に立てば、獲得形質の遺伝による生物の進化は可能である。しかし、生物は進化に対して受動的であると考える機械論の立場に立てば獲得形質の遺伝などあるはずはないのである。科学的な議論はともかく、昆虫が周囲の草木とそっくりな翅《はね》の模様や体型をしていたり、熱帯魚がサンゴ礁《しょう》の模様と同じ縞模様《しまもよう》を体に持っているという事例を目の当《まあ》たりにすると、偶然にそうなったというよりは生物自身に何らかの意思が存在しているのではないかと考えたくなる。ダーウィンはガラパゴス諸島のフィンチ（スズメに近い小鳥）の嘴《くちばし》の形がそれぞれの島の食性の違い（フィンチの食べる植物が島により異なる）により異なっている現象を発見し、獲得形質は遺伝すると考えていたようである。ただし、進化という長い時間をかけて起こった現象は、我々がタイムマシンで過去へ行けない以上は直接の証明は不可能であり、結局は進化を説明しようとする学説自体がすべて仮説の域を出ないとも言える。

第五章　レペシンスカヤの細胞新生説と生命の起源の謎

レペシンスカヤの細胞新生説

スターリンの大粛清《だいしゅくせい》の嵐が吹き荒れ、その下《もと》でルイセンコ学説が一世《いっせい》を風靡《ふうび》していた1930年代のソ連で、ウィルヒョウを批判する新しい研究が始められていた。それはオリガ・ボリソーブナ・レペシンスカヤ（O.B.Lepeshinskaya）【写真4】という女性生物学者によって1933年から始められた。この研究は19世紀中頃から不動の地位にあったウィルヒョウの細胞学説を根底から覆《くつがえ》そうとしたもので、個体発生の過程の中で細胞構造を持たない生きた物質から細胞が発生する現象すなわち細胞新生を証明した研究であった。

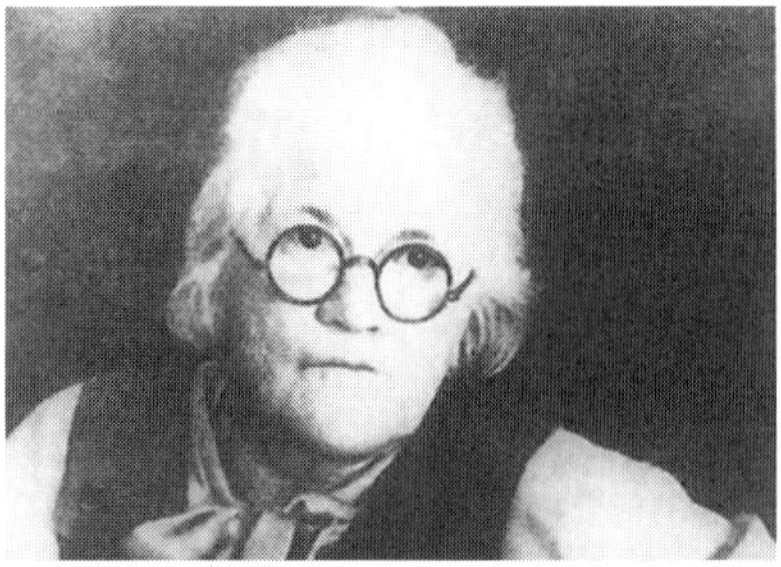

【写真4】オリガ・ボリソーブナ・レペシンスカヤ
（森下敬一博士の論文より引用）

レペシンスカヤは、その発見の有様を著書の中で次のように書き記《しる》している。

「1933年がやってきた。私は細胞の成長の研究に没頭《ぼっとう》していた。私はカエルの赤血球を、胚子《はいし》から老衰個体に至るまでのものについて、発展の像をとらえて細胞とその膜の年令によってはっきり比較し、細胞の発展について証明しようとした。ある春の日、私は卵から孵化《ふか》したてのオタマジャクシを沢山《たくさん》捕《とら》え、研究室に持ち運びその一つを取って押し潰《つぶ》し、その血液と粘液とを顕微鏡下に置きオタマジャクシの赤血球に膜があるかどうかを知ろうと、むさぼるように、せっかちに視野の中に赤血球を探した。ところがどうでしょう、私の眼は或《あ》る不思議な球に引きつけられた。対物レンズを強拡大した。私の前には全《まっ》たく理解できない像がある。完全に発達した血液細胞の間に、まだ充分発達しないような細胞―核のない、粒の細かい卵《らん》黄球《おうきゅう》、卵黄球に似てはいるがすでに核を作り始めているもの―などがある。目の前に細胞が生まれていく全景があるように思われる。しかし何と不思議な、普通でない生まれ方であろう！細胞は卵黄球からではなく、他のそれと同じような、細胞から生まれるのではなかっただろうか！それは誰でも知っており、この真理は世界の凡《すべ》ての大生物学者が確かめたことである。『見た』接眼鏡から眼を離し、先《ま》ず最初に考えた。眼を休ませて、また標本を見つめた。まだ発達していない細胞である球が前のようにはっきり見える。――細胞が他の細胞からではなく、生きていない卵黄から生まれるのを実際に私が発見するとは――。心はこの考えにとらわれ、興奮のために手は震《ふる》え始めた。生物学に革命が起きたのではないだろうか！今こそ、ルドルフ・ウィルヒョウやモルガン主義者、ワイスマン主義者の議論の馬鹿《ばか》げたことをはっきり認め、いろいろな国の生物学者の何百冊という著名な本をなくしてしまうことが必要である。そして偉大な科学者パスツールとさえ論争し、しかも激しく論争しなければならない。言い換えると私が顕微鏡下で見たものが実際にあるとしたら何百という非常に疑いのある、謎の多い細胞学の問題が解決されることになる」

レペシンスカヤは、初め動物の細胞膜を調べるために、カエルの各発育段階についての膜の成熟度の変化を調べていた。オタマジャクシの体液を調べていたレペシンスカヤは、その中の卵黄の粒から核を持った細胞が新生して来るように見えることに気が付いた。この観察所見はウィルヒョウ以来の既成学説とは大きく異なっており、彼女の眼には細胞は細胞分裂ではなく卵黄の粒から新生して来るように見えたのである。

既成学説では、「細胞は細胞分裂により細胞からしか生じない」ということになっていた。しかし、注意深く観察を繰り返した彼女は自らの観察に自信を持ち、さらに実験を続けた。彼女はニワトリ、カナリヤ、魚、ヒドラ（淡水に住むクラゲやイソギンチャクの仲間で刺《し》胞《ほう》動物に属する）などの卵黄について観察と研究を行い、彼女の発想が正しかったことを確信し論文として発表した。

彼女は、まず鶏《にわとり》の卵から取り出した卵黄（卵の黄身）を培養した。顕微鏡で観察すると、培地の中で卵黄を形成している小球である卵黄球の中に顆粒が出来て、盛んにブラウン運動をする状態になる。ブラウン運動とは液体中で微粒子が不規則に運動することをいう。卵黄球は盛んにアメーバ様に運動し、同時に卵黄球の中の顆粒から核小体を持つ核と細胞質が形成され、これが徐々に若い細胞としての形態を整えてくる。レペシンスカヤはこの現象を「細胞新生」という言葉で表現した。そして新生細胞は有糸《ゆうし》細胞分裂を行う機能を備えていることも観察したのである。

レペシンスカヤは、卵黄球から血液の元となる血液母細胞の塊である血島《けっとう》が出来てくるところを観察し、その血島から血液の充満した血管への移行も組織標本と培養の両面から観察している。つまり血島の中に新生した血液母細胞から血球細胞と血管が分化してくる現場を観察したのである。さらにヒドラをすり潰し、煮沸した水道水を加えてから遠心分離し、その上澄みをヒドラの餌であるケンミジンコ（水中を浮遊する微小な甲殻類《こうかくるい》）を磨《す》り潰《つぶ》して養分を抽出したエキスを加えた培地で培養した。初めは何も見えなかったが、1時間くらいでピンの先くらいの大きさの微細な輝いた点が見え、だんだん大きくなって2個の小球ができ、さらに24時間置いておくと運動性を示す生活力のある細胞になり、その後に直接分割し30～40個の細胞からなるモルラ（桑《くわ》の実の様に見えるので桑実胚《そうじつはい》という）を形成した。ちなみにヒドラは再生力が強く、バラバラに切り刻んでもその破片から再生する強い生命力を持っている。この観察結果から、レペシンスカヤは次のように述べている。

「われわれの実験データおよび理論的結論から出てくるのは、生きた物質とは、細胞構造を持たない核物質すなわち核酸を散在性に含んでいる蛋白または原形質であるということである。この物質が生きているものになるのは、その生存と発展に不可欠な物質を代謝する能力が存在する時だけである。生きた物質はどんな細胞の中にもあり、そして細胞の外にさえも存在する。よって生体とは細胞の総和ではなく、細胞の形をとっていない生きた物質も加わっている複雑な系である」

レペシンスカヤ（O.B.Lepeshinskaya）の娘のO・P・レペシンスカヤ（O.P.Lepeshinskaya）は、母親の意志を継いで細胞新生説に関する研究を継続し、卵白中に現れる星状体《せいじょうたい》やコアセルベート（コロイド状の部分と液状の部分が混じり合った有機物の塊）から細胞構造が新生していると考えられる状態を観察し、論文としている。星状体は細胞内の微細構造の一つで、細胞分裂の際に中心となるが、謎の多い構造物である。

ウィルヒョウが細胞学説を唱えて約百年を経過してから、レペシンスカヤがウィルヒョウの細胞学説に対して反対の狼煙《のろし》を上げたのである。これは、シュライデン、シュワン、ロキタンスキー、ヘッケルらの唱えた、ブラステーマやモネラの概念への回帰を意味していた。さらに、それは生気論への回帰でもあった。

生命とは何か？

ウィルヒョウの細胞学説は、細胞が生命現象の中心であるという考え方である。生命とは細胞の中にのみ存在しており、その外側には生命は存在していないと言うのである。レペシンスカヤはそれに反論し細胞の外側にも生命は存在していると主張している。細胞構造を持たない、生命の存在形式もあると言うのである。

ところで生命とは何かという基本的な問い掛けに対して、言葉の意味を定義しておこう。現代の生物学では、生命とは次のように定義されている。

- 外界および細胞内を明確に区別する単位膜系を持っている。
- 自己を複製する能力を有する。
- 物質を取り込み代謝する系を持っている。

この生命に対する定義は、ウィルヒョウ流に初めから細胞という存在を意識して作られた定義と考えられる。レペシンスカヤの言う生命とは、「細胞構造を持たない核物質すなわち核酸を散在性に含んでいる蛋白または原形質で、何らかの条件のもとで細胞に変化する存在」というのであるから、現代生物学の生命の定義には完全には当てはまらない。

現代の生命の定義には当てはまらないが、生命らしい活動をする核酸と蛋白質の高次構造を持った存在としてウイルスがある。ウイルスは核酸を蛋白質の殻《から》が包んでいるだけの構造で、細胞構造を持たない。さらに栄養摂取もしないし、呼吸もしないし、排泄もしない。すなわち一切の代謝を行わない。ウイルスは精製し特殊な条件で濃縮すると、鉱物のように結晶化する。しかし、自己を複製する能力は持っているのである。ただし、単独では自己を複製することはできない。他の細胞に入り込んで寄生すると、自己を複製することが可能になるのである。ウイルスが天然痘やインフルエンザなどの多くの感染症の原因となることはよく知られている。ウイルスが生命体であるかどうかは、学者の間で様々な議論があり結論は出ていない。生物と無生物の中間的性質を持つというような表現をされていることが多い。

２００７年、分子生物学者の福岡伸一《ふくおかしんいち》は「生物と無生物の間」という著書の中で、生命の定義について新しい提案をしている。福岡は「生命とは自己複製をするシステムである」という従来の定義は不十分であるとして新しい提案をした。福岡はアメリカの分子生物学者ルドルフ・シェーンハイマー（1898〜1941）の学説を高く評価し、「生命とは動的平衡《どうてきへいこう》にある流れである」と再定義した。この新定義によれば、代謝を停止して結晶化するような性質を持ったウイルスは生物ではないことになる。ただし福岡の「生命は流れである」という表現は、感覚的には機械論的ではなく生気論的な雰囲気を私は感じる。

シェーンハイマーの学説とは次のような理論である。シェーンハイマーは窒素の同位体《どういたい》（アイソトープ）である重窒素を使用し、蛋白質の構成成分である必須アミノ酸のロイシンを標識した。これを実験用語で「窒素のアイソトープ（同位体）でロイシンをラベル（標識）してトレーサー（追跡子《ついせきし》）にした」と言う。ロイシンに重窒素というラベルを貼って、追跡できるようにしたのだ。普通の餌で育てられたネズミに三日間だけ、重窒素で標識されたロイシンというアミノ酸を含む餌が与えられた。

実験結果は以下のようであった。尿中に排泄されたのは投与量の27・4%、約三分の一弱だけであった。糞中《ふんちゅう》に排泄されたのは僅《わず》かに2・2%で、残りの三分の二のアミノ酸はネズミの体内に留まったことになる。体内に留まったアミノ酸の行方《ゆくえ》を調べてみると、半分以上の56・6%が身体を構成する蛋白質に取り込まれていた。しかも、その取り込み場所を探ると、身体のありとあらゆる部位に分散されていたのである。特に取り込み率の高いのは腸壁、腎臓、脾臓、肝臓などの臓器、血清（血液の中の蛋白質）であった。消耗しやすいと考えられていた筋肉蛋白質への取り込み率ははるかに低いことがわかった。餌という形で与えられた重窒素アミノ酸が瞬く間《またたくま》にネズミの組織の蛋白質に現れるということは、ネズミの体内では恐ろしく速い速度で、多数のアミノ酸が蛋白質に造り変えられているという結論になる。さらにネズミの体重がこの間変化していないという事実から、新たに造り出された蛋白質と同量の蛋白質がバラバラにアミノ酸に分解されて体外に捨てられているという結論になる。つまり、ネズミを構成していた体蛋白質は、三日間の内に食事由来のアミノ酸によってガラリと置き換えられたということになる。福岡は、この様子を波打ち際《なみうちぎわ》の砂が作る模様に例えている。その形はいつも変わらないが構成する砂の粒子は常に入れ替わっている。これが動的平衡であり、正に生命の有様は砂上の紋様のようなものと言える。

福岡の「生命とは動的平衡にある流れである」という生命への新定義は、生命現象の代謝という側面をやや生気論的かつ文学的に強調したものと言える。しかし、自ら代謝作用を持たない存在は生命ではないということになる。すると、ウイルスは生物ではなく無生物であるという結論になる。福岡は著書の中で、ウイルスは生物とは定義できないと述べている。もちろん、レペシンスカヤが言うような細胞構造を持たず、自己を複製せず、代謝についても不明確な存在は、生命とは言えないということになる。ここで福岡の見解を引用したのは、多くの生物学者が一生懸命これこそが生命である、という定義（ガイドライン）作りに奔走《ほんそう》しているのは、ややおかしいと思うからである。もちろんシェーンハイマーが言うが如く、「生命現象とは砂上の紋様のごとくうつろいやすいものである」という表現は的《まと》を得ている。しかし私は生命現象を細かく分析して、どこからが生命であるかを定義しようとする試みは砂上の楼閣のような発想ではないかと考えるのだ。生命現象の様に非常に不確定性の強い現象をある所で区切って、ここからが生物でここからが無生物であるという発想自体が生命現象の本質を見誤っていると思うのである。生物学者の千島喜久男は著書の中で次のように述べている。

「科学者は一般に明瞭を尊び、不明瞭な漠然としたものを嫌う傾向が強い。Aは同時に非Aではあり得ない、AとBとの中間移行型は認めないというのが現代科学者の態度であり、これを論理学では排中律《はいちゅうりつ》という。排中律とは論理学用語で、中間的なものを排除すると言う意味である。自然界の事物、特に生命あるものはAでもなければ

Ｂでもない中間移行型のもの、または白でもなければ、黒でもない漠然とした灰色の中間移行型の状態にあるものがすこぶる多い」

福岡はいとも簡単に「ウイルスは生物にあらず」と断定しているが、では生命の無いものが細胞内という別の環境に侵入した時、盛んに自己複製を行う現象を何と説明するのであろうか？　増殖する無生物が存在すると、簡単に言い切ってしまっていいのか？　やはりウイルスは生物と無生物の中間的な存在である、と言えるのではないか？　生物と無生物の間には連続的な中間的な存在、いわゆるグレイゾーン的存在があると考えるのが合理的であろう。レペシンスカヤや千島は「生きている原形質」という、生物と無生物の中間的な存在を発見したのである。

オパーリンはレペシンスカヤを支持した

レペシンスカヤは１９３３年から始めた研究の成果を、１９３６年から１９３７年にかけて論文として発表した。しかし、ウィルヒョウ以来の伝統的な細胞学説を支持する学者からの批判が相次いだ。レペシンスカヤは反対派と華々《はなばな》しい論戦を繰《く》り広《ひろ》げた。しかし論戦は第二次世界大戦（独ソ戦）のために中断した。レペシンスカヤは１９４５年、「生きた物質からの細胞の発生および生体における生きた物質の役割」という単行本を出版した。この本は１９４９年度、スターリン賞生物学部門第一等を獲得した。その後、１９５０年に再び論戦が行われたが、ルイセンコやオパーリンといった当時のソ連の一流学者達がレペシンスカヤの説に賛同し、ソ連の生物学会でのレペシンスカヤの細胞新生説に対する評価は決定的となった。

アレクサンドル・オパーリン（１８９４〜１９８０）は著書「生命の起源」において地球上でいかに生命が発生したかについて、現在のところ最も科学的に解明した学者として有名であり、日本の学校の教科書でもオパーリンの名で生命の起源が語られるほどである。オパーリンは地球における生命の起源を以下のように考えている。太古の時代、高温な原始地球内部で炭素と金属の化学反応からできた炭素化合物が海水中や大気中に噴出して海水や大気と反応し、単純な炭化水素を主成分とする有機物が大量に生成された。さらに、生成された有機物は相互に化学反応を繰り返し、多種の低分子有機物が大量に生成された。これら低分子有機物が海水中で蛋白質などの高分子有機物質へ変化し、それらが集まってコロイド（液体中に微粒子が散在性に含まれている状態）粒子ができた。このコロイド粒子がいくつか集合して周囲から独立し、最終的に原始的な物質代謝と成長を行うコアセルベートの液滴《えきてき》ができた。コアセルベートとは簡単に言えば、コロイド状の部分と液状の部分が混じり合った有機物の塊を意味する。コアセルベートは分裂や融合そして周囲の物質の吸着などアメーバのごとき性質を示すので、生命体の祖先に当たる存在ではないかとオパーリンは考えた。オパーリンは、このコアセルベートが進化と自然淘汰を繰り返して、より優れた代謝系を有するものだけが生き残って、やがて原始的生物に発展したと考えたのである。このオパーリンの学説は、現在のところ最も有力な生命の起源に関する学説として高く評価されている。現時点では、試験管の中で有機物から生命を合成することには成功していないので理論的仮説の段階と言える。

このオパーリンの生命の起源に語られる、物質の生命への発展を表面だけ読めば、優等生的な機械論的仮説で何も問題はないように見える。オパーリンは共産圏の学者であり、思想的には弁証法的《べんしょうほうてき》唯物論の信奉者であるはずである。弁証法的唯物論とは共産主義であるマルクス・レーニン主義の根幹をなす考え方であり、根本において生気論や観念論には真っ向から反対する機械論的思想である。オパーリンの思考過程とは次のようなものである。物質は常に運動状態にあり、単純な物からより複雑な段階へと発展してゆく性質があると考え、地球の誕生から今日に至る物質の進化を次のような段階に分けている。地球には誕生から数10億年の間は生命がなく、地球で起こったあらゆる過程は、物理・化学的な法則性だけで支配されてきた。地球の発達におけるこうした段階は、無機的な段階と呼ぶ。この第一段階の後、地球上に生命が発生し、新しい生物学的進化の第二段階が始まった。こうして、これまでの物理・化学的な法則性の上に、新しい生物学的法則性が加わり、この法則は今や舞台の前面に踊り出て、その後の生物の進化で主導的意義を持つに至った。この進化の延長上にあるのが、人類の誕生である。人類の誕生とともに進化の第三段階である社会的段階が始まった。ここに至って生物学的法則は背景に退き、その後の進化では、人類社会の発展法則が優勢な役割を演ずるに至った。

この弁証法的唯物論という大袈裟《おおげさ》で怪《あや》しげ言葉だけに感激してしまうと、恐らく物事の本質を見失う。唯物論であるから、新しい生物学的法則や社会の発展法則と言っても、すべて物質レベルに還元することが可能であるという大前提に立っているのである。現在は不可能でも将来の科学的研究により絶対可能になるという思考法なのである。

生命現象も意識や思考もすべて物質すなわち原子や分子のレベルで解明できるという考

え方を還元論《かんげんろん》という。生命現象も物質レベルに還元して解明できるし、思考も脳内の物質の化学反応として還元して解明できる。そして、政治や経済などの社会現象も結局は人間の思考の集合であるから、物質すなわち原子や分子のレベルへ還元して解明できると言う理屈である。簡単に言えば唯物論とは、結局は還元論を意味するのである。別の言葉で言えば機械論とも言える。弁証法的唯物論でいう、生物学的進化の第二段階すなわち新しい生物学的法則性と言えども、科学の研究が進めば原子や分子レベルに還元し、いつかは物理化学的に解明できると言うのが弁証法的唯物論の暗黙の大前提なのである。

しかしオパーリンが言う生物学的進化の第二段階、すなわち新しい生物学的法則性という言葉の意味を素直に解釈すれば、生命現象には物理学や化学とは別の次元の法則があり、何らかの目に見えないエネルギーの関与があるとも解釈できる。このような考え方は生気論に近いどころか生気論そのものである。オパーリン自身がどのように考えていたかは分からないが、私はオパーリンの生命の起源の考え方の根本に存在するのは生気論であると考えている。オパーリンは多分隠れ生気論者であったのであろう。隠れ生気論者であったからこそ、レペシンスカヤの生気論的な細胞新生説を支持したのであろう。

残念ながらソ連の生物学会はスターリンが失脚して以降は、皮肉にも真正な唯物論に支配されるようになった。徐々に機械論的かつ還元論的な思考法に毒され、純粋な生気論的学説を唱えたルイセンコやレペシンスカヤの学説は否定され忘却されてしまった。スターリン時代に一時的に生気論的なルイセンコやレペシンスカヤの学説が支持されたのは、スターリンが反西欧的な学説こそ新生ソ連にふさわしいと考えており、生物学上の論争の哲学的意義に対しては深い理解がなかったからであろう。そしてスターリン死して後《のち》、ソ連の生物学会は逆に唯物論的な正統的共産主義思想に復帰したという皮肉な結果となったのである。隠れ生気論者であったオパーリンの学説は幸い生き残り、現代でも定説に近い高い評価を受けているのである。

オパーリンと千島喜久男の歴史的対談

オパーリンは1955年11月に来日し、名古屋大学で講演会を行った。この時、千島喜久男と生命の起源について歴史的な対談を行った。千島はオパーリンに対して次のように質問した。

「レペシンスカヤの細胞新生説に対して『生命の起源』の著者として、また生化学の立場から、あなたはこれをどう解されるか」

これに対してオパーリンは次のように答えた。

「レペシンスカヤによれば現在でも地球上に日々生命は発生していると言うのであるが、私はこれと反対に、現在の地球上では生命の発生が起こる可能性はないと思う。これは、地球は生命発生の条件がないと言うのではなく、生命がすでにできているからである。地球は生命発生の段階をすでに通り越してしまっている。もっとも、他の新しい天体では生命はできているかもしれない。(中略)

現在の地上に於《お》いては、生物の発生は不可能である。理解を助ける一つの比喩《ひゆ》を示すなら、人間は地球史のある時期に、人間とよく似た猿から生じたのであるが、まさか、現在の地球上のどこかで、猿が人間に進化しつつあると言える人は無いだろう。すなわち、人間の発生は一定の歴史的段階として起きたことである。現在それが行われないのは、温度や気候が適しないというためではなく、人間が既にできているからである。人間は本質的に社会的進化の段階にある。同様なことが生命の発生についても言えるのである」

対談はそこで終了したが、後に千島は次のような反論を著書に記した。

「元来、自然界には生物と無生物との境、生きた物質と死んだ物質との間に明確な境界をつけられるものではない。ただ、私たちが便宜上《べんぎじょう》、一定の人為的差別をつけているに過ぎない。だから、オパーリンの言う生命の最初の発生過程が、現在の地球上でそのまま再演されることはないと言うのは恐らく正しいだろう。だからと言って、今日、地球上で生命が生じ得ないのだと、それを一般化することは果たして妥当だろうか？今日でも生命を持つ最下等の微生物や細胞は、生物としての個体性を持たない有機物（それは生物由来のものが多い）から再び出現する事実を私は見ている」

千島は世界的な生物学者オパーリンに対して堂々と反論している。この時、千島は既にオパーリンに対して反論できるだけの充分な実験的根拠のある自分自身の理論を持ち、それを論文にしていたからである。千島の唱えた学説は、レペシンスカヤの細胞新生説さえ凌駕《りょうが》する迫力ある内容であった。

オパーリンの説に従うならば、地球上において過去に超奇跡的な偶然が重なって生命が発生し、それは二度とは起こらないと言うのである。しかし生命の発生の様な普遍的と思われる現象が、本当に地球上でたったの一度しか起きたことのない神秘的出来事なのであろうか？ 猿が人間に進化しつつある現場を証明できないとしても、それが細菌のような下等生物に当てはまるかどうかは疑問である。下等な生命体は地球上のあらゆる場所に満ち満ちている。そのような下等な生命形態が自然発生する現象は皆無《かいむ》なのであろうか？

オパーリンは新しい生命体が自然発生したとしても、すでに発生している生命体により食い尽されてしまうから、自然発生した生命体は存在として証明できないと述べている。しかし、科学が進めばすでに発生している生命体が自然発生した生命体を食い尽している場面を証明できるのではないだろうか？ さらに、人間は本質的に社会的進化の段階にあるとオパーリンは言っているが、それなら人間において生物学的進化は終了したと言うのであろうか？ 私は人間においても、生物学的進化は続いていると考える。もっとも今の人類の有様では、生物学的には退化している可能性の方が高いのかもしれない。それともオパーリンは生物学的退化のことを社会的進化と言っているのであろうか？

第六章 千島喜久男の赤血球分化説と腸管造血説

千島喜久男の新説

ソ連でレペシンスカヤの細胞新生説が脚光を浴びていた頃、日本で新たな生物学上の新説が出現しようとしていた。１９４０年（昭和15年）、九州帝国大学農学部の助手であった千島喜久男（１８９９〜１９７８）【写真５】は「鶏《にわとり》胚《はい》子《し》生殖腺《せいしょくせん》の組織発生」を学位論文のテーマとして研究していた。学位論文とは博士号を取得するための論文であり、博士となれば一人前の学者として社会的に認知されることになるのである。昭和15年といえば日中戦争の最中で太平洋戦争開戦の前年であり、何かにつけ物資が窮乏していた時代である。

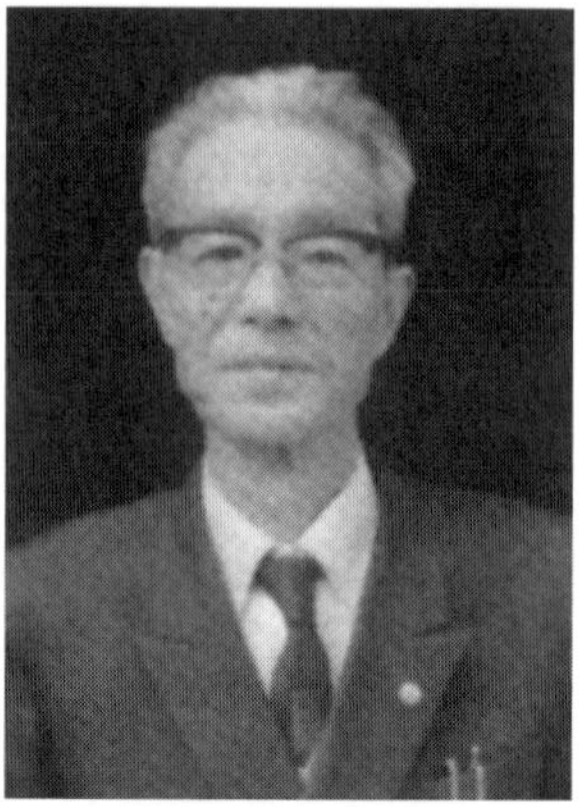

【写真5】千島喜久男
（千島学説研究会HPより引用）

そのような時代であったため、研究の材料としては比較的手に入りやすいニワトリの卵を使用することになった。胚子とは生物の卵子と精子が受精して受精卵となってから、八週間までの状態を意味している。胚子の研究は発生学と呼ばれており、生物学の重要な一分野である。特に胚子の生殖腺は次世代を形作る原始生殖細胞が存在する部位であり、生物学の研究テーマとしては興味深い分野であった。

そこで千島は驚愕の事実を発見した。ニワトリの胚子の生殖腺の中で、赤血球が他の細胞に変化していたのである。従来、細胞の増殖は細胞分裂に因《よ》るというのが定説であったが、鶏胚子の生殖腺では細胞分裂の頻度は極めて低く、多くの細胞が赤血球から変化（専門的には分化《ぶんか》と言う）していたのだ。既成学説と反する現象を発見した千島は、その後も精力的に研究を続行した。しかし、１９４１年からは太平洋戦争が始まり、千島は召集されて満州に赴任し研究の継続は困難となった。幸い１９４４年からは満洲の奉天《ほうてん》農業大学に職が見つかったため、論文の作成を継続することができた。終戦の翌年の１９４６年に日本に帰国した千島は、１９４７年９月九州大学に、まとめ上げた研究論文である『鶏胚子生殖腺の組織発生並びに血球分化に関する研究』を学位請求論文として提出した。千島の研究論文である『鶏胚子生殖腺の組織発生並びに血球分化に関する研究』の内容をまとめると、以下の三点が主な論点であり新しい知見である。

受精した鶏卵の中に48時間くらいたつと血液が島状に発生して来る。この血液の塊を血島と呼ぶが、この中には多くの赤血球が見られる。ニワトリは鳥類なので、赤血球は核がある有核赤血球である。哺乳類になると赤血球は核がなくなり無核赤血球になるが、どうして、哺乳類になると赤血球に核がなくなり無核赤血球になるかは、今でも生物学上未解決の難問である。千島の観察したところによれば、細胞増殖が盛んな血島の中での細胞分裂の頻度は少なく、盛んな細胞増殖を細胞分裂のみで説明するには無理があった。注意深く観察してみると、細胞は有核赤血球から他の種類の細胞にどんどん変化していたのである。有核赤血球から小リンパ細胞、脂肪含有細胞（脂肪細胞）、結合組織の母細胞、間充《かんじゅう》織《しき》細胞(組織を形成する細胞の間を埋める細胞)、顆粒《かりゅう》白血球などへ変化していたのである。

このように、細胞が他の細胞に変化することを生物学用語で分化と言うが、ニワトリの有核赤血球は様々な細胞に分化する能力を備えていることを千島は発見したのである。

また別の実験で、受精した鶏卵に有核赤血球を注入してその変化を観察してみると、有核赤血球は次第に小リンパ球に変化したのである。また、受精卵を孵化《ふか》（卵から出てくること）させている最中に卵の殻に小さな穴を開けて、ここから小さな鈎《こう》を入れて血管を傷付けて出血させ、その出血部位を日を追って観察すると、出血部位の有核赤血球は小リンパ球に変化していた。【図1】は有核赤血球から各細胞への移行過程（分化）を図示したもので、千島の論文である『鶏胚子生殖腺の組織発生並びに血球分化に関する研究』から引用した。

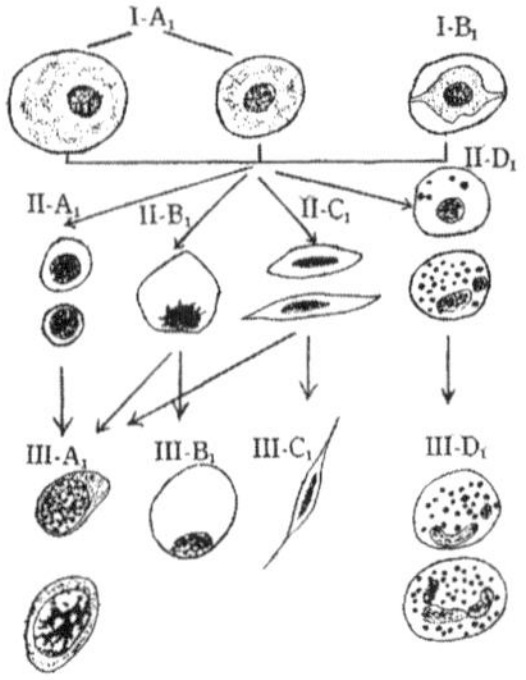

図1. 鶏胚子生殖腺中における赤血球の移行過程（×850）

Ⅰ-A_1，Ⅰ-B_1…赤血球
Ⅱ-A_1…小リンパ様細胞
Ⅱ-B_1…脂肪含有細胞
Ⅱ-C_1…結合織母細胞
Ⅱ-D_1…エオジン好性顆粒細胞
Ⅲ-A_1…間充織細胞(B)
Ⅲ-B_1…脂肪細胞
Ⅲ-C_1…結合織細胞様
Ⅲ-D_1…塩基好性顆粒細胞
（千島原図）

【図1】有核赤血球から各細胞への移行過程

生殖腺には原始生殖細胞という精子や卵子の元になるとされている細胞が存在する。定説では、原始生殖細胞は卵黄嚢《らんおうのう》（卵黄を包む袋）の壁から生殖腺のできる部位に、アメーバ運動をして移動して来ると考えられている。さらに定説では、この原始生殖細胞こそが子孫に遺伝子を伝えていく精子や卵子の元になる細胞であると考えている。しかし、千島が鶏卵の発生過程で観察した所見では、原始生殖細胞が他の場所からアメーバ運動をして移動したというような所見は認められず、原始生殖細胞は生殖腺原基《げんき》の付近の血液細胞層から発生した生殖腺上皮細胞が変化した細胞であると考えられた。さらに千島の観察によれば、精巣や卵巣など精子や卵子の元となる生殖腺の細胞は、赤血球などの血球が変化した細胞から形成されており、原始生殖細胞と呼ばれている細胞も生殖腺の細胞が融合分化した大型の細胞であると考えられた。従って、原始生殖細胞は生物発生の初期段階から連続的に生殖腺の中に保持されており、この原始生殖細胞が細胞分裂を繰り返して精子や卵子を造ると説く現代生物学の定説は誤りであるという結論になる。

定説では生殖腺上皮細胞は、精巣（睾丸《こうがん》）で細胞分裂により内部に網の目状に精巣索《せいそうさく》（髄質索）を、卵巣では細胞分裂により内部に網の目状に皮質索《ひしつさく》を形成するとされているが、千島の観察した所見では、細胞分裂の頻度はこの部位の盛んな細胞増殖を説明するほど観察されなかった。千島の観察によれば、精巣索や皮質索の細胞は血球が変化してできていた。さらに精巣索や皮質索の細胞の一部は、中腎《ちゅうじん》組織の細胞が変化して形成されていた。泌尿生殖器《ひにょうせいしょくき》と一括して呼ばれるように、腎臓や膀胱などの泌尿器は発生学的に精巣や子宮などの生殖器と位置的に近いだけでなく、発生学的にも非常に緊密である。泌尿生殖器の原基は、前腎《ぜんじん》・中腎《ちゅうじん》・後腎《こうじん》として発生してくる。このうち前腎は消失し、中腎から生殖器が、後腎から腎臓が発生する。中腎は初めのうちは腎臓の組織である腎小体《じんしょうたい》（ボーマン嚢と糸球体《しきゅうたい》からなる）が存在するが、やがてそこに生殖腺の原器ができ腎の組織は吸収され消失するとされている。従来、学者達は中腎から生殖腺の部分を切り離して観察していたが、千島は中腎と生殖器をつながったままの状態で観察した。すると、中腎組織と生殖腺の間には境目がなく連続的であり、その間には血球が散在し、中腎の細胞が連続的に生殖腺の細胞に変化している状態が観察された。

千島が論文で主張した新しい知見をまとめると以下のようになる。

①　ニワトリの卵黄で有核赤血球が細胞分裂を介さずにリンパ球や他の組織細胞に直接分化していく。

②　原始生殖細胞は卵黄嚢の壁から移動してくるのではなく、赤血球から分化した生殖腺細胞から形成される。

③　生殖腺上皮細胞は細胞分裂して増殖したものではなく、中腎の組織が変化（分化）し

て形成される。

千島の主張に対する既成学説からの反論は以下のようになる。

① 赤血球は細胞分化が終了した終末細胞であり、たとえ鳥類の有核赤血球といえども赤血球から他の細胞に変化（分化）することはあり得ない。

② 原始生殖細胞は胚の発生初期の段階から一貫性を持った変化することのない細胞であり、細胞分裂によって増殖する。生殖腺細胞や赤血球から分化してくることはあり得ない。

③ 生殖腺上皮細胞は分裂して増殖するのであり、中腎組織や赤血球から分化することなどあり得ない。

この反論は現在でも生物学の定説であり、もしこの定説が間違っているとすると、生物学の教科書はその第一ページより書き直しが必要になるほどの内容である。果たして千島の論文は苦難の十字架を背負うことになった。

学位論文の受難

千島はこの経緯を著書「血液と健康の知恵」の冒頭に以下のように書いている。

「世界大戦も終わりに近い、1940年に私は中学校教師を退職し、引きつづいて、九州帝大農学部畜産学研究室の嘱託として赴任、盛岡時代の恩師丹下《たんげ》正治先生の下で専心研究に打ちこめるようになった。

そこで、丹下教授から『鶏胚子の原始生殖細胞の起源に関する研究』というテーマを頂いて42歳の遅まきながらの勉強に励んだ。

そこで、私は意外な発見をすることができた。

これまでの研究者は、鶏の胚子の生殖腺（睾丸、卵巣）の組織発生についての研究は、みんな胚子のウォルフ氏体（中腎）と附着している生殖腺を切り離して顕微鏡検査をしていたが、私はそれを切り離さずに中腎と生殖腺とを一体にして標本を作り、それを調べたところ中腎と生殖腺の出来始めのものは両者の境がなく連続的であり、しかもその境の附近には血管外に出た赤血球が無数に散在していて、それが原始生殖細胞や生殖腺の凡ての細胞に分化、移行していることを確かめることができた。

これまでは、生殖細胞は分裂増殖して、子々孫々に伝わるものとされてきたのに、事実はこれに反し、体細胞の一種である赤血球から生殖細胞その他へ移り変わっている状態を見た私は、初めは唖然として、自分の眼や頭を疑うほどのショックを受けた。しかし、何百枚ものプレパラートを入念に調べてみたが、細胞分裂によるのではなく、赤血球から変化するものであることを確信した。

丹下教授に顕微鏡を見せて私見を述べたところ、始めの内は丹下先生も信じられないようだったが、根気よく説明したところついにそれを承認され、それを学位請求論文として提出するよう云われ、それを機会に、私は満州国立奉天農科大学教授兼満州医科大学講師として赴任することになり、この間、論文をまとめ清書することにした」

千島が自分の眼や頭を疑う程のショックを受け、丹下教授も初めは信じられなかったという現象は、現代生物学の常識とは大きく食い違っていた。現代生物学の定説では、赤血球は完全に分化し終わって完成され成熟した細胞すなわち終末細胞であって、核を持つ鳥類の赤血球であってもリンパ球や脂肪細胞や白血球へ分化するなどということは絶対にあり得ないとされているからである。また原始生殖細胞は発生の初期から精子や卵子に分化することを運命付けられた特殊な細胞であり、細胞分裂で増殖するとされている。この原始生殖細胞の存在こそ、生殖細胞の遺伝子の独立性や不変性を保証するものであり、遺伝学において獲得形質遺伝を否定する大きな根拠になっていた。赤血球などの体細胞から、原始生殖細胞や精子や卵子が分化するなどということは定説では絶対にあり得ないことである。さらに定説では、中腎で最初に存在した腎組織は消滅して新しく生殖腺の組織が細胞分裂により発生してくるのであり、中腎の腎組織が生殖細胞に変化するなどという現象もあり得ないことなのである。結局、現代生物学の定説では、赤血球から他の細胞へ変化するなどという現象は絶対にあり得ないし、いったん形成された組織が血球に変化して他の組織に分化するなどということも絶対にあり得ないのである。もし、そんなことがあれば、生物学はその根底から再構築（リストラ）が必要になるのである。そんなわけで、せっかく提出した千島の論文はたちまち抵抗勢力によって阻止されるという憂き目にあった。

再び、千島の「血液と健康の知恵」から引用する。

「渡満一年足らずで日本敗戦、内地に引き揚げ、九州帝大に再び招かれて論文を整理し、九大へ学位請求論文として提出した。正式に受理され論文審査の主査(丹下教授)、副査(平岩教授)が決定した。昭和22年9月20日のことである。しかし、論文審査報告が教授会にいつまでたっても出されず、再三、審査報告を出されるよう丹下先生にお願いしたが、私の論文は、既成学説とは対立しているので、もしこれを教授会でパスさせると日本の学会から強い反対があるおそれがあるからそれを恐れ、もしまたこれを教授会で否決した場合、外国でそれが容認されたら九大当局の無能を疑われることになるからというのと、4ケ月以内に教授会に審査報告をすべきである規定があるにもかかわらず、ついに心血を注いで書いた私の論文は空しく10年の間、大学の塵《ちり》にまみれて放置されていた。最後に丹下教授は定年退官されることになり、論文の主査が退官するというので、私の論文を自発的に取り下げるように頼まれ、恩師の苦渋を思い、取り下げに応ずることにした。

おそらく日本の国立大学で学位論文を正式受理してから10年間も審査報告もせず、放置した例は他にないだろう。

これが私の革新的発見に対する受難の始まりである。

丹下先生も折角《せっかく》私に学位論文提出をすすめられたが学内や学界の風潮によって圧迫され、心労されたことと思う。それは申し訳なく思っているが学問の世界では良心的に黒白を明白につけ、もし、事実に反し、理論的にも不適当な論文であると教授会に判定されるならそれでもよいから審査報告を教授会に出してほしいと再三、要請したにもかかわらず、ウヤムヤの裡《うち》に葬り去られたことは私にとって大きな精神的痛手であった。

それまで、科学者は良心的であると信じて来た私はその信頼を裏切られて、それ以来学者の良心を疑わざる得なくなった」

千島が心血を注いだ論文を審査もせず、10年間も放置した丹下教授はいったいどんな心境であったのであろうか? 想像するに、丹下教授は千島の発見した現象が正しいということを理解し、その大発見に一時的には感動したのだと思う。でなければ、研究指導者の立場として千島の発見を学位請求論文として提出しなさい、などとは言わないはずである。さらに丹下自身も、1948年に『鶏胚におけるウォルフ氏体の組織発生と原血液細胞の分化について』という論文を、『医学と生物学』という雑誌に千島と連名の筆頭《ひっとう》著者として執筆している。論文で著者が複数の時は、一番初めの筆頭著者の業績となるし、もちろん内容の全責任を負うことにもなる。ここで丹下は「ウォルフ氏体（中腎）の組織発生に際し、原血液細胞（胚体に発生する赤血球）がウォルフ氏体中に移行、分化して該体《がいたい》の組織発生に重要なる役割を演ずる事実を認めた」と記載している。千島の赤血球が他の細胞に分化するという新説を丹下も完全に支持し、おまけに自分自身が論文まで書いていたわけである。しかし、時間が経過して感激の一時的な興奮が冷めて冷静に考える余裕ができた時、丹下は「千島の大発見を簡単に理解できる学者は今の日本には存在しないであろう」という恐ろしい現実を慄然《りつぜん》として悟ったのであろう。そして千島の論文を論文審査会に提出すれば絶対にパスしないということも理解していた。しかし、「政治の世界は一寸先は闇」という政界の名言もあるように、生物学会の学説の潮流もいつ変わるかもしれない。世界のどこかで千島の学説と似たような発見が報告されて認められたとしたら、生物学会の潮流も変わって日本にも千島の学説の正しさを理解する学者も現れるであろう。丹下は、その時が来るのを辛抱強く待っていたと思われる。しかし、生物学会の潮流は変わらず、とうとう自分にも定年退官の時が来てしまった。おそらく、丹下も内心忸怩《じくじ》たる思いであったのであろう。

卵黄は赤血球から形成される

再び、千島の「血液と健康の知恵」から引用する。

「終戦後、奉天から内地に引き揚げてきた私は東京教育大学に職が内定していたが九大の丹下教授から先述の論文を提出するため九大に来るようにとの招きを受け、九大に嘱託として再び赴任して学位請求論文を提出することになった。

提出後、引き続き九大に止《とど》まるようすすめられたが旧制帝大ではおそらく専門学校出身の私は何年たっても適当な地位を与えられることは、不可能だと見切りをつけて郷里に帰り、元奉天農科大学学長だった宇田一先生の御世話で、郷里に近い岐阜農専に就職し、これが岐阜大学に昇格、そこの講師、助教授を経て教授になった。

しかし、学閥外であり、異説を唱える私はいつも陽の当たらない道を歩まねばならなかった。

研究室の設備も乏しく、下駄箱を薬品戸棚として使用し、実験動物も費用のかからないニワトリやそのヒナ、カエルやオタマジャクシや昆虫を主として使い、血液、血球の研究をつづけた。

赤血球から生殖細胞その他の細胞へ分化するという九大当時の発見を、いろいろな動物を使って再検討して、赤血球分化説がまちがっていないことを確信するに至った。１９５７年には農学部教授から教育学生物学科に転出し、いよいよ多年の念願であった生物学研究に専念できるようになった。

しかし、文部省は農学部時代から教育学部時代を通じて私に個人研究費を一度も交付してはくれなかった。既成学説とはちがった研究をするからだった」

千島は岐阜大学赴任後も、乏しい状況の中で精力的に実験を行い、さらに驚異的な新事実を発見していった。そのテーマは、生殖細胞である卵細胞（卵子）や精子の起源に関する研究であった。

卵細胞や卵巣の研究ではニワトリ、ウサギ、カエル、昆虫（カイコやバッタ）などを実験動物として使用した。排卵の前の卵子は卵胞《らんぽう》という胞状の細胞群の中に保護されている。この卵胞の内側は顆粒層《かりゅうそう》細胞という立方体状の細胞が重なった層でできている。鶏の卵で巨大な容積を占める卵黄は定説では、血液の液性成分である血漿《けっしょう》から作られると、考えられてきた。しかし、千島はニワトリの卵巣においてこの顆粒層細胞が崩壊し、卵黄を形成する卵黄球に変化していることを発見した。さらに観察すると、顆粒層細胞だけでなく卵胞表面の血球、血管、結合組織細胞などの細胞が崩壊した無構造な部分から卵黄が形成される事実を見い出した。千島の観察所見によれば卵巣の細胞分裂係数（細胞分裂の頻度）は少なく、旺盛な卵巣の細胞の増殖を説明できない。これらの細胞は元はと言えば、赤血球から分化してくるわけであるから、結局は赤血球から卵黄が形成されることになる。

千島は、これらの細胞が崩壊して卵黄球に移行する中間の無構造な状態をモネラ（monera）と命名した。モネラとは古い生物分類学の用語で、核を持たない生物（原核生物）全体を意味する言葉であるが、千島の言うモネラは細胞が崩壊してできた無構造な原形質の状態を意味している。原形質（protoplasm プロトプラズマ）とは、生きている物質を意味している生物学用語である。そして、モネラこそ新たに細胞を生み出す原因物質であると千島は喝破《かっぱ》したのである。また千島は、ニワトリの胚子の初期発生において卵黄から赤血球の元となる細胞が新生してくるのを発見した。この発見はレペシンスカヤが発見した現象、すなわち細胞新生に完全に一致している。しかし千島は、卵黄自体が赤血球から分化した細胞が崩壊したモネラから新生する現象もとらえており、結局は卵黄と赤血球が相互に可逆的に移行する現象を発見した。この点から言えば、千島はレペシンスカヤより広範で偉大な発見をしたことになる。

睾丸（精巣）における精子形成についても、千島は定説とは全く異なった見解を述べている。実験に使用した動物はニワトリ、ネズミ、マウスである。定説では、精子の元になる原始生殖細胞は卵黄嚢の壁に発生し、生殖腺のできる部位にアメーバ運動で移動してくるとされている。さらに、定説では、睾丸で原始生殖細胞は精原《せいげん》細胞↓精母《せいぼ》細胞↓精子細胞↓精子と細胞分裂を繰り返して増殖するとしている。しかし千島の観察した所見では、卵黄嚢からの原始生殖細胞の移動の事実はなく、睾丸に見られる原始生殖細胞は赤血球から分化ないし細胞新生してできたものである。また睾丸の細胞分裂係数(細胞分裂の頻度)は少なく、旺盛な精子の増殖を説明できない。千島によれば、精子細胞から精子に変化する際に、精子細胞は崩壊してモネラの状態になり、そのモネラの中から精子が新生してくるとしている。しかもその場所は、睾丸ではなく副睾丸（精巣上体）であると千島は結論している。

さらに、千島の考察によれば、生殖細胞の形成は動物細胞の原始的形態への先祖帰りであるという。卵子は大きなアメーバで、精子は鞭毛虫《べんもうちゅう》の形とよく似ている。卵子や精子の形成は多細胞生物に固有な体制を解体して、より低次な生命形態の多数個体に解体してゆく現象であろうと千島は述べている。

無核赤血球の謎

鳥類以下の脊椎動物では赤血球は核を持つ有核赤血球であるが、哺乳類では赤血球は核を持たない無核赤血球である。生物が高等化すると、どうして赤血球の核が消失するのかは生物学上の大きな謎であるが、赤血球の細胞形態は真核《しんかく》細胞から原核《げんかく》細胞に近い状態に変化したとも言える。真核細胞とは核やミトコンドリアなどの構造を備えた細胞で、一般に多細胞生物の細胞は真核細胞から構成されていることが多い。一方、原核細胞とは細菌に見られる細胞の形態で、核は細胞質とはっきりした境界を持たない核様体《かくようたい》という不定な構造をしており、環状のDNAを持ち、ミトコンドリアは見られない。赤血球内には、核酸（DNA）も核様構造物もミトコンドリアも存在しない。

さてここで、赤血球という存在に対して二つの仮説が成り立つ。一つは、赤血球は高度に分化しきって核どころか核酸やミトコンドリアさえ失ってしまった細胞で、その機能は酸素運搬に特化しているというものである。酸素運搬という専門的な単純作業をするために、構造も極端にシンプルになったと言うのである。これは現代生物学の定説である。しかし千島は第二の仮設を立てた。それは、赤血球は一番未分化な細胞であって、あらゆる細胞に変化する元となる細胞であるというものである。哺乳類の無核赤血球は原核細胞よりさらに未分化な状態に逆戻りしていると言うのである。「核酸やミトコンドリアがないのは、未分化な原始的細胞の状態に逆戻りしているからである」と言うのだ。千島によれば、現代の血液学者が血眼《ちまなこ》になって探している造血幹細胞は、実は赤血球であるということになる。

千島はウサギの卵巣中の静脈、静脈洞《どう》（静脈が広く拡張した部位）、組織間隙《かんげき》（組織のすき間）での赤血球の動態を観察した。すると赤血球は相互にくっついて凝集し、さらに融合し、ついには赤血球相互の間の境界を失い、一種の赤血球溶解現象のような過程で無構造な物質に変化する。千島はこの無構造な物質を赤血球モネラと呼んだ。この赤血球モネラの中に液胞状部分が多数現れ、次第に変化して小リンパ球様細胞の集まりに変化する。基本的にはレペシンスカヤが無構造な卵黄球から、細胞が新生してくる状態を観察したのと同じ状況である。千島は「赤血球モネラから核を持った細胞が新生してくる」と主張した。だが定説では、千島が赤血球モネラと呼ぶ無構造な部分は、「赤血球が溶解ないし破壊されてできたものである」と考えられてきた。どちらが正しいかは、死んだ状態の固定標本を見ている限りでは、両方の可能性があるとしか言えない。現在の定説は、19世紀のウィルヒョウ流の解釈を踏襲しているに過ぎない。この考え方の根底には、細胞構造を持たない部分には生命は存在しないという、ウィルヒョウ以来の機械論的な固定観念が存在するのである。私は千島の解釈が正しいと考えている。

ワイスマンの生殖質連続説への批判

千島の観察結果は多くの点で定説に反しているが、よく調べてみると定説もかなりいい加減なものである。まず定説では、原始生殖細胞が初めに卵黄嚢の壁に形成されてから、生殖腺のできる部位にアメーバ運動で移動すると言う。これは現代の生物学や発生学の教科書に堂々と書いてあるので、つい信じてしまいそうになるが、この学説はスウィフトという学者が1914年という大昔に唱えた説である。

スウィフトは、発生初期に卵黄嚢の壁に存在した大型の偽足《ぎそく》を持った細胞が消失し、その後に生殖腺に形態が似た細胞が現れたことから、この細胞が偽足を動かして卵黄嚢から生殖腺にアメーバ運動をして移動したと考えた。たったこれだけの根拠であり、両者が同じ細胞であるなどという証明はないし、ましてやアメーバ運動をして移動するなどという現象は、1914年当時の技術では観察不可能であり、単なる憶測の類《たぐい》に過ぎない。現代の進んだ生物学の研究技術を駆使しても、発生初期の胚内部の細胞単位の移動を完璧に把握し証明することは困難な作業である。ところが、この学説に対しては千島が反論しただけで、誰もおかしいとも思わずに現在も定説として信じられている。なぜならこの学説が崩れると、ワイスマンが唱えた生殖質連続説という現代遺伝学の基礎となる学説が崩れ、遺伝学は根底から変革を迫られるからである。

アウグスト・ワイスマン（1834〜1914）はドイツの動物学者で、19世紀に今で言う遺伝子に近い概念を提唱した学者である。これはメンデルの法則が1900年にド・フリースらによって再発見される以前であり、その意味では先見の明のある優秀な学者である。ワイスマンは獲得形質遺伝に反対し、これを否定するための証拠としてネズミで実験を行った。ワイスマンは22代にわたり合計1600匹のネズミの尾を切り続け、ネズミの尾が短くなるようなら獲得形質遺伝が証明できると考えた。しかし尾を切り取られたどのネズミの子の尾も短くならずにきちんと生えており、尾のない子はいなかった。ワイスマンの考えでは、これはラマルクが主張する獲得形質の遺伝を否定する実験的な根拠であった。さらにワイスマンは、獲得形質の一つとしてトレーニングにより発達した筋肉を挙げた。スポーツ選手がトレーニングによって獲得した「増強された筋肉」という形質は、その子供には伝わらない。このことからも、獲得形質は遺伝しないことが証明されるとワイスマンは考えた。このような実験結果から、ワイスマンは体細胞と生殖細胞は連続性を持たないそれぞれ独立した細胞系統であり、「子孫を作るための生殖細胞以外の体細胞に起こった変化は、次の世代に受け継がれることはない」と結論した。さらに生殖細胞の中に「ビオフォーア」という微細な粒子が存在して形質を子供に伝えていくと考えた。この「ビオフォーア」は、今日で言う遺伝子を意味している。これがワイスマンの生殖質連続説で、生殖細胞は体細胞とは独立した細胞で、それは原始生殖細胞の段階から独立しており、原始生殖細胞は細胞分裂によって増殖し最終的には卵子や精子になると言うのである。

　今日ではネズミの尾の切断実験については、それが獲得形質遺伝を否定する根拠にはならないという見解が主流である。ネズミの尾の切断のような事故的な外傷による身体の変形が遺伝しないからといって、それが獲得形質遺伝を否定する根拠にはならないからである。現在のところ獲得形質の遺伝は否定されている。その理由は前述したように最新の分子生物学的な手法を用いても、獲得形質の遺伝については厳密な意味で証明できた学者はいないからである。しかし「生殖細胞は体細胞からは独立して遺伝情報を伝えている」というワイスマンの生殖質連続説は現在でも大筋は認められ定説となっている。生殖質連続説が正しいとすると、生殖細胞以外の体細胞から独立した一個の生命体ができることはあり得ないことになる。ところが、植物や単細胞生物では体細胞から新しい個体が発生することは普遍的な現象で、何も驚くような現象ではない。植物は挿《さ》し木《き》で簡単に増やすことができるし、酵母などは出芽《しゅつが》といって芽を出して新しい個体を増やしていくのである。

生物学の発展はクローン動物を生み出した。両性類のカエルでは、1960年代にクローンガエルが誕生している。これは雌の未受精卵の核を細胞工学の手法で除去し、他のオタマジャクシの腸管の上皮細胞の核を未受精卵内に移植してクローンのカエルを作ることに成功している。1996年にはスコットランドのロスリン研究所で、成長したヒツジの乳腺から樹立された細胞株の核を、核を抜いた未受精卵に移植する操作により、クローン羊ドリーを誕生させた。クローン羊ドリーの誕生は、人のクローン（クローン人間）の誕生も可能であるという驚愕的な事実から、主に倫理面で議論になっている。しかし生物学的には生殖細胞と体細胞の境目が曖昧であるという定説とは相反するような現象が存在することを意味し、ワイスマン以来の生殖質連続説はその根拠が怪しくなってきた。高等生物においては体細胞から一個の個体が誕生するなどということは、定説の生殖質連続説から考えればあり得ないからある。なぜなら定説では、新しい子孫を誕生させるのは生殖細胞の特権であったはずだからである。体細胞の核に一個体を発生させる力があるか、そうでなければ、核のない卵子の細胞質に遺伝物質が存在するとでも考えなければならない。生殖細胞と体細胞を峻別《しゅんべつ》する現在の遺伝学の定説は深刻な矛盾に直面している。しかし千島が主張するように、体細胞である血球から生殖細胞が新生し分化すると考えれば、すべての疑問が氷解するはずである。

レペシンスカヤに対する天野重安の侮辱的発言

1951年、それまで赤い国ソ連から断片的にしか伝わって来なかったレペシンスカヤの細胞新生説に関する論文が、草野信男（伝染病研究所病理学教室）と佐藤七郎（東京大学理学部植物学教室）の二人によって「生物科学」という雑誌上で初めて日本に紹介された。佐藤七郎は誌上で、次のように述べてレペシンスカヤを支持している。
「われわれは固定化された命題『すべての細胞は細胞から』の束縛から解放されなければならない。この命題を絶対的なものとして、新たに見出された現象をこのワクにムリに押し込めようとするのは、倒立した議論だ。多細胞生物の発生過程において、細胞的構造を持ったものから非細胞的なものができてくるように、非細胞的なものや細胞間物質から細胞ができてくる可能性は否定されない。多核体から単核細胞ができてくることは古くから知られているが、細胞間物質が細胞形成にあずかるということは考えられたことがない。それは、我々のような立場に立って、問題を提起する人がなかったからだ。(中略)
生物が系統発生の歴史を背負っていて、個体発生においてそれを繰り返すとすれば、同じく生物の原発生の歴史を背負っているはずの細胞はその個体発生において、生物発生の歴史を繰り返すことが予想される」
佐藤は、我々はウィルヒョウ的な「すべての細胞は細胞から」という固定観念にとらわれていたと反省し、細胞間の無構造な物質から細胞が新生されるという立場に立って、細胞の形成を見直すべきであると提言している。さらに、細胞の発生過程は生物進化の歴史いわゆる系統発生を繰り返しているのであるから、細胞の発生過程において細胞以外のより下等な存在形態（プラステーマや千島の言うモネラ的存在）から細胞形成が観察されるであろうと予想している。さらに、佐藤は自らレペシンスカヤの細胞新生説の真偽を判定するための追試実験を行った。緑藻《りょくそう》のフシナシミドロを針先や浸透圧の変化で機械的に破壊した。こうするとフシナシミドロの細胞膜は破壊され、細胞内部の原形質が飛び出してくる。この原形質の塊を放置して観察すると、死んだはずの原形質の塊の中にアメーバ運動を示す塊が多数出現し内部に核のような構造物も観察されたのである。佐藤は「この観察所見は原則的にレペシンスカヤの所説を支持する方向のものであると思う」と、明確にレペシンスカヤの細胞新生説を支持した。佐藤以外にも、新潟大学の細胞生理研究会の高野喜一らのグループがレペシンスカヤの細胞新生説を追試し、「我々がとらえた像はレペシンスカヤが生態観察から得ている一連の像と符合する点が多い」と論文に述べている。

千島は１９５２年、同じ「生物科学」の誌上で次のように書いている。

「レペシンスカヤの細胞新生説が外国で発表されていることは近頃私も聞いてはいたが、原文に接する機会を持たなかったのでその詳細を知りたいものと念願していた。さいわい本誌前号に草野信男、佐藤七郎両氏がその紹介および所見を発表され、大変興味深く読んだ。新説は一般にはじめは異端視されがちであるにもかかわらず公平な学的襟度《きんど》でこれを採りあげ紹介の労をとり、また新知見を加えられた草野・佐藤両氏らの慧眼《けいがん》と学的態度には深い敬意を表したい」

千島はこの生物科学の誌上でレペシンスカヤの細胞新生説を全面的に肯定し賞賛しながらも、千島自身の見解とは多少違う点についても論評している。千島は、赤血球を新生する卵黄球が実は、赤血球の分化や退行の結果できたものであり、ニワトリにおいて卵黄球と赤血球とは相互可逆的に転換し分化する事実を確認したとしている。レペシンスカヤは卵黄球から赤血球の一方向の分化のみ認めたが、千島は、卵黄球は元はと言えば赤血球からできたもので、卵黄球と赤血球は相互に移行すると主張した。その後、千島とレペシンスカヤは書簡をやりとりし、お互いの親睦を図ると共に学問上の議論を交わしている。ところが、レペシンスカヤの細胞新生説などとんでもないインチキ学説であると、大声で叫ぶ学者が現れた。天野《あまの》重安《しげやす》（１９０３〜１９６４）【写真６】である。天野は京都大学病理学教室の助教授で、当時は日本血液学会のボス的存在であった。天野は生物科学の誌上でレペシンスカヤの細胞新生説に対して次のような罵声《ばせい》を浴びせかけた。

「このような現象がレペシンスカヤのように歪曲《わいきょく》されるのは、やはり彼女が老人で、不器用で、しかも観念的（少なくとも実験というものに対しては）であるためと、今一つはこんな実験をついやってみようかという研究者が世の中に少ないためであろう、やってみれば私の言うことはすぐ分かる。

これだけのことで私がレペシンスカヤの説を否定するのは手荒いかもしれないが、しかし一つの急所はついていることは確かである。

実験室に入る時には学説の衣を脱いで這入《はい》れと言ったフランスの学者の立場からすれば、卵黄が細胞にならねばならぬと考えて掛《かか》っている彼女の態度は漫画のようにさえ見える。いわんや卵白か

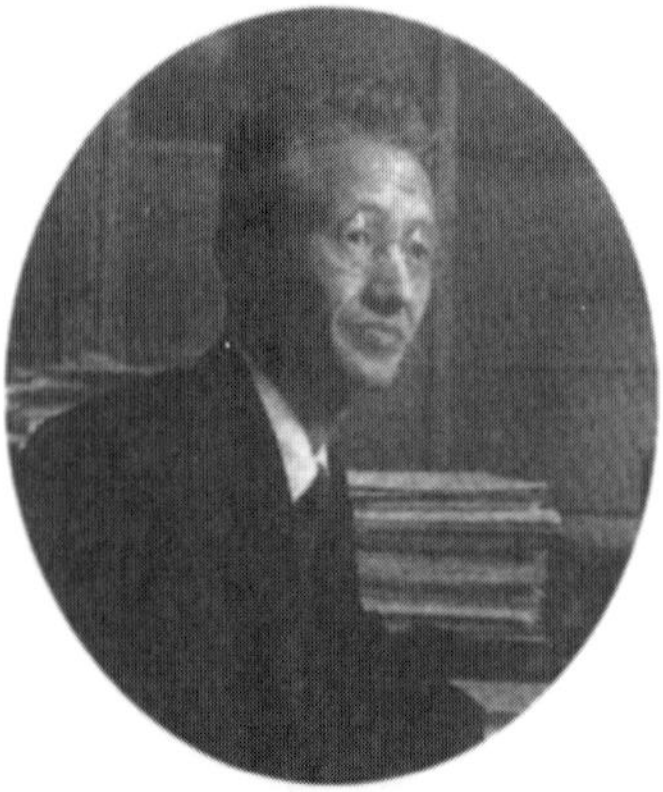

【写真６】天野重安
（柴田昭著「日本血液学の建設者」より引用）

ら細胞を生まそうとする錬金術に夢中になっている姿は、中世期的な雰囲気さえ持つものである。実際、卵白から細胞が易々《いい》として生ずるならば、それは一体どんな細胞が生ずるのであろう。細胞という概念か、概念化された細胞かである。一つの生体の何の部分を占めるというような細胞では勿論《もちろん》あるまい。この論の意味するところは、オパーリン説の断片を具体的に証明しようという意味を持っているかもしれないが、しかし考え方によっては人間が猫や馬を生む可能性を論じていることになる。（中略）いわば細胞のなんたるかを知っている人がこの説に反対をし、細胞を見たこともない人が賛成しているというのであるから、これはすでに内幕においてもおかしいところがある」

一読して、まともな理性のある学者が書いた学術的な批評とはとても思えない。相手が共産圏であるソ連の高齢の女性であるということで馬鹿にしており、レペシンスカヤを中世の魔女呼ばわりしているのである。私は、これほど人を馬鹿にした侮辱的な文章を学術雑誌の上で見た経験はない。まるで「チンピラ記者」が書いたような三流週刊誌の記事の言《い》い草《ぐさ》である。一つにはレペシンスカヤを支持した佐藤七郎が、京大と何かと対立する東大の学者であったことで、対抗心がムラムラと湧いてきたのであろう。

千島はすぐに生物科学の誌上で反論し、次のように述べている。

「細胞が分裂以外の方法で新生するという新事実を中世紀的だと言われる。しかしそう言われることこそオルソドックスを無批判に信仰する中世紀的態度、ダーウィン以前の思想だと私は言いたい。細胞が分裂でもなく移動もしないで、その場所に新たに出現する以上、研究者はその厳たる事実の前には素直でありたいものです。事実こそ最高の権威をもって審判を下すでしょう」

自分が紹介し支持した新説に対して、天野から罵声を浴びせられた佐藤も生物科学の誌上で次のように反論している。

「天野さんはレペシンスカヤが独特の細胞観を理論的に導き出したことについて、心よく思っておられないようにみえる。『卵黄が細胞にならねばならぬと考えてかかっている』と判断されたり『卵白から細胞を生まそうとする錬金術』だとされているのもそのためなのだろうが、これはレペシンスカヤの原論文を読まれればわかることで、はじめからそう決めつけてしまわれるのは公平でないと思う。まして『卵白から細胞が易々として生じる』などとは決して言っていないのだから。それから『細胞の何たるかを知っている人がこの説に反対し、細胞を見たこともない人が賛成している』と皮肉のように言っておられるが、これもずいぶん軽々しい批判にすぎはしないだろうか。『細胞の何たるかを知っている人』というのはいったいどういう人なのだろうか」

天野は、「無構造な細胞間物質から細胞が生じる」などということは聞いただけで絶対にあり得ないと決めつける、既成概念から一歩も離れない硬直した論理の持ち主である。真面目にレペシンスカヤの論文を読もうともしないし、ましてや追試実験などする気は毛《もう》頭《とう》なさそうである。自ら実験観察を行い独自の生物学上の論理を持っている千島や佐藤と議論しても、議論が噛み合わず空転するばかりである。天野は、初めから千島や佐藤と真面目な議論をする気はなさそうである。この天野のレペシンスカヤの細胞新生説に対する態度は、当時の主流派の血液学研究者の総意を代表していたと考えられる。天野の経歴を調べると、当時の血液学研究の主流派と言われる人々の考え方を理解することができるので、話題を一時的にそちらに転じてみることにする。

天野重安の業績と人生

以下は柴田昭著の『日本血液学の建設者』から、かなりの部分を引用し、当時の血液学研究の動向と天野重安の業績と人生について述べてみた。日本の血液学の源流をたどると、三つの大きな流れないし学閥に集約できる。第一は東京帝国大学医学部内科学教室の流れを汲む臨床血液学の派閥であり、代表者は小宮悦造《こみやえつぞう》教授である。第二は東京帝国大学医学部病理学教室の流れをくむ長与又郎《ながよまたろう》教授の派閥である。この直系の弟子として名古屋帝国大学内科学教室の勝沼清蔵《かつぬませいぞう》教授がある。第三は京都帝国大学医学部病理学教室の清野《きよの》謙次《けんじ》教授の派閥である。この京大学派の清野の弟子が天野重安である。このように日本の血液学は主に医学部の病理学教室で形態学を中心に発展した。外国と異なるのは、解剖学者や生物学者の関与が少なかった点であり、千島のような生物学者は、日本では血液学研究の主流派ではなかったのである。一方、天野は研究の出発点から日本の血液学の中心派閥で研究し活躍した学者であった。天野の前任者であり指導者でもあった清野謙次教授

(1885〜1955)は抜群の成績で京都帝国大学医学部を卒業した秀才で、ドイツのフライブルグ大学病理学教授アショッフ(1866〜1942)の下に留学し研究を積み重ねて、アショッフの指導の下《もと》に「細網内皮系《さいもうないひけい》」という新しい概念を創り上げた。この細網内皮系の細胞群は、異物を細胞内に取り込む生理作用(貪食《どんしょく》作用と言う)を持っている。この貪食作用のある細胞群は存在する体内の臓器によって様々な名で呼ばれていたのを、アショッフと清野が一つの系統にまとめ上げたのである。それまでは、臓器や器官といった個々の単位で細胞の生理作用を研究していたが、細網内皮系はこの枠を超えた細胞の貪食機能という視点から総合的に細胞の作用をとらえた新しい概念であった。

アショッフは1924年に、細網内皮系の概念を発表したが、それは清野のいる京都であった。この点からも、細網内皮系の概念の確立に清野がいかに大きな貢献をしたかがわかる。細網内皮系は血液学や病理学の基礎的な概念として、1970年代までは一世を風靡し病理学の教科書にも「アショッフ・清野の細網内皮系」として大きなスペースが割かれていた。1961年には、日本網内系《もうないけい》学会という全国学会までできたほどである。網内《もうない》系《けい》とは細網内皮系を縮めた名であり、以前は私も学会員であった。清野は1938年に、定年より10年も早く京都大学を退官した。その理由について、日本人名辞典には「昭和13

年京都神護寺《じんごじ》寺《じ》宝《ほう》窃盗《せっとう》事件を起こし辞職」と記載されている。清野は考古学に凝り、その資料を収集していたようである。清野が盗んだ寺宝は経典《きょうてん》や古文書を中心に1360点、金額にして200万円であったと言う。これが、世界にその名を轟《とどろ》かせた医学者が京大を去った理由であった。神護寺とは京都高雄《たかお》にある真言宗の名刹《めいさつ》で、国宝級の文化財が多数存在し、紅葉の名所でもある。清野の後に京大病理学教室の教授になったのは杉山繁輝《すぎやましげき》であり、その杉山の後に教授となったのが天野であった。

天野は1929年に京都帝国大学の医学部を卒業すると、医師免許も取らずに、清野の主宰する病理学教室に入り研究に没頭した。初めから、臨床医になる気持ちはなかったようである。天野が目指した目標は「病理学的背景を持つ血液学の完成」であった。天野は従来の古典的な研究方法と共に、電子顕微鏡などの新鋭研究器機を使用し、さらに当時はあまり行われていなかった生化学的研究法なども積極的に取り入れて研究の刷新を図った。

天野の研究業績は多岐にわたったが、特に血液学を熱心に研究し「血液学の基礎」という当時の標準となるテキストを出版した。血球の発生と機能に関する系統発生や個体発生についての研究では、「単球論《たんきゅうろん》」という天野独自の血球発生理論を唱えた。それは、血液中の単核球は当時脾臓で産生されると考えられていたが、実は骨髄中の単核《たんかく》芽球《がきゅう》という母細胞（幹細胞）から生じる一つの独立した細胞系であると主張する学説である。この天野の単球論は、恩師の清野の唱えた細網内皮系の概念に反する学説であったが、天野は自説を曲げなかった。当時、血液細胞の起源についてはロシアの発生学者アレクサンドル・マキシモフが唱えた一元論が定説とされており、あらゆる血液細胞の元になる母細胞（幹細胞）は一つであると考えられていた。これに対して天野は独自に研究し、血液細胞の起源についてはマキシモフの一元論とは対極にある多元論を唱えた。天野は多くの血球に独自の幹細胞を想定したのである。彼の単球論からも分かるように、単球でさえ独自の幹細胞を持つとなれば、他の血球に対しても各々《おのおの》に独自の幹細胞が存在するという方向になるのは当然の帰結である。ところで弟子の天野でさえ反対した清野の細網内皮系の概念は、その後多くの矛盾点が指摘され「網内系はもうない」と揶揄《やゆ》される事態になっている。

天野の研究業績は、当時としては京都大学の名に恥じず日本の中ではトップレベルであった。昭和20年代から30年代の戦後日本の復興期にかけて、天野は間違いなく日本の血液学と病理学の第一人者であり牽引車《けんいんしゃ》であった。しかし一方、天野の人格的側面については多くの逸話《いつわ》があり毀誉褒貶《きよほうへん》の多い人物である。天野は性格的に人と妥協することはほとんどなく、よほどのことがなければ自説を曲げようとはしなかった。仮借《かしゃく》のない批判は後輩、同僚、上司の別なく、恩師の清野に対してさえ遠慮なく行われた。喜怒哀楽や好き嫌いの感情を隠すことなく、公衆の面前でさえ他人の肺腑《はいふ》をえぐるような辛辣《しんらつ》な言葉を浴びせかけた。例えばそれは「模倣者《もほうしゃ》（他人のマネをしている）、つまみ食い（自分に都合の良い所だけを選んでいる）、かつぎ屋（偉い先生への御世辞《おせじ》だ）、媒介者《ばいかいしゃ》（他人の説を自説のごとく言いふらしている）、亜流《ありゅう》（二流だ！）」のような表現となったし、「他人の集めたデータを店先に並べて金儲けに憂《う》き身《み》をやつす者」と言った具合である。このため怒りの情を持って去った人も少なくなかった。千島に対しても、「一度、精神鑑定をしてもらったらどうかね」と言ったと伝えられている。天野の言動を聞いたある教授などは、「天野君は京大が生んだ鬼才《きさい》（秀才や俊才ではない点に注意）ですね。しかし嫌な人ですね」と漏らしたそうである。このような言動が災いしたのか、天野は誰もがその才を認めながら17年間も助教授のまま据《す》え置かれ、教授になったのは1956年であった。

清野の弟子で天野の先輩にあたる研究者に、杉山繁輝（1894〜1945）という優秀な学者がいた。杉山は清野の後を継いで1938年に京大病理学教室の教授になった。1945年8月6日、広島に原子爆弾が投下された。杉山は9月に原爆の被害調査のため広島を訪れ、原爆死亡者の病理解剖を行い研究資料として臓器を多数収集した。ところがこの時、杉山と門下の研究者達は広島市郊外で山津波に遭遇し殉職するという悲劇的事件が起こった。さて敗戦後のある日、米軍の占領軍関係者がドヤドヤと京都大学病理の天野助教授室に現れ、殉職した杉山達が広島で収集した臓器を、あたかも戦利品のごとく提出することを要求した。この時、天野は三時間半の押し問答の末、断固拒否して彼らを追い返した。訪れた面々は憤慨して去り、天野は逮捕を覚悟してさすがに顔面蒼白であったという。当時、占領軍の命令を拒否するなど狂気の沙汰以外の何物でもなかったが、理不尽な要求に対しては一切妥協しないのが天野のやり方であった。しかし、後にアメリカ国務省から刊行された広島原爆調査団レポートでは、序言に「初めて日本人らしい日本人に会った」と天野をほめたたえる言葉が載っていた。

天野は若い頃に結核を病み、必ずしも健康とは言えなかった。また戦後の混乱期に41歳の天野は不幸なことに、4歳の娘と30歳の妻を相次いで病気で失った。華やかであった学者としての活動とは裏腹に、天野の家庭生活はあまり幸福とは言えなかったようである。天野は1964年に61歳で肺の機能不全から心不全を起こして亡くなった。彼の死後、ある人は「天野君の生涯は悲惨なものだった」と述べたが、別のある人は「彼の前に彼のごとき学者はなく、彼の後に彼のごとき人間は出ないと思って間違いないであろう。空前絶後という言葉は彼のために用意された言葉のように思えてならない」と述べている。天野ほど評価が極端に分かれる人物も珍しい。天野を毛嫌いする人々と同じくらい彼に傾倒する人々がいた。天野の門下には優秀な学者が多く、その後の日本の血液学界の中に一大派閥を形成した。

山崎正文の業績

ここで千島の学説と一脈通じる理論を唱えた、山崎正文《やまざきまさふみ》（1902〜1953）【写真7】の理論について述べる。千島は1899年生まれであるから、1902年生まれの山崎は千島とほぼ同じ時代を生きた学者である。山崎は1927年に東北帝国大学医学部を卒業し、すぐに解剖学教室に入り1941年に解剖学教室の教授になった。山崎の解剖学の業績は膨大なものであったがメインテーマは造血論であり、その中心は「白血

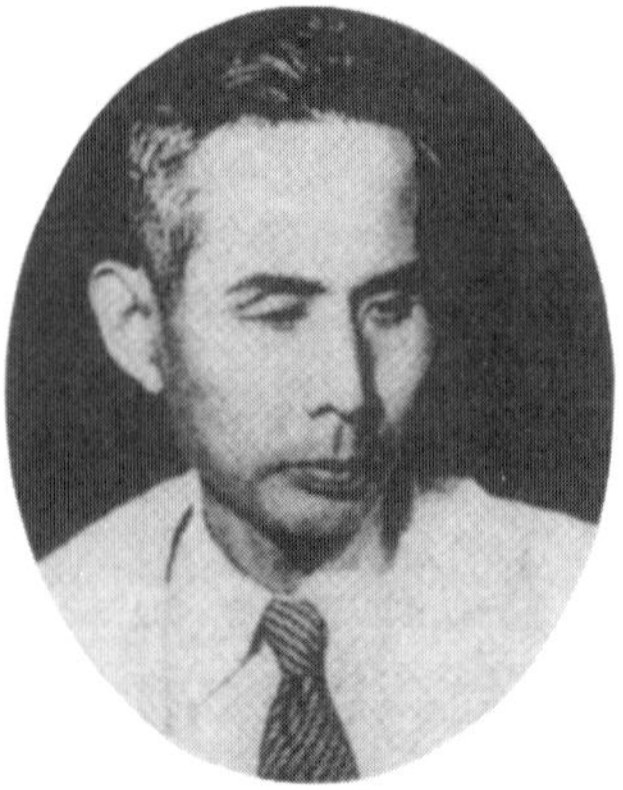

【写真7】山崎正文
（柴田昭著「日本血液学の建設者」より引用）

球の分化能」に関する研究であった。山崎は自らの実験から、「末梢血中《まっしょうけつ》の白血球は決して最終的に分化し終わった細胞（end cell）ではなく、他の細胞に分化していく能力を有する」と主張した。その実験方法を示すと、ウサギ（家兎）の腹腔《ふくくう》に温めた食塩水を注入し、一定時間後に腹水を採取して、そこに含まれる顆粒白血球やリンパ球を採取した。この顆粒白血球とリンパ球を山崎が考案した特殊な方法で無菌的に培養して、経時的にその数と形態を観察したのである。その結果、顆粒白血球の核は時間と共に単核化（分葉した形から丸い核となる）し、顆粒は消失し、細胞質は好塩基性（ヘマトキシリンに青く染まる性質）が強くなり、その多くは単核球、組織球、線維芽《せんいが》細胞へと連続的に変化することを観察した。これに対して、単核球やリンパ球には増殖の変化は認められないとした。

山崎は門下生達と共に実験を進め、顆粒白血球から線維芽細胞を経て種々の血液細胞に分化するという一種の「顆粒白血球幹細胞論」を唱えた。千島の赤血球分化説はある意味では「赤血球幹細胞論」と言えるが、赤血球のとらえ方と細胞新生説を除けば、白血球の分化を認めた山崎の「顆粒白血球幹細胞論」は千島の理論とよく似ていた。この様な山崎の「顆粒白血球幹細胞論」は、当時としては異端と言ってもよい理論であった。果たして、京都大学の天野は強烈な拒否反応を示した。天野は次のように山崎を批判した。

「およそ、このような暴論が今日の期において飛び出すのは細胞の分化に関する胎生学的、組織化学的ならびに生理学的知見の妥当性を無視し、いたずらに奇を衒《てら》う焦燥に出発したものである。モグラの路を追及するが如き異論をもって、小懐疑に答えを得たりと自負するが如きは自他共にとらざるところであろう」

このような辛辣な天野の批判に対して、山崎も負けていなかった。両者は学会や討論会、あるいは雑誌の上で激しい議論の応酬を行っている。山崎は「京の侍（天野）と東方の野武士（山崎）のいずれか一方が残り、他が倒れねばならない」と天野に対して挑戦的な態度で臨み、寸毫《すんごう》も妥協の態度を見せなかった。この論争は、山崎が胃癌により51歳の若さで夭折《ようせつ》したため解決を見ずに終焉《しゅうえん》した。

千島は自らの学説が山崎の学説と近いことを認識しており、自著の中で次のように述べている。

「東北大学の故山崎正文教授門下の高橋氏はウサギの十二指腸固有層及び粘膜組織に見られる細胞諸要素の起源と相互関係を研究し、粘膜固有層へ好酸球が血管外游出《ゆうしゅつ》し、それがリンパ球、組織球あるいは形質細胞を経て細網細胞、次いで変性の運命を辿るものとしている。また粘膜下織《ねんまくかしき》中では好酸球↓リンパ球、組織球↓繊維芽《せんいが》細胞への分化を認めている。かように血球分化を承認していることは非常に重要な意義をもつものであり、日本に於ける異色ある研究として私は深い敬意を表する」

山崎が夭折せずに存命し天野を論破していたならば、その後の日本の血液学の流れも大きく変わっていたと思われる。

骨髄造血説に対する腸管造血説の台頭

千島は、赤血球分化説や細胞新生説に対する実験や観察を続けるうちに、もう一つの驚異的な新発見に到達した。腸管造血説である。現在では血液は骨髄で造られるという骨髄造血説が定説となっており、正統派の生物学者や医学者で骨髄造血説に疑問を持つ人はほとんどいない。では、なぜ骨髄造血説は正当な学説と認められるようになったのかを歴史的に考察してみる。

骨髄造血説は、1868年にノイマンとビッツオゼオの二人が提唱したとされているが、その詳しい根拠は不明である。1925年にドーン、カニンガム、セイビンの三人がハトやニワトリを9～11日間絶食させた後に、骨髄が真っ赤になって赤血球が沢山あるのを観察し、赤血球は骨髄で造られるという骨髄造血説を唱えた。屠殺した動物の骨髄が赤くなって赤血球が充満していれば、そこが赤血球造血の場であると推定するのは当然であるが、何故絶食させないと造血が著明にならないのかについては深く検討されなかった。驚いたことに、骨髄造血説の実験的かつ文献的根拠はたったこれだけであったにもかかわらず、どういうわけか脊椎動物では骨髄が造血臓器であるという説が通説として認められることになった。その後、新しい知見が出てくると当然の成り行きであるが、骨髄造血説に反論する学者が現れてきた。

1948年、イギリスの病理学者デュラン・ジョルダは、ウマやラクダの消化管壁の好酸性顆粒白血球から赤血球が分泌される現象を観察し、腸管造血説を唱えた。デュラン・ジョルダは、ウマの消化管壁の好酸性顆粒白血球の好酸性顆粒が赤血球と非常によく似ていることに注目した。さらに研究してみると、ウマの消化管壁の好酸性顆粒白血球の細胞質は赤血球様の顆粒で満たされており、顆粒は細胞から次々と放出されあたかも赤血球を分泌しているように観察されたのである。次いで、デュラン・ジョルダはラクダについても研究した。ラクダの消化管壁の好酸性顆粒白血球の好酸性顆粒は、ほとんど赤血球と同じ外観を持っていた。デュラン・ジョルダはこの観察所見によりますます確信を深め、「消化管壁の好酸性顆粒白血球が赤血球を分泌している」と結論したのである。哺乳類の造血において腸管造血説を唱えたのは、デュラン・ジョルダが最初である。

次に腸管造血説を唱えたのは千島喜久男であった。これは１９５３年であったが、その内容はデュラン・ジョルダより一歩進み、食物モネラからの腸絨毛上皮《ちょうじゅうもうじょうひ》細胞への細胞新生、腸絨毛上皮細胞の粘膜固有層への落ち込みによる赤血球母細胞への分化、赤血球母細胞からの赤血球分泌という内容である。すなわち、食物から赤血球が形成される経過を解明したという驚愕の新発見であった。この学説は１９５３年慶応大学の英文雑誌 Okajima's Folia Anatomica Japonica に論文として掲載された。

骨髄造血学説の再検討

千島は学位論文のテーマとして、「鶏胚子の原始生殖細胞の起源に関する研究」を行っているうちに、赤血球が従来考えられているような単なるガス交換の仲介者ではなく、他の細胞へ分化する性質を持つことを知った。これは鳥類の核のある赤血球（有核赤血球）のみならず、人を初めとする哺乳類の核のない赤血球（無核赤血球）でも同様で、赤血球は広範な分化能力を持つことがわかった。赤血球が生殖腺を初めとするほとんど全ての体細胞に分化するとすれば、日々莫大な数の赤血球が他の組織細胞に変化するため消費されていることになる。この莫大な数の赤血球がどこでどのように生成されているかを検討する必要があると千島は考え、赤血球の生産場所であるとされている骨髄組織を調べてみた。すると、骨髄が造血組織であるとすると多くの疑問点が浮かび上がってきた。１９５４年、千島は「骨髄造血学説の再検討」という単行本を出版し、この中で多くの実験観察の結果から骨髄造血説の矛盾点について詳細に論評している。

千島はまず正常栄養状態の鳥類（ニワトリ）、哺乳類（ウサギ・ヤギ・イヌ・ネコ・マウス）、両生類（カエル）などの骨髄を固定標本や培養（スライド・カバーグラス法）などで観察した。骨髄の内腔は閉鎖された空間で、そこに出入りする動脈や静脈は内臓に出入りする血管に比較すると細く、骨髄の中の血流は体の中で最も緩慢でいわゆる静脈洞を形成している。骨髄の血管系は定説では閉鎖型で、毛細血管のレベルでも血管壁が完全に連続して結合しており隙間《すきま》はないとされているが、千島の観察によれば骨髄の血管系は開放型で血管壁は隙間だらけであり、赤血球や白血球などの血球は毛細血管の間を擦《す》り抜けて直接骨髄組織内に移動できる状態であるとしている。千島によれば、骨髄内で鳥類や両性類の有核赤血球は芽を出すように細胞質を放出し、この放出された細胞質が白血球に移行してい く。哺乳類の無核赤血球の場合は芽を出すように細胞質を放出し、この細胞質がリンパ球様の細胞に移行する。また残った部分もリンパ球様の細胞になり、一時的には二個のリンパ球が接着して細胞の直接分裂のように見える。これらのリンパ球様細胞は骨髄球という白血球の大元《おおもと》と見なされている細胞に移行した。別の場面では、二個以上の多数の赤血球が共同して細胞質を放出し、中央に白血球を新生する場合もある。定説では、赤血球は赤《せき》芽球《がきゅう》という核のある赤血球の元と考えられる細胞が核を放出（脱核と言う）して、最終的に核のない赤血球に分化すると言われているが、千島は赤芽球から赤血球に成熟するのではなく、赤血球から赤芽球に移行すると結論している。さらに千島は、哺乳類の血小板は定説では骨髄巨核球から細胞質が少しずつ剥《は》がれ落ちて形成されるとしているが、これは赤血球の崩壊産物を見誤ったものであり、血流中の血小板は赤血球から放出されると千島は結論している。骨髄の顆粒白血球は栄養状態が良好なら、最終的に脂肪細胞に移行し脂肪組織を形成する。

現代の細胞学説は、細胞は細胞分裂によってのみ生じるという定説を金科玉条としているが、骨髄内の細胞増殖に関しては奇妙な例外を認めている。それは、赤芽球が核の放出、すなわち脱核して赤血球に成熟するという現象と、骨髄の巨核球の細胞質が剥がれ落ちて血小板を形成するという現象の二つであり、これは細胞分裂ではないのに誰も文句を言わずに素直に認めている。

次に千島は、飢餓状態（4～21日間の絶食）において鳥類（ニワトリ）、哺乳類（ウサギ・ヤギ・イヌ・ネコ・マウス）、両生類（カエル）などの骨髄を固定標本で観察した。千島は、飢餓状態の動物の大腿骨を観察し、大腿骨骨髄の脂肪組織は著しく減少するが溶解し去るものではなく、脂肪性のモネラ→間葉性《かんようせい》赤芽球→リンパ球→塩基性《えんきせい》赤芽球→正染性《せいせんせい》赤芽球を経て赤血球へ逆分化すると観察より結論した。一個の脂肪球から数十個の赤血球が細胞新生の形で生じる。哺乳類の赤芽球では、赤芽球の核は溶解ないし変性して赤血球を生じる。要するに、飢餓などで栄養状態が悪くなると、骨髄の脂肪から血液細胞が新生し造血が起こるのである。千島はこの飢餓時の造血は生理的な造血ではなく、あくまで緊急時への対応の現象の一部であると結論している。千島は哺乳類の赤芽球の核は溶解ないし変性して赤血球を生じると述べたが、定説では赤芽球が核を放出（脱核）して赤血球を新生するとしている。しかし、放出された赤芽球の核がどのような運命をたどるのかについては、定説は全く沈黙しているのである。明確な核が消失することはあり得ないから、赤芽球の脱核現象とは赤血球が小リンパ球を新生して放出している現場であると千島は主張している。千島の言う、赤芽球の核が溶解ないし変性している状態が、網赤血球（reticulocyte）という状態で、赤血球の中に紫青色の顆粒を含んでいる。定説では、この顆粒はRNAを含んでおり細胞質のリボゾームが変性したものとされている。網赤血球は正常状態では全赤血球の1〜2％の割合で存在している。通常、網赤血球は出血などで造血機能が亢進《こうしん》している時に増加するから、千島の言う通り飢餓や出血などで体細胞から赤血球への逆分化が旺盛になれば増加するのは当然であろう。

千島の観察によれば栄養状態が良好な時は、軟骨組織や骨組織は、赤血球から分化した骨髄の白血球が線維細胞に分化し、さらに軟骨組織→骨組織というように分化してできたものである。逆に飢餓時では骨組織も軟骨組織→赤芽球→赤血球というように逆分化する。千島によれば、栄養状態が良好な骨髄では、赤血球や白血球が軟骨組織や骨組織や脂肪組織に分化していく過程が観察されている。血球が体の中で一番硬い組織である骨組織に、ゆっくり分化していく状態が様々な形態を持った骨髄細胞として観察されているのであり、骨髄は決して生理的な造血の場面ではないと千島は見たのである。千島は骨髄の機能は造骨と栄養貯蔵であると結論している。一方、飢餓などの栄養不良時や大量出血などの緊急時には、骨髄の脂肪が血球に逆分化してくるので、造血していることには間違いはないがこの造血は決して生理的な造血ではない。さらに栄養状態が悪ければ骨組織も中間型の細胞を経て血球に逆分化するのである。そして破骨細胞と呼ばれる細胞も、骨細胞と血球の中間型の細胞の一種であると千島は述べている。

骨髄細胞の細胞分裂の頻度に見られる大きな矛盾

千島は骨髄造血説における盲点をいくつか指摘している。その中で骨髄において観察される細胞分裂の頻度が、造血される細胞数に比較して少な過ぎるという重大な矛盾点について次のように著書で述べている。

「骨髄諸細胞の細胞分裂像は、血球の日々増殖する莫大な数に比較してあまりにも少ないことは、良心的な数名の学者は既に皆気づいている。にもかかわらず、大部分の研究者は僅少《きんしょう》な分裂像が存在するという質的な現象に捉《とら》われ、実際に増加する莫大な赤血球数との量的不調和を問題とせず、Virchow的細胞観を固執している。この不合理を第三の盲点として挙げねばならぬ」

骨髄における細胞分裂の頻度については、1976年に出版された血液学の代表的教科書である小宮正文著の「骨髄細胞アトラス」に日本人の正常骨髄像として記載されている。この記載は、1971年に出版され現在でも版を重ねている血液学の教科書である三輪史朗・渡辺陽之輔著の「血液細胞アトラス」にも引用されている**【表1】**。小宮正文は筑波大学教授、三輪史朗は東京大学教授、渡辺陽之輔は慶応大学教授であり、ここに引用した骨髄における細胞分裂の頻度は、血液学の権威者が認めているお墨付《すみつき》のデータである。小宮によれば、日本人の正常骨髄像における骨髄液中の有核細胞数（核のある細胞）は156、000／㎣となっている。この中で、顆粒を持った白血球に分化する顆粒球系細胞が48・72％、赤血球に分化する赤芽球系細胞が20・59％、その他のリンパ球系や単球系の細胞が25・29％となっており、核分裂像は顆粒球系0・03％、赤芽球系0・33％と記載

【表1】正常骨髄像

			小宮による平均値	日野(17例) 平均	日野(17例) 偏差域	Wintrobe 平均	Wintrobe 範囲	Wintrobe ±2 S.D.
有核細胞数(万/mm^3)*			15.6	18.5	10 ~ 25			
骨髄巨核球(数/mm^3)*				130	50 ~ 150			
顆粒球系(M)	骨髄芽球		1.3	0.72	0.4 ~ 1.0	0.9	0.2 ~ 1.5	0.1 ~ 1.7
顆粒球系(M)	好中球	前骨髄球	4.44			3.3	0.2 ~ 4.1	1.9 ~ 4.7
顆粒球系(M)	好中球	骨髄球	6.96			12.7	8.2 ~ 15.7	8.5 ~ 16.9
顆粒球系(M)	好中球	後骨髄球	10.01	44.47	40 ~ 50	15.9	9.6 ~ 24.6	7.1 ~ 24.7
顆粒球系(M)	好中球	杆状核球	13.61			12.4	9.5 ~ 15.3	9.4 ~ 15.4
顆粒球系(M)	好中球	分節核球	13.64			7.4	6.0 ~ 12.0	3.8 ~ 11.0
顆粒球系(M)	好酸球		3.66	3.07	1 ~ 5	3.1	1.2 ~ 5.3	1.1 ~ 5.2
顆粒球系(M)	好塩基球		0.24	0.13	0 ~ 0.4	<0.1	0 ~ 0.2	0.2 ~ 1.4
顆粒球系(M)	核分裂像		0.03					
顆粒球系(M)	小計		48.72	47.67	43 ~ 55	56.8	50.4 ~ 70.5	34.7 ~ 78.8
赤芽球系(E)	前赤芽球		0.2			0.6	0.2 ~ 1.3	0.1 ~ 1.1
赤芽球系(E)	好塩基性赤芽球		1.78			1.4	0.5 ~ 2.4	0.4 ~ 2.4
赤芽球系(E)	多染性赤芽球		16.26			21.6	17.9 ~ 29.2	13.1 ~ 30.1
赤芽球系(E)	正染正赤芽球		2.33			2.0	0.4 ~ 4.6	0.3 ~ 3.7
赤芽球系(E)	核分裂像		0.33	0.28	0 ~ 0.5			
赤芽球系(E)	小計		20.59	19.7	14 ~ 25	25.6	18.4 ~ 33.8	15.0 ~ 36.2
リンパ球			19.06	22.15	15 ~ 25	16.9	11.1 ~ 23.2	8.6 ~ 23.8
形質細胞			1.15	1.43	0.4 ~ 2.6	1.3	0.4 ~ 3.9	0 ~ 3.5
単球			3.28	4.03	2.8 ~ 5.4	0.3	0 ~ 0.8	0 ~ 0.6
骨髄巨核球			0.04	0.07		<0.1	0 ~ 0.4	
細網細胞**			1.76	3.92	1.8 ~ 6.4	0.3	0 ~ 0.9	0 ~ 0.8
M/E比***						2.3	1.5 ~ 3.3	1.1 ~ 3.5

* およその指標とはなるが、穿刺吸引時の末梢血液による希釈もあるので十分に信頼できない。参考になる値という程度に解すべきである。欧米ではほとんど算定しない。

** 組織細胞などと呼ぶほうが適当で、大部分はマクロファージである。

*** G/E比とも呼ぶ。

されている。この細胞分裂の頻度は、毎日産生される血球の数に比較して計算上かなり少ないと思わざるをえない。どのくらい現実とかけ離れた数字かをこれから示そうと思う。

生きている多細胞生物の体の中を直接観察することはできないため、細胞というものが生物の体の中でどのような増殖形態をとっているのかは、実はよくわかっていない。ウィルヒョウは「細胞は体内で細胞分裂を繰り返している」と言っているが、それは切り出した固定標本を観察してそのように推定しただけで、細胞分裂の現場を生きた体の中で直接観察したわけではないのである。単細胞生物の細胞分裂を顕微鏡で観察して、そのように推察したのかもしれない。しかしその後、細胞を体外に取り出して培養できるようになったので、多細胞生物から取り出した細胞の細胞分裂を顕微鏡下で生きたまま観察できるようになった。その結果、多くの動植物の増殖が盛んな組織の細胞分裂の頻度は1日1回くらいであることが判明している。1回細胞分裂を起こした細胞が次に細胞分裂を起こすまで、ヒトを含む高等生物では約24時間かかり、これを世代時間と呼んでいる。

一方、細菌が増殖するスピードは驚くほど速い。37℃に保温した培養液の中で培養した大腸菌は20分に1回分裂する。この結果、栄養素が十分であれば24時間で1個の大腸菌が47個という想像を絶する数となる。ちなみに1該は京《けい》の1万倍であり、京は兆の1万倍で、兆は億の1万倍である（1該は10^{20}で10を20回掛けた数である）。人間の体内で細胞がどのように振舞《ふるま》っているかは神のみぞ知る世界である。ウィルヒョウが言うように細胞分裂しているかもしれないし、レペシンスカヤや千島の学説のように細胞新生しているかもしれないのである。しかし、ここでは現在の定説に従って、人間の細胞は1日1回程度しか分裂しないということを前提に話を進めていくことにする。

健康人の血液中の赤血球数は約５００万／mm^3である。血液の量は体重の約８％であり、体重が50kgの人では総血液量は約４、０００mlとなる。よって、血液中を流れている赤血球の総数は約2.0×10^{13}個すなわち20兆個という膨大な数となる。ヒトの赤血球の寿命は、ラジオアイソトープであるクロム51を標識した赤血球の消失率から約１２０日と計算されている。そうすると1日で20兆個の1／120にあたる約1.7×10^{11}個、すなわち1、７００億個の赤血球が死滅し、その分が骨髄から毎日産生され血液中に新たに追加されている計算になる。ただし、赤血球の寿命が約１２０日であるという現在の定説は、追求すれば問題がないわけではない。クロム51で標識した赤血球を血液中に注射すると、約１２０日で末梢血中のクロム51から放射される放射能が測定されなくなるから、赤血球の寿命は約１２０日であろうというわけである。寿命が尽きた赤血球は脾臓と肝臓で破壊されるということが定説となっており、赤血球の崩壊産物（モネラ）から新しい細胞が生まれてくる可能性があるなどという千島の指摘は完全に黙殺されている。しかし、ここでは赤血球の寿命が約１２０日であるという定説をもとに議論を進めることにする。

骨髄の容積は体重の約４％で、体重が50kgの人では骨髄液の量は約２、０００mlとなる。小宮によれば骨髄液中の有核細胞数は１５６、０００／㎣となっているから、計算すると骨髄中の有核細胞数の総数は3.12×10^{11}個すなわち約３、１２０億個となる。この骨髄中の有核細胞のうち赤芽球系細胞は20・59％で約６４０億個、細胞分裂をしている細胞数は０・33％で約10億個となる。

骨髄から毎日約1、７００億個の赤血球が産生されているはずであるから、骨髄中の赤芽球系の細胞の６４０億個は単純に計算すれば1、７００億（1日に流血中に動員される赤血球数）÷６４０億個で毎日約2・6倍に増殖している計算になる。ということは約６４０億個の赤芽球系のすべての細胞は、最低一日一回以上は細胞分裂をしていなければ計算が合わないから、細胞分裂は骨髄液中のいたる所で高頻度に観察されるはずである。

しかし、赤芽球系の細胞分裂は０・33％で約10億個という低い頻度でしか観察されないのである。これでは千島ならずとも、異議を唱えたくなるのは当然ではないだろうか。

白血球の場合を考えてみる。白血球は顆粒白血球、リンパ球、単球などからなるが、このうち一番割合の多い顆粒白血球は白血球数の約60％を占めており、健康人では平均５、０００／㎣程度の数が血液中を流れている。赤血球と同様に計算すれば、血液中を流れている顆粒白血球の総数は約2.0×10^{10}個すなわち２００億個という数になる。流血中の顆粒白血球の寿命は４～８時間程度と考えられているから、寿命を長くとり８時間であるとしたとしても、骨髄から一日に約６００億個の顆粒白血球が造られて流血中に動員されている計算となる。日本人の正常骨髄像における骨髄液中の有核細胞数は１５６、０００／㎣で、骨髄の顆粒白血球系の細胞数は48・72％、体重が50㎏の人では骨髄液の量は約２、０００mlとなるから、骨髄の顆粒白血球系の総数は計算すると約１、５００億個となる。この数は赤芽球系の細胞の６４０億個より多い。これは白血球の寿命が短い分だけ多いのであろう。顆粒球系の核分裂像は０・03％であるから、細胞分裂中の細胞は約1億個となる。骨髄中の顆粒白血球約１、５００億個のうち、約６００億が毎日流血中に動員されている計算になる。６００億（流血中に動員される顆粒白血球）÷１、５００億（骨髄の顆粒白血球）

は0・4となるから、1日に骨髄白血球の40%が分裂して補充のために動員されているはずである。顆粒白血球600億個の流血中への動員を説明するには、約1億個の核分裂数しかないのでは何と説明したらよいのであろうか。顆粒白血球の場合も、細胞分裂数は少な過ぎると言うしかない。

この点について、小宮も矛盾を認めており、著書『骨髄細胞アトラス』の中で、この差について、「実測値と著しい差がみられる。おそらく血液や細胞間液でかなり希釈された状態を観察しているためであろう。したがって骨髄穿刺《せんし》液の観察は一般に量的な信頼度は乏しいといえよう」と述べている。要するに、骨髄穿刺の施行中に骨髄液に血液や他の体液が混入してくるからであると言うのである。小宮は実際に骨自体を切り出して骨髄の切片標本を作れば所見は全く違うと言いたげであるが、生きた人間の骨を検査のために切り出すような行為はできないから、実際の所見は神のみぞ知るである。しかし、千島は動物実験で骨髄の切片標本と、押捺《おうなつ》標本（骨髄の穿刺液に近い）の両方で細胞分裂が極めて少ないという事実を観察しているのである。私の医師としての臨床経験でも、骨髄穿刺の操作中に骨髄液中に血液が多少混入することはあるかもしれないが、血液や体液が混入しても採取した骨髄液が倍以上に薄まる事態などは絶対にあり得ないと思うのである。

千島は骨髄造血説の矛盾点として、骨髄中の赤芽球の起源と成熟過程がはっきりしていないことを指摘している。定説において赤血球系の分化は、造血幹細胞→前赤芽球《ぜんせきがきゅう》→好塩基性赤芽球→多染性赤芽球→正染性赤芽球と順に成熟し、最後に正染性赤芽球の核が脱出して核がない赤血球に成熟するとされている。正染性赤芽球から核が脱出する現象を脱核と言う。定説によれば一日に約1、700億回の正染性赤芽球の脱核が起こっている計算になる。骨髄液中の有核細胞数は約3、120億個であるから、骨髄の穿刺液の所見は脱核像だらけとなるはずであるが、それほどの高頻度には正染性赤芽球の脱核像は見られないのである。また定説では正染性赤芽球が脱核した後、その膨大な数の核がどうなるかについては一切沈黙している。1日に1、700億個の核が幽霊のごとくどこかへ消失してしまうのである。血液学者は何の矛盾も感じていないのであろうか？ 理解に苦しむところである。

【写真8】は三輪史朗・渡辺陽之輔著の『血液細胞アトラス』に掲載されている正染性赤芽球の脱核の現場写真である。説明には、「いわゆる脱核の過程にある正染性赤芽球と思われる。しかしひょっとしたら人工的な産物かもしれない」と記載されている。残念ながら脱核の頻度についての記載は見られないが、私が骨髄像を観察した範囲では一日約

【写真８】正染性赤芽球の脱核

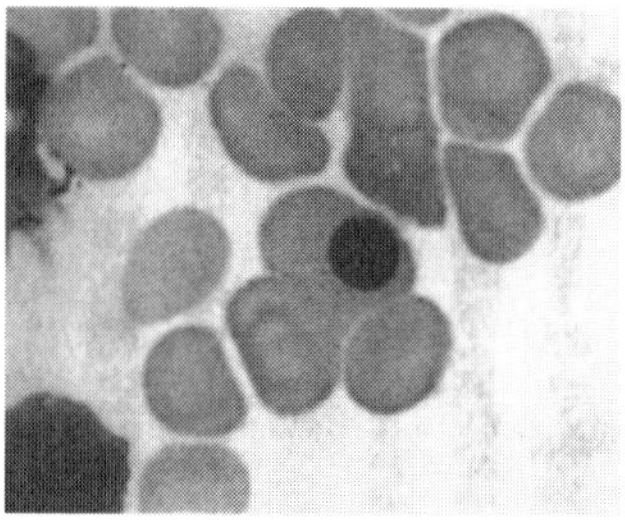

1-117 正染性赤芽球 orthochromatic erythroblast（MG染色）

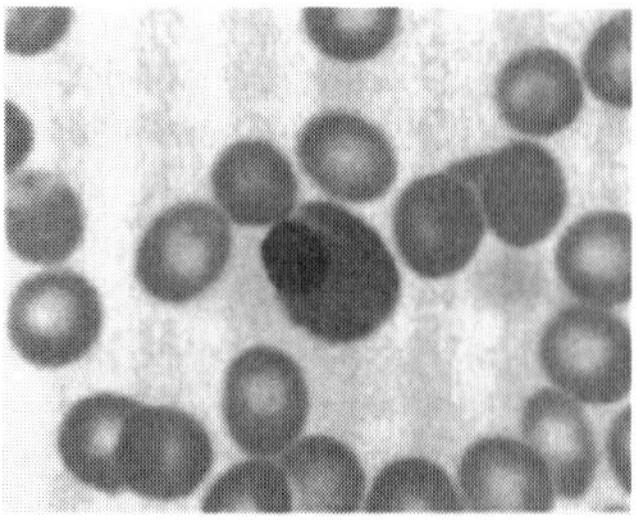

1-118 正染性赤芽球（MG染色）

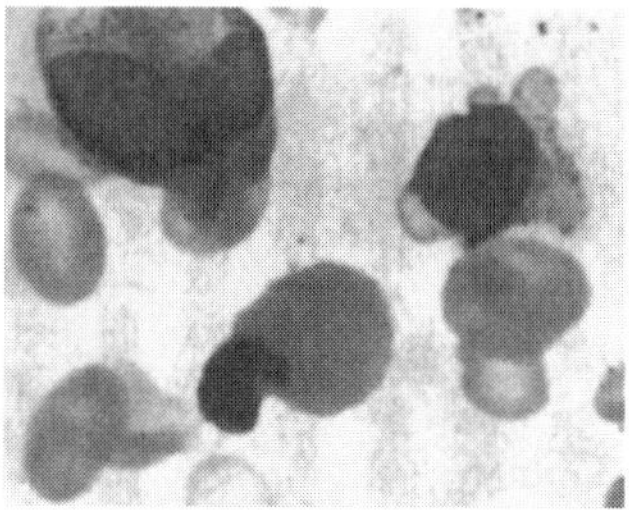

1-119 正染性赤芽球（MG染色）

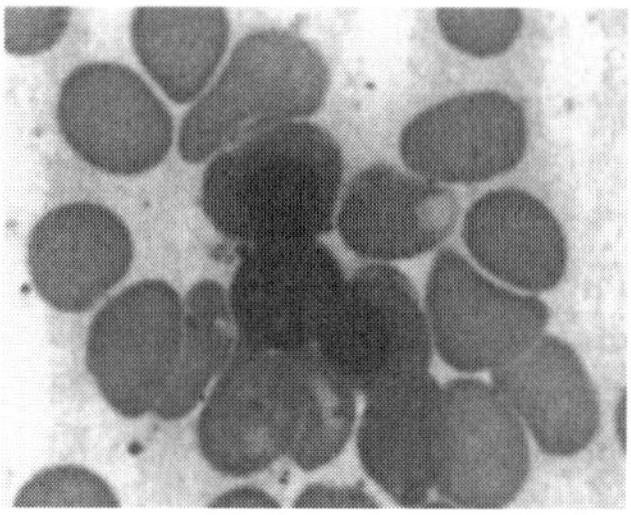

1-120 正染性赤芽球（MG染色）

1-117 ～ 120　正染性赤芽球 orthochromatic erythroblast (metarubricyte)
有核赤血球nucleated red cellあるいはN-RBCとも呼ばれる。**1-117 ～ 120**は正染性赤芽球の種々相を示す。網赤血球ですらやや多染性を示すので、真の正染性といえる赤芽球はまれで、わずかな多染性を残すものが多い。

1-117は全く周囲の赤血球と変わらない細胞質の色調をもった、まさに正染性赤血球といえる細胞である。核は濃縮して核クロマチン構造はもはや認めにくい。細胞の大きさは成熟赤血球にかなり近づいている。

1-118ではやや多染性色調がみられる。

核が偏在し1-119で示されるような脱核に近づいている像とみうけられる。

1-119はまさに核が赤血球から飛び出そうとしている。いわゆる脱核の過程にある正染性赤芽球と思われる。しかしひょっとしたら人工的な産物なのかもしれない。脱核には約10分間を要するという。

1-120では2個の正染性赤芽球が小リンパ球を間にしてみられる。小リンパ球と正染性赤芽球の区別はこれをみれば容易であろう。

1、700億回の正染性赤芽球の脱核と、核の崩壊を説明するに足る所見は得られそうにないと思うのである。

この他にも千島は、健康体においても手足の骨の骨髄が多くの場合、脂肪組織に置き換わっており、造血は脊椎や骨盤の骨髄で行われていることになっているが、なぜ造血部位の分布が人体において不均等なのかについても疑問を投げかけている。また、骨髄細胞と骨細胞の関係が不明瞭である点や、骨髄細胞の起源に関して定説がない点についても、骨髄造血説の矛盾として攻撃している。

1954年に千島が医学書院から出版した単行本である『骨髄造血学説の再検討』を、私は名古屋大学医学部の図書館の片隅で発見した。私が名古屋大学の大学院に在籍していた頃であるから、たぶん1983年頃であると記憶している。その本は、千島寄贈という印鑑が押されていたから、1954年頃に千島が名古屋大学に寄贈したものである。紙質は年代のせいか茶色に変色していたが、誰も読んだ形跡はなく手に取った感じは新品同様であった。図書館の貸出記録用紙も白紙で30年もの間、誰にも読まれることなく放置されてきたものと思われた。名古屋大学では東京大学病理学教室の流れをくむ勝沼清蔵教授以来、血液疾患を扱う血液内科の医局は大学の看板医局となっている。さらに名古屋大学医学部の卒業生で最優秀者は血液内科学の医局に入局すると言われ、血液学に関しては研究も臨床も日本のトップレベルにある。その名古屋大学にあっても千島の学説には誰も興味を示さず、忘れられた形になっているのは淋しい限りである。

造血の系統発生学的検討

千島が指摘するように骨髄造血説は矛盾だらけの学説なのであるが、骨髄が正常状態での造血臓器でないとすると、いったい造血はどこで行われているのであろうか？ここで千島は、造血臓器はどこかという問題を、系統発生学的に下等動物から調べてみることにした。それまで千島は、鳥類や哺乳類の造血だけに眼を向けていたが、両生類や魚類などの下等な脊椎動物はもとより、下等な無脊椎動物まで研究範囲を広げて造血という問題を系統発生学的に調査し研究したのである。

千島は文献的に無脊椎動物の造血に関して系統発生学的に調査すると同時に、可能な範囲で実験と観察を行った。アメーバなどの単細胞生物は盛んに運動し周囲の餌と物を体内に取り込んでゆく。これをアメーバの貪食作用と言い、別の用語で細胞内消化と言う。要するに、細胞単位で消化吸収を行っているのである。

ここで系統発生を理解するのに必要な胚葉《はいよう》という概念を説明しておく。卵子が精子と合体して受精卵となり、大まかな形態ができあがるまでを胚という。この胚の層状の細胞集団を三種類に分類して、外《がい》胚葉・中《ちゅう》胚葉・内《ない》胚葉というように分類する。外胚葉は一番外側の皮膚を形成する。外胚葉からは脳や脊髄などの神経系が分化する。内胚葉は内側にへこんだ部分で消化管（腸）の上皮細胞となる。内胚葉からは食道・胃・小腸・大腸・肺・肝臓・膵臓・甲状腺などが分化する。中胚葉は外胚葉と内胚葉との間に囲まれた空間に存在する細胞群である。中胚葉からは血液・血管・骨・筋肉・脾臓・腎臓・生殖器・結合組織などが分化する。どんな動物でも、その体は外胚葉・中胚葉・内胚葉の三胚葉から形成されているが、下等な無脊椎動物は構造が単純なため三胚葉の区分が比較的容易に理解できる。おおまかに、体の外側の皮膚（外胚葉）と内側の腸（内胚葉）と、その中間を埋めている細胞群（中胚葉）である。下等動物に限らずどんな高等生物でも、生物は基本形に戻ると、皮膚と腸とその間を埋めている細胞しかないのである。皮膚と腸との間にある細胞群は結合組織細胞とか間充織《かんじゅうしき》細胞と呼ばれているが、この細胞群こそ実は原始的血液細胞で、皮膚と腸との間を比較的自由に動き回っている。動き回ることを専門的には遊走《ゆうそう》という。原始的血液細胞とは体の中を遊走する細胞に対して与えられた名称であり、血液の中を流れている細胞だけではない。原始的血液細胞は進化の過程で赤血球・白血球・リンパ球・血小板などに分かれてゆくが、下等生物では原始的血液細胞は周囲の環境によって様々に形を変え、中胚葉系の組織細胞に分化してゆくのである。

中胚葉を形成する原始的血液細胞はどのようにして形成されるかというと、食物を取り込んだ内胚葉の腸の細胞が内腔に落ち込んで形成されるのである。要するに、腸が原始的血液細胞を造る造血器となっているのである。腸の細胞は原始的なアメーバのような作用を持っていて食物を内部に取り込み、さらに内腔に落ち込んで原始的血液細胞となるのである。**【写真9】**は原腸胚の構造を示す。原腸胚とは、発生過程において消化管を形成する部分が内側に入り込み（陥入《かんにゅう》）始めた段階の胚の状態を言う。消化管となる内胚葉細胞群（原腸と言う）から、内側に落ち込んだ中胚葉（間充織《かんじゅうしき》）の細胞が原始的血液細胞である。

このように下等な無脊椎動物では原則として腸が造血器となっている。特殊な例として、皮膚である外胚葉の細胞が外側の皮膚に付着した有機物を取り込んで、内腔に落ち込むような現象も報告されている。この場合は皮膚造血と言える。無脊椎動物の造血については、多くの学者が腸を含む消化器系の臓器で造血しているとの意見が多いが、細かい点になる

【写真9】原腸胚の構造

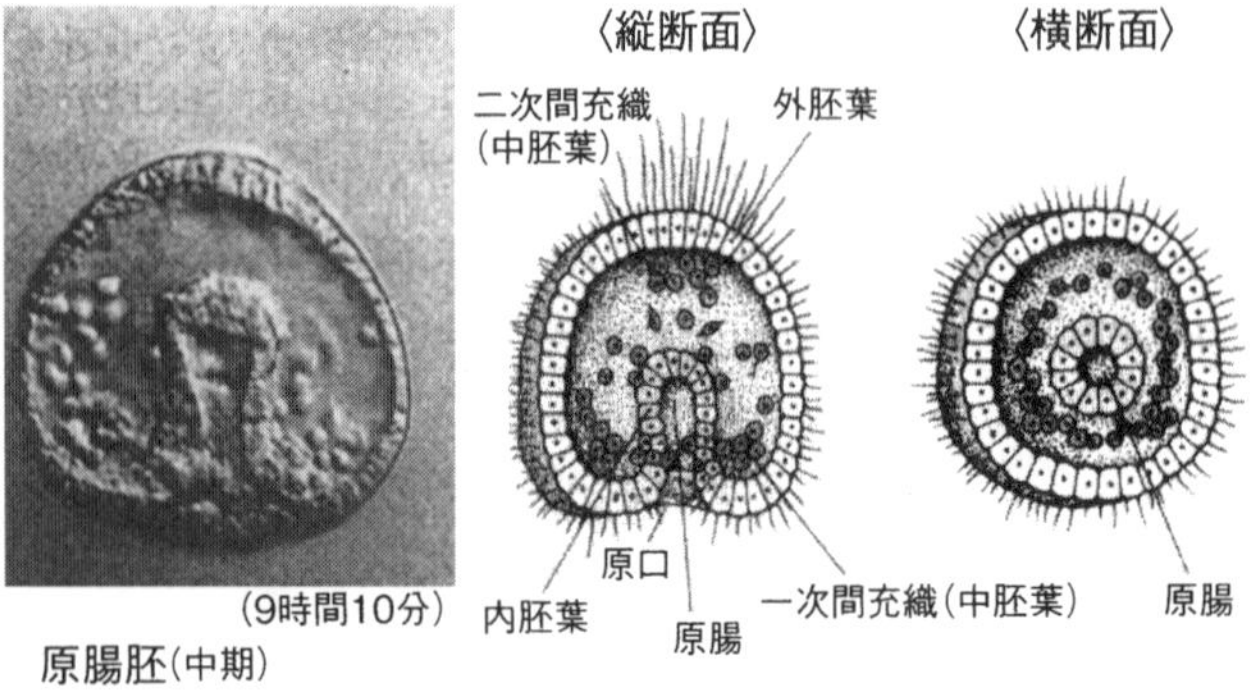

原腸胚（中期）

と研究者により多くの学説があり一定していない。この理由について千島は、多くの学者が食物モネラからの細胞新生や細胞の分化能力について気が付いていないためであるとしている。千島は、無脊椎動物の造血臓器は基本的には腸管であると結論している。もちろん無脊椎動物に骨組織はないから骨髄造血はあり得ない。

背骨を持つ脊椎動物での造血について定説では次のように考えている。最も原始的な魚類である円口類《えんこうるい》（無顎類《むがくるい》）のヤツメウナギは脾臓で造血している。ヤツメウナギの脾臓は腸管壁に埋もれた腸脾《ちょうひ》という形で存在している。このように脾臓は発生的に腸管に由来しており、小腸に多数存在するパイエル板（リンパ小節）と基本的には同じ機能を持つと考えられる。人間の場合、脾臓は切除しても命には別状はないが、重症の感染症に罹ると抵抗力が弱くなる。高等な魚類である硬骨魚類《こうこつぎょるい》では、脾臓に加えて腎臓でも造血が行われる。両生類では幼生期（カエルではオタマジャクシ）の造血は肝臓や腎臓で行われ、成体になると骨髄での造血も行われる。爬虫類《はちゅうるい》になると造血は骨髄で行われるようになる。鳥類や哺乳類ももちろん骨髄で造血されている。ただし、クジラのような水生哺乳類は腎臓で造血しており骨髄造血は退化している。以上が、学者により多少の見解の相違はあるが、脊椎動物の造血に関する定説である。腸管が造血器であるという説はデュラン・ジョルダと千島喜久男そして森下敬一が唱えているのみである。食物モネラ（消化されドロドロになった食物）から細胞新生により血球ができると唱えたのは、千島が最初である。

腸管造血の実像

定説では小腸の上皮細胞は、激しい消化運動の時に腸絨毛の先端で擦り切れて次々と腸管内に脱落していくため、絨毛の下の方の細胞（消化管上皮幹細胞）が活発に細胞分裂を繰り返して脱落分を補充するとされている。しかし実際に小腸の固定標本の腸絨毛のどこを眺めても、細胞分裂の頻度は極端に少ない。この疑問に対して、千島は正常栄養時において腸絨毛表面と食物消化産物（モネラ状物質）との関係を調べるために次のような実験を行った。カエル、ニワトリ、ウサギなどに食物とともに炭粉末（墨汁《ぼくじゅう》）を経口的に与え一定時間後に屠殺して消化管切片の固定標本を作製して、炭粉末の行方を追及したのである。すると投与した炭粉末は24時間後には食物モネラと混じり合って腸絨毛表面に付着し、日時が経過するに従って腸絨毛の内部に移動する状態が観察された。この事実は、小腸上皮細胞がその基部から増殖し、腸絨毛先端で擦り切れて消化管内に脱落すると考えると辻《つじ》褄《つま》が合わない。むしろ、小腸上皮細胞は食物により成長し絨毛の内部（小腸の粘膜固有層の方向）に成長してゆくと考える方が、道理が合うのである。

このような観察所見を踏まえて、千島は正常栄養状態における腸絨毛上皮細胞は、食物消化産物（食物モネラ）の付着によって成長すると結論した。定説では、消化とは消化酵素により食物が分子レベルにまで分解され吸収される生理作用と考えられている。例えば、蛋白質ならアミノ酸レベルまでバラバラに分解されて絨毛上皮細胞を通して絨毛内の血管に吸収される現象と考えている。しかし千島は自らの観察から、食物は通常考えられているよりも、もっと粗大なレベルで腸管の絨毛上皮細胞に吸収され同化されると結論した。

千島は、咀嚼《そしゃく》や消化液の影響で粥状《かゆじょう》に無構造になったドロドロの食物塊を食物モネラと名付け「消化とは食物モネラからの細胞新生により絨毛上皮細胞が形成される現象である」と定義したのである。千島はこの段階について、レペシンスカヤのいう細胞新生と同じ現象が起こっていると説明している。もっとも細胞新生と言っても、食物モネラの中に忽然《こつぜん》と消化管上皮細胞が新生して現れるという意味ではなく、食物モネラと腸絨毛上皮細胞が連続的に移行していて、どこからが食物モネラでまたどこからが腸絨毛上皮細胞かというくらい不明瞭な部分が存在すると解釈した方がよいであろう。別の見方をすれば、単細胞生物のように腸絨毛上皮細胞が直接食物モネラを取り込んで（貪食）、細胞内消化をしていると考えてもよい。

腸管の絨毛上皮細胞は食物モネラにより成長し、小腸の粘膜固有層の方向へ落ち込んでゆく。この段階で粘膜固有層に落ち込んでいく細胞は多くの場合、細かい顆粒を細胞質に含んでいる場合が多い。この粘膜固有層に落ち込んだ細胞で、顆粒が徐々に増大して内部に大型の好酸性顆粒を含む状態になった比較的大型の細胞を千島は赤血球母細胞であるとした。この赤血球母細胞は内部に植物が胞子《ほうし》を形成するように赤血球を孕《はら》んでいる。そして赤血球は赤血球母細胞から植物の胞子のように、小腸絨毛内の開放系毛細血管内に放出

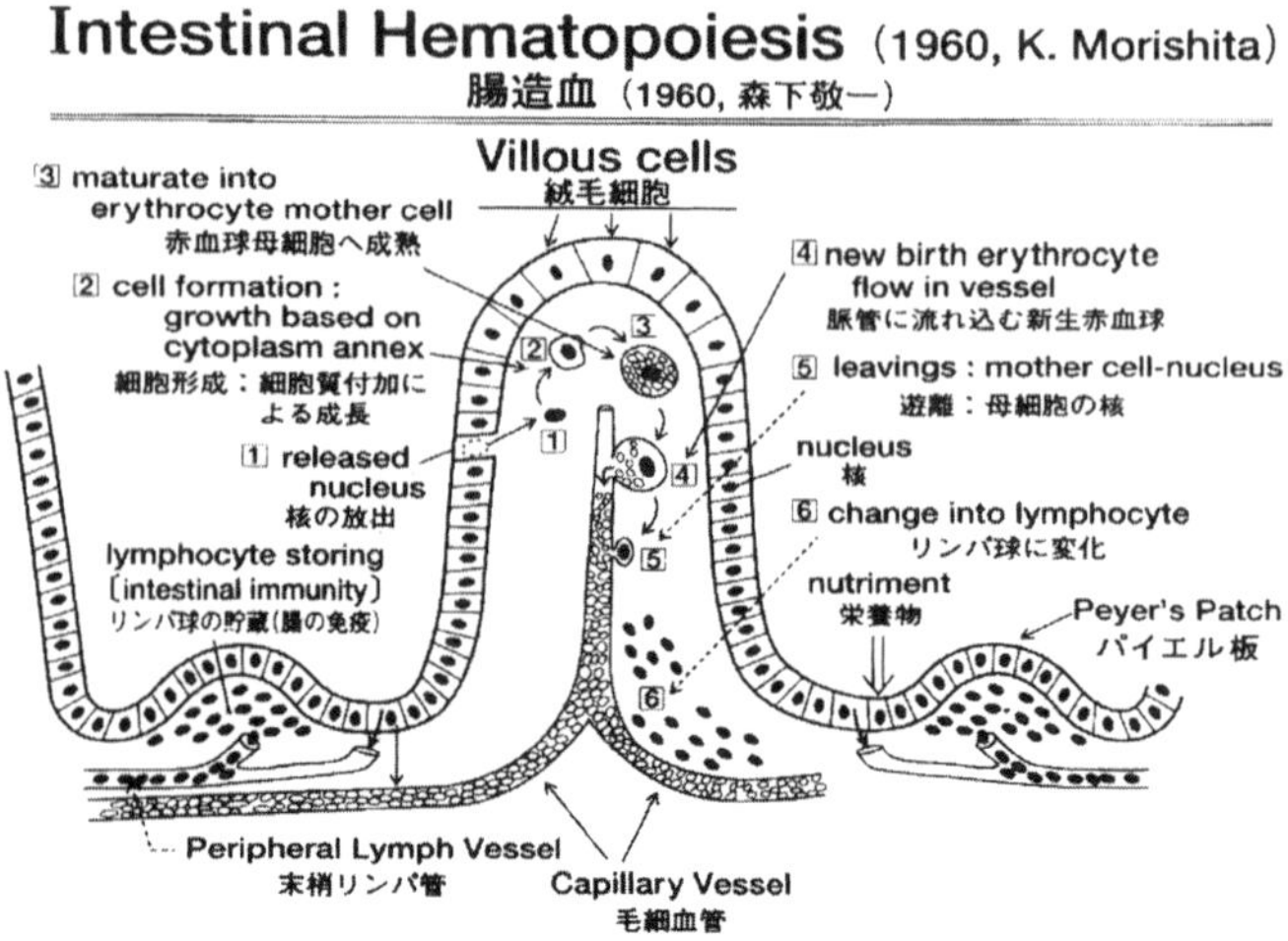

【図２】腸造血（森下敬一著「森下自然医学の概要」より引用）

されるのである。これこそが千島が主張する、生理的な状態における赤血球造血である。

デュラン・ジョルダや千島が赤血球母細胞と呼んでいる細胞は、定説では泡状白血球(globular leucocyte) と呼ばれており、その機能は不明であるとアメリカの有名な組織学の教科書に記載されている。ある学者はこの細胞を赤血球貪食細胞と呼び、白血球が赤血球を貪《むさぼ》り食《く》った細胞であるとしている。この細胞が赤血球を胞子状に放出しているとすれば赤血球母細胞という名前が付くし、逆に赤血球を貪り食っているとすれば赤血球貪食細胞という名前が付くことになる。結局は、ここでも動画ではない一枚の静止画の固定標本の細胞をどのように鑑定するかの問題に帰着

【写真10】

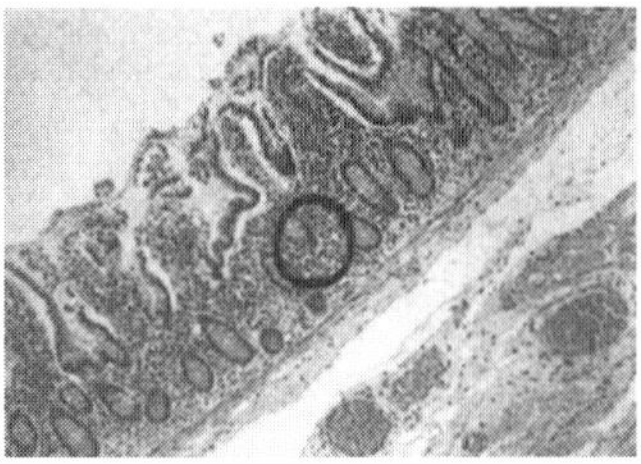

A：ヒト空腸絨毛上皮のHE染色標本（200倍）、○印内を拡大したのがBである。

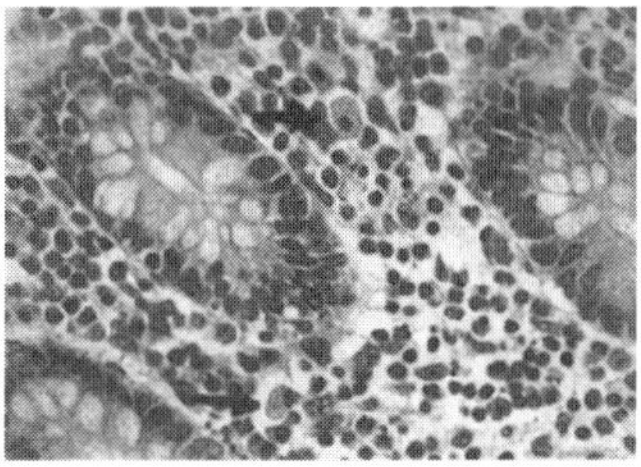

B：HE染色標本（400倍）、→印に2個の胞状白血球を示す。上方の細胞は車軸状の核を持ち胞体の好酸性顆粒は小さい。下方の細胞は核が濃縮気味で胞体の好酸性顆粒は大きい。上方の細胞が幼若形と考えられている。

【写真11】

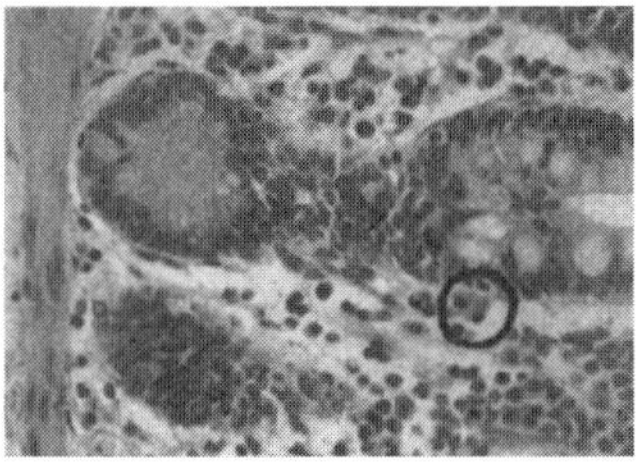

A：HE染色標本（400倍）、○内に空腸上皮細胞層から粘膜固有層に落ち込みつつある状態の2個の胞状白血球を示す。Bに拡大図を示す。

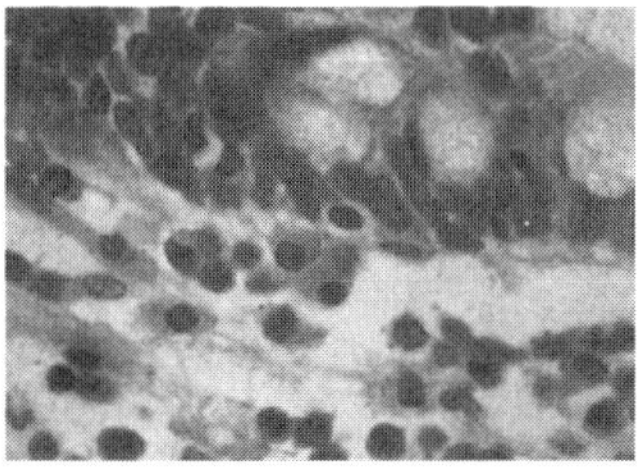

B：HE染色標本（1000倍）、2個の胞状白血球は絨毛上皮細胞に接しており胞体に小さい好酸性顆粒を含む。

する。動画ではないから、どちらの可能性も否定はできない。腸管は内側から、絨毛上皮細胞層・粘膜固有層・粘膜筋板《きんばん》・粘膜下組織・平滑筋層・漿《しょう》膜《まく》（腹膜）に層状に分かれている。千島の主張よれば、このうちの絨毛上皮細胞層の下にある粘膜固有層こそ赤血球母細胞の存在部位であり、赤血球造血の場であることになる。入り組んだ腸絨毛の表面積はテニスコート

【写真12】

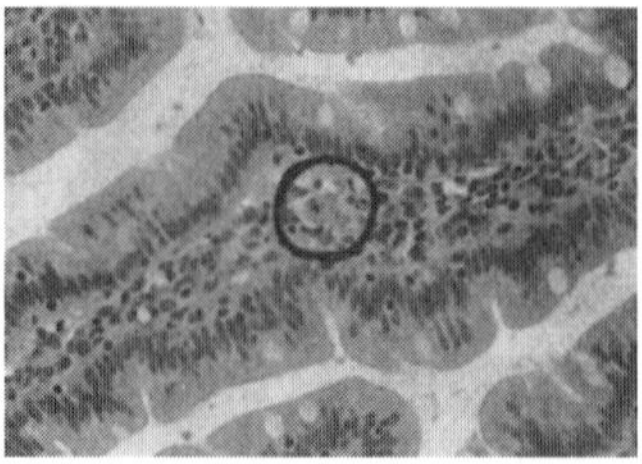

A：HE染色標本（400倍）、○内に空腸絨毛粘膜固有層の大型の胞状白血球を示す。千島は赤血球母細胞と呼んでいる。Bに拡大図を示す。

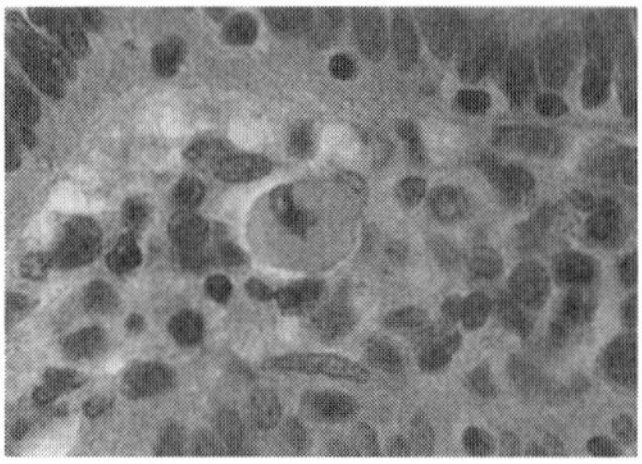

B：HE染色標本（1000倍）、胞状白血球の胞体には大型の好酸性顆粒が存在し、核は圧排されやや濃縮している。この大型好酸性顆粒は見方によっては赤血球のように見える。

【写真13】

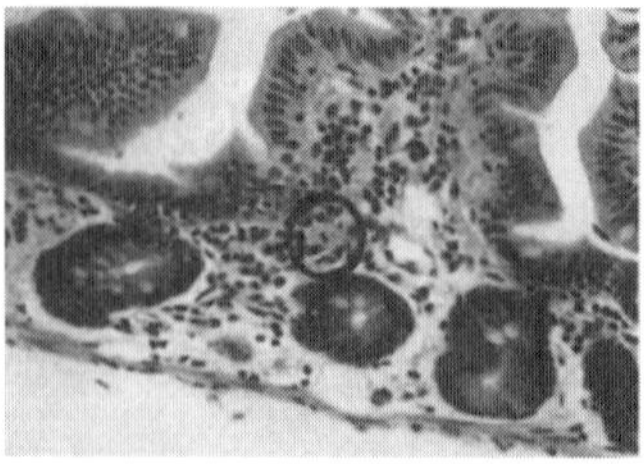

A：HE染色標本（400倍）、○内に空腸絨毛粘膜固有層の大型の胞状白血球を示す。Bに拡大図を示す。

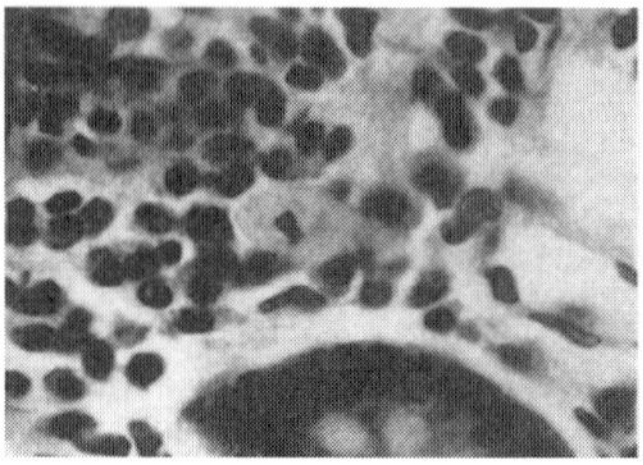

B：HE染色標本（1000倍）、胞状白血球の胞体には大型の好酸性顆粒が存在し、右方には大型の好酸性顆粒（幼若な赤血球？）を放出しているように見える。核は写真12の細胞よりやや小さい。

一面分位あると言われており、その真下にある小腸の粘膜固有層は造血臓器としては充分な広さがあると考えられる。【図2】は森下敬一博士の文献から引用したもので、腸造血の過程がわかりやすく説明されている。

　私が顕微鏡をのぞいて、腸管を固定標本上で観察した感想を虚心坦懐《きょしんたんかい》に述べれば、腸粘膜固有層には骨髄細胞に似た細胞が多く存在している。

また、千島と森下の主張のような、食物モネラ↓絨毛上皮細胞↓顆粒白血球↓赤血球母細胞↓赤血球という分化の道筋は、画像の解釈として説得力があり充分に納得できる。固定標本の静止画像上での観察であるから、そうである可能性を否定することはできない。細胞鑑別法の教科書まである骨髄細胞とは違い、腸粘膜固有層の細胞などを真面目に観察した人はほとんどいないのではないだろうか。

【写真10】～**【写真13】**は私が採取した人の小腸粘膜固有層の泡状白血球（赤血球母細胞？）の写真である。見方によっては、内部に赤血球を孕《はら》んだり放出したりしているように見える。

腸管造血を暗示する食物消化に関する定説の矛盾

生物の生存のために必要な消化という生理作用には、現在の定説では説明しにくい現象がいくつか知られている。例えば、採血したばかりの生きた血液を顕微鏡で観察すると、赤血球・白血球・血小板といった血液細胞以外にも微細な粒子が盛んに運動しているのが観察できる。このような状態を観察する検査法はLive Blood Analysis（ＬＢＡ）と呼ばれている。日本語に直訳すると生（なま）血液分析ということになる。ＬＢＡでは血液の血漿（液体の部分）に、食物片、炭粉、油滴、微細な結晶などと思われる物質が混在しているのが観察される。「これは何ですか？」と専門家に質問しても、「ゴミが混入したのだろう」という程度の返事しか返って来ない。生きている人間の血液に、大量のゴミが混入しているというのは奇妙な話しである。このような現象は「消化管の中で食物が消化酵素によりブドウ糖やアミノ酸等の分子レベルまでに完全に分解されてから、小腸絨毛上皮細胞を浸透して血液内に吸収される」とする現在の定説では説明がつかない。千島は、「消化管上皮は大きなアメーバの集まりのような組織で、消化とは本質的にアメーバが食物片を直接貪食しているのと同じ現象である」と言っている。アメーバ細胞が食物片などを塊のまま貪食して、消化物のカスを放出しているような現場をイメージすればよい。現代の医学や生物学はこの点に関して完全に無視しているが、私は千島の言う通りでなければ、血液内に食物破片様の物質が混入することなどあり得ないと考える。

ＬＢＡは血液という生体の一部を、生きたままの状態で簡単に観察できる有用な検査法であるが、一部の先進的な医師がその有用性を認めて検査法として採用しているだけである。一般の医療現場ではほとんど採用されていないどころか、通常の医師はそのような検査法の存在すら知らないのが現状である。ＬＢＡの所見は、現在の消化の定説から説明のつかない現象を示唆している。そのために、正統派の医師からは意図的に無視されているとしか思えないのである。

腸管内には多くの細菌が住んでおり腸内細菌叢（そう）と呼ばれている。叢は「くさむら」と読む。文字通り腸管内には多くの種類の細菌が「くさむら」のように群れて生活しており、人体と共生していると考えられている。消化管の中の細菌は通常簡単には生きたまま消化管上皮細胞を通過して体内に侵入することはないと考えられていた。しかし１９７０年代の終わり頃より、腸管内の細菌が消化管上皮を通過して体内に侵入する病的状態が存在することが知られるようになり、この現象はバクテリアル・トランスロケーション（Bacterial Translocation）と名付けられた。Translocationとは位置が変わることであるから、Bacterial Translocationとは腸内細菌が体のあちこちに移動することを意味する。一番多いのは血液中から細菌が検出される状態である。この病的状態は敗血症と呼ばれており、細菌感染症の中でも最も重篤な状態である。

ところで私の専門分野である消化器外科の分野でも、１９７０年代の終わり頃に手術後の栄養管理において目覚ましい新技術が導入された。中心静脈カテーテルを使用した高カロリー輸液による完全静脈栄養法（Intravenous Hyperalimentation：ＩＶＨ）である。高カロリー輸液とは高濃度のブドウ糖・アミノ酸・脂肪・ビタミン・ミネラルからなる輸液製剤を、太い静脈へ細いチューブ（カテーテル）を通して点滴で投与する栄養法である。ＩＶＨを使用すれば一日に2、000〜3、000Calの栄養を点滴で投与することが可能である。その結果、半年前後は何も飲まず食わずの状態でも栄養を維持することができる。このため、術後に長期の絶食を必要とする場合がある消化器外科の手術にとって好都合であった。それまでは消化器の手術後に、縫い合わせた腸管がつながらずに漏れてしまう縫合不全が起こると長期の絶食が必要となり、患者が栄養不良により非常に重篤な状態に陥り場合によっては死亡することもあった。しかしＩＶＨが導入されてからは縫合不全部位の腸管の安静を保つため長期間絶食しても、栄養不良に陥ることがなくなり、消化管手術後の縫合不全による死亡が激減したのである。この頃から、消化器外科の癌の分野で切除範囲を徹底的に広げた拡大切除術が行われるようになった。その背景にはＩＶＨという腸管を経由しない栄養法の確立があったのである。

しかし医療現場でＩＶＨが頻用されるようになると、ＩＶＨによる特有な合併症も知られるようになった。それがバクテリアル・トランスロケーションによる敗血症であった。

人間を絶食とし点滴だけのＩＶＨで栄養管理を行っていると、次第に腸管上皮が細菌を通過させるような状態となり敗血症を起こしやすくなるのである。この時調べてみると、腸管上皮組織の委縮が起こっていることがわかった。点滴で十分な栄養を与えているのにもかかわらず腸管上皮組織の委縮が起こるということは、腸管上皮組織という場所はやはり腸管内の食物がないと成長しないという結論になる。このことは千島が指摘するように腸管上皮細胞は下の方から細胞分裂によって増殖するというより、食物モネラの取り込みによって増殖するという見解を支持している。もっとも、この点については消化管本来の仕事をしなくなるために起こった廃用性委縮という可能性もある。

ＩＶＨは一時頻用されたがバクテリアル・トランスロケーションによる敗血症の頻発により、可能ならば口からの食事による栄養投与に転換することが常識となっている。私の経験からは、ＩＶＨだけでは一年以上の生存は困難である。現在のＩＶＨ製剤の化学的成分には、理論的には生命を維持するために必要十分な栄養成分が含まれているはずであるが、それでもバランスのとれた食物には及ばないのである。やはり人工の栄養素を点滴から投与することは、食物を直接に腸から取り入れるという栄養法に比較して何かが欠けているものと推定される。それは消化器という臓器が食物を腸管上皮細胞に取り入れる過程において、何らかの生命維持に不可欠な生理作用を営んでいるからであると考えられる。千島によればそれは造血であるという結論になる。ＩＶＨを長期間行っていると鉄の投与に反応しない輸血でしか治療できない貧血が起こるが、これは腸管造血説を裏付ける証拠の一つであると考えられる。ちなみに千島によれば腸管の赤血球造血が絶食で停止しても、骨髄などの他の組織から逆分化により赤血球造血が起こり貧血は起こらないはずである。しかし絶食が長期になれば、やはり腸管造血の停止で徐々に貧血が進行するのであろう。

リーキー・ガット症候群と自閉症腸炎

もう一つ、現在の消化理論では説明しにくい病態にリーキー・ガット症候（Leaky gut syndrome：ＬＧＳ）がある。直訳すると「漏出腸症候群」ないし「腸の漏れ症候群」ということになる。正常では分子レベルの消化物しか通さない腸上皮細胞が何らかの原因で性質が変化して細胞相互間の結合が緩み、隙間ができて細菌や毒素や未消化の食物などを簡単に通過させてしまう病的状態とされている。腸上皮を通過した細菌や毒素や未消化の食物が血液中に入って、様々な病気の原因になるとされている。リーキー・ガット症候群により誘発される疾患として、喘息・糖尿病・膠原病（自己免疫性疾患）・慢性関節リウマチ・多発性硬化症・慢性疲労症候群・クローン病・自閉症などが挙げられている。

アメリカの栄養医学の権威であるレオ・ギャランド博士は「リウマチ患者の発症部位からしばしば腸内細菌の破片が見つかる」として、慢性関節リウマチの原因としてリーキー・ガット症候群が大きな役割を演じているという説を支持している。またイギリスの内科医アンドリュー・ウェイクフィールドは「自閉症の一部は異常な状態の腸を通過した毒素や食物片などが血流に入って脳に影響を与えることによって発症する」という説を唱え、これを自閉症腸炎（Autistic enterocolitis）と呼んでいる。

ウェイクフィールドは1998年、雑誌「ランセット」に、「MMRワクチンの接種が腸炎と自閉症の原因になっている」という内容の論文を掲載した。MMRワクチン（新三種混合ワクチン）は麻疹（measles）、流行性耳下腺炎（mumpus）、風疹（rubella）の三種の生ワクチン（弱毒化した生きたウイルスを使う）を混合したものである。この論文は12人の子供を取りあげ、「どの子供にも腸疾患の症状と自閉症があり、うち8人はMMRワクチンを接種した後（1～14日）に症状が始まったと親か主治医が断言している」と述べている。もともとワクチン肯定派と否定派の学問的な論争は存在していたが、この論文に対してマスコミが不正確な情報を流したためイギリスでは予防接種を拒否する親が激増した。

科学的に冷静に解釈すれば、ウェイクフィールドの論文から言える結論は、「MMRワクチンの接種は腸炎を誘発することがあり、その腸炎は自閉症の原因となっている可能性があるから、さらなる調査と研究が必要である」といった程度の内容なのである。なぜなら、科学的なエビデンスとしては12例という症例数は少な過ぎるし、病院の入院患者が研究の対象となっているためMMRワクチン接種と腸炎と自閉症は偶然重なっただけであるという可能性もある。厳密にMMRワクチンと自閉症の因果関係を証明するなら、MMRワクチンを接種した子供と接種していない子供の間の自閉症発症率に統計的に有意な差があるかどうかを、もっと多数の子供で証明しなければならない。

ところが、イギリスのマスコミはウェイクフィールドの論文の内容に関して「MMRワクチンの接種は自閉症の原因と考えて間違いない」と主張しているかのような印象を与える記事を掲載したため、以前から根強くあったワクチン反対運動の火に油を注ぐ結果になった。さらに自閉症という疾患自体の診断基準が比較的曖昧であることも混乱に拍車をかけた。ウェイクフィールド自身はワクチン療法の否定論者ではなく、三種類の生ワクチンを一度に注射することに反対していただけであり、一定の期間を置いて1回1種類のワクチン接種を3回行うべきであると主張していた。さらに、自分でもワクチンの開発を行って特許を申請していた。ところが、いい加減なマスコミ報道に扇動されたワクチン反対運動が激しくなるにつれて、ウェイクフィールドはワクチン否定派の教祖的存在に祭り上げられていったのである。

2010年、ランセットはウェイクフィールドの論文を完全に撤回すると発表した。その理由として挙げられたのは、ウェイクフィールドの論文の対象患者の親がワクチンメーカーに対して訴訟を起こしていた当事者達であり、ウェイクフィールドは彼らから資金援助を受けていた事実が判明したことである。資金援助を受ければ論文の内容はどうしても資金提供者に有利な内容、すなわちワクチンは有害であるという結論に傾きやすくなるものである。さらに研究対象の患者（小児）に倫理委員会の検討を受けずに危険な検査を行ったことも判明した。結局、2007年から審議を重ねていた英国医学協会は2010年ウェイクフィールドに対して有罪であるとの評決を下し、イギリスの医師免許を剥奪した。

ウェイクフィールドの有罪評決後、MMRワクチンは安全であるというお墨付きを得たわけであるが、イギリスではその後にMMRワクチンの接種率が回復することはなかった。

一方、日本においてはＭＭＲワクチンの接種は無菌性髄膜炎の多発によって１９９３年に中止されている。このワクチン騒動の結果、ウェィクフィールドは詐欺師であり、論文の内容はすべてデッチ上げであるということになったが、リーキー・ガット症候群による腸炎と自閉症の関係という重要な論点は忘れられてしまった。

近年、増加の一途をたどっている、自閉症や鬱病などの精神疾患もその大きな原因の一部は食生活にあると考えられる。脳神経系に大きな影響を与えるのは、リーキー・ガット症候群により、腸管上皮から血液内に侵入した食物などの様々な物質である可能性がある。リーキー・ガット症候群は日本の医学界ではあまり知られていないが、欧米では注目すべき病態としてよく知られている。だたし、前述したほど広範囲な疾患の原因であるかどうかについては反対論も根強く論争中である。

千島の説のように「腸管上皮細胞は原始的なアメーバ様の性質を持ち、食物が細胞新生の状態から変化したものである」とするならば、腸管はもともと消化物をかなりの大きさで取り込み、血液中に通すような性質があるのは当たり前の現象であるといえる。腸内細菌などは食物とともに、腸管上皮細胞やそこからできる血液細胞の成分の一部を構成することになる。千島の説の通りであれば、質の悪い食物や腸内細菌叢の異常が原因で腸が障害を受けた時は、バクテリアル・トランスロケーションやリーキー・ガット症候群のような病的状態が起きても不思議はないと考えられる。さらに病的状態でなくても腸管上皮細胞はある程度の大きい食物片などを通過させることは、LBAの結果などから見て通常の生理現象であると考えられる。バクテリアル・トランスロケーションやリーキー・ガット症候群の存在は腸管造血説を直接証明するものではないが、食物が腸管内で分子レベルまで消化されているという現在の消化に関する定説には、明らかな矛盾があることを示すものである。

胎盤は造血器である

人の胎児の造血については定説では以下のように考えられている。胎生1～2ヵ月くらいまでは卵黄嚢で造血される。2～3ヵ月くらいから肝臓での造血が始まり、一部脾臓でも造血される。脾臓での造血は6ヵ月頃、肝臓での造血は10ヵ月頃に終息する。4ヵ月頃から徐々に骨髄の造血が始まり、8ヵ月頃から骨髄造血が中心となる。4～5ヵ月頃からリンパ節でリンパ球の造血も始まる。これに対し千島は、哺乳類の胎児は卵黄嚢造血の次には胎盤で造血し、出産後は腸管で造血するとして次のように述べている。

「胎盤は哺乳類胎児の造血巣《ぞうけつそう》としては、最も重要な物で、その規模において、又持続期間において卵黄囊造血の比ではない。何故この様な重要部位が、造血巣として深い関心が払われなかったのだろうか？　恐らくウィルヒョウ流の細胞観で胎盤における造血の真相を充分把握できなかったためだろう。（中略）

胎盤絨毛には細胞分裂像は殆《ほとん》ど全く見られない。胎盤の絨毛は母体子宮内面から流出した血液の溜《たま》り場《ば》の中に浸されている。これまで胎盤絨毛は、それを母体血液から栄養分を摂取し、胎児の血液にそれを運ぶだけの役割しか演じていないものと考えられていたが、これは誤っている。と云うのは絨毛の外囲にある母体血液中の血球は凝集し大小種々な赤血球集塊《しゅうかい》を形成する。この際、血液中に存在する白血球も少数ではあるが、含まれる。然《しか》し、大部分は赤血球塊である。赤血球の好酸性は次第に低下し、多染性又は弱塩基性の血球塊（私の云う血球性モネラ。少数の白血球も含む）となる。この血球塊は隣接する既成絨毛に附着し、それに融合する。血球性モネラの内部は次第に核を新生しシンシチュム（合胞体《ごうほうたい》）を形成し、これが絨毛の先端又は側面へ附着し、更に分化して絨毛は成長する。これに反し、絨毛を構成する細胞が分裂によって成長すると云う証は認められない。（中略）

要するに胎盤絨毛においては母体赤血球集塊↓胎盤絨毛上皮（シンシチュム性）↓固有細胞層↓有核の赤血球（胚子の早期はこの赤芽球が流血中に入るが後には以下に述べる過程で無核赤血球）↓赤芽球の細胞質中に数個の液胞形成↓液胞状態が無核赤血球に分化し1個の赤芽球中に数個の無核赤血球を、胞子形成に似た過程で新生する↓それ等の血球塊は隣接者と連絡を生じ毛細血管を形成する」

胎盤は母体と胎児の間の物資代謝とガス交換（呼吸に相当する）を司り、さらにホルモンを分泌している重要な臓器である。胎盤は受精卵側すなわち胎児になる組織の側から発生した臓器であり、母体の子宮内膜にしっかり食い込んでいる。子宮内で胎児と胎盤をつないでいるのは臍帯《さいたい》（ヘソの緒）であり、この中を太い動脈と静脈が走行しているが、最近は、この臍帯の血管を流れている臍帯血に、造血幹細胞が多く含まれている現象が注目されている。

胎児は子宮内膜（子宮の一番内側の層）の中の脱落膜《だつらくまく》の中に埋まりこんだ形で着床し生

育していく。脱落膜は子宮内膜の一部で、脱落膜と呼ばれるのは出産時に胎盤と共に排出されるからである。胎盤の組織は植物の根が土の中に伸びる様な形で脱落膜の中に伸びてゆき、ちょうど血液の池の中で水草がびっしり生えているような状態になる。この脱落膜側の血の池を絨毛間腔《じゅうもうかんくう》と呼び、水草に当たる胎盤の組織を絨毛と呼ぶ。要するに母体側の血の池の中に胎盤側の絨毛がびっしり浸されて、物資代謝やガス交換を行っているのである。この胎盤の絨毛の構造は、外側の層は栄養膜合胞体層《えいようまくごうほうたいそう》（シンシチュム）、内側の層は栄養膜細胞層と呼ばれ、絨毛の内部は胎児へ流れる臍帯の毛細血管の血流が流れている。内側の栄養膜細胞層は胎生4ケ月頃までにほとんど消失する。残った外側の栄養膜合胞体層は非常に特異な構造で、多数の細胞が融合した多核の組織で細胞質も完全に融合して切れ目のない構造をしている。このような構造を合胞体という。母体（脱落膜）と胎盤（胎児）はこのような合胞体の組織で分離されているのである。このような組織は体の中で胎盤にしか見られない、化け物のような特異な組織である。このような構造がどうして存在するのかについて定説では、「胎児側に母体の細胞が混入しないための特殊な構造になっている」と考えられており、この機能を胎盤関門《かんもん》と称している。また、しばしば栄養膜合胞体層は非常に薄くなり、数個の核を含む大きな断片がちぎれて絨毛間腔血海内に脱落する。これを合胞体性結節《ごうほうたいせいけっせつ》と呼び、これらの断片は母体の血液循環に入るが、通常は何の症状も起こすことなく変性するとされている。

千島は胎盤組織の画像を観察して、この合胞体性結節とされているものは絨毛の外側の絨毛間腔にある、母体血液中の赤血球や白血球が凝集した細胞塊であると考えた。そして、この合胞体性結節が集合して栄養膜合胞体層の多核の細胞質が融合した特殊な組織を造ると解釈したのである。そして、栄養膜合胞体層から胎児の血球が造られて臍帯血に供給されると主張した。胎盤とは単に胎児と母体を分離してそれぞれの血液が混じり合わないようにしているどころか、胎盤で母体の血球が融合し、さらに胎児の血球に再形成されている造血臓器であると考えたのである。なぜ、臍帯の血管を流れている臍帯血に造血幹細胞が多く含まれているのかは、胎盤が造血器であるとすれば当り前のことになるのである。

固定した胎盤の標本を見て、定説では合胞体性結節は栄養膜合胞体層から剥がれ落ちて消滅する細胞群であると解釈したが、千島は赤血球や白血球の集塊から合胞体性結節が造られ、さらに合胞体性結節が集合して栄養膜合胞体層を形成すると解釈したのである。結局は静止画像である固定標本をどのように解釈するかの問題であり、固定標本だけからはどちらの解釈も可能なのである。私は直感的には千島の解釈が正しいと考える。

千島は、絨毛構造こそ造血臓器に特有な解剖学的構造であると主張した。卵黄嚢の絨毛は卵黄球の付加により、胎盤絨毛の成長は母体血球塊の付加により、腸絨毛は食物消化物の付加によりそれぞれ成長する。絨毛上皮の下の組織を固有層と呼ぶが、この固有層こそ絨毛上皮細胞の一部が順番に落ち込んで徐々に赤血球に分化していく場所である。卵黄嚢も胎盤も腸管も原則的には同じ構造であると千島は主張するのである。しかし、千島の主張する無構造な原形質様の物質であるモネラからの細胞新生は、現在の生物学では認められていない。卵黄嚢では卵黄球モネラ、胎盤では赤血球モネラ、消化管では食物モネラからの細胞新生が起こるという千島の主張は、現代生物学では完全に無視されているのである。

西原克成の重力による骨髄造血成因論

動物の最も基本的な能力は、食べること（摂食）と増えること（生殖）である。動物で外側の細胞層（皮膚に当たる）の次にできる臓器は腸であり、動物は食物を摂取する腸を運んでいる生物とも考えられる。摂食しなければ生殖も不可能である。脊椎動物の一部で造血器とされている脾臓や肝臓も、もともと消化管から発生した臓器であるから、腸の同類と考えてよい。生物は無脊椎動物などの下等な生物から系統的にたどれば腸が造血器であり、腸で食物モネラを吸収した腸上皮細胞が体腔に落ち込んで原始的血液細胞を形成するのが基本形である。原始的血液細胞とは体の中を動き回る細胞に対して与えられた名称で、血管の中を流れている細胞だけではない。どうして爬虫類以上の高等な脊椎動物になると、長い間造血臓器として君臨してきた基本形の腸管造血が消失して、造血臓器が骨髄に移動するのであろうか？　千島は自らの観察の結果、多くの学者が食物モネラからの細胞新生（腸管造血）や赤血球の分化能力について気が付いていないためであるとしている。しかし「なぜ造血臓器が骨髄に移動する必要性があるのか」という疑問は、千島ならずとも誰もが骨髄造血説に対して抱く疑問ではないだろうか。

私の知る限り、この疑問に対して敢然と立ち向かい一説を唱えた学者が存在する。歯科医学者である西原克成《にしはらかつなり》【写真14】である。西原は、その著書「生物は重力が進化させた」の中で、自説を堂々と展開している。以下は西原の著書からその主張を引用した。

「三億年以上前のデボン紀に起こった第二革命は、水中からの『上陸』であり、一億年という長期間を要した。脊椎動物の進化史の中で最も劇的な変化が、この上陸劇で起こる。このとき呼吸法がエラ呼吸から肺呼吸へと移り、また、軟骨性であった体内の骨格が硬骨となり、脾臓にあった造血器官ができたばかりの硬骨の内部の骨髄腔《こつずいくう》に移動した」

これは進化上の定説である。水中に生息していた両生類くらいの段階に進化した生物が陸に上がれば、当然のことながら水中で生活していた時に比べて地球の重力の影響をまともに受け、骨格や筋肉がそれに適応して強力な組織に変化する現象は理解できる。重力の影響で重くなった体を支えるために、軟骨はより硬い骨に変化した。骨がさらに大きく成

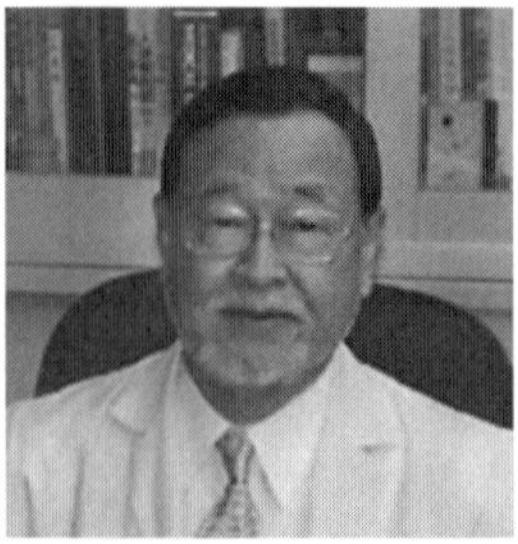

【写真14】西原克成
（がん克服.comHPより引用）

長し容積を増大させるためには、骨の内部に栄養を送って骨を内部から再構築する必要が生じ、この必要性から骨髄腔という空間が骨の内部に生じた。骨のさらなる強化のために生じた骨髄腔において、再構築のために骨を破壊したり付加したりする骨髄組織が形成されたと言うのである。鳥類においては、骨内部の空間の形成は飛ぶための体重軽量化という意

味合いもあったかもしれない。ここまでは理解できる。しかし、ここで疑問に思うのは、どうして造血作用が系統発生的にはかなり遅く発生した骨髄に移動する必要性があるのかということである。その点を西原は次のように説明している。

「ところで、軟骨が硬骨になり、造血機能が脾臓から骨髄へ移るのはどうしてであろうか。これも重力の作用が翻訳された血圧の上昇によるものなのである。血圧が上がると、軟骨は硬骨になってしまうのである。また、脾臓から骨髄に造血機能が移るのも、血圧の上昇によるものなのである。あまりにもできすぎたシナリオだと疑う方もおられよう。こんなことを考えた研究者は世界でも初めてだと思うので、無理もない。しかし、このシナリオはすべて検証可能である。筆者は一連の実験をおこない、これらが重力の作用によって引き起こされることを検証し確認した」

西原はサメを無理やり陸に上げると、初めはのたうち回って苦しむが、何回も陸上に上げることを繰り返していると、適応して血圧を上げて血流量を増しエラでも空気呼吸ができる状態になり、一時間くらいは陸上で生存が可能になることを確かめた。

血流の激しい動物の肝臓に軟骨を埋め込んでおくと、いつの間にか硬骨になってしまう現象を知っていた西原は、血圧の上昇を電気刺激に置き換え、サメの背筋に電極を埋め込んで電気刺激を繰り返すと、サメの軟骨が硬骨に変化し周囲に骨髄造血巣《ぞうけつそう》が形成されることを発見した。さらに、穴のあいたアパタイトのかけらをサメの背筋に埋め込むとアパタイトの周囲に骨髄造血巣ができていた。アパタイトとは燐灰石《りんかいせき》のことで、脊椎動物の骨格の主成分でリン酸とカルシウムからなる鉱物である。

「血圧が上がると、体の中を流れる血液と血管壁をはじめとする周囲臓器とのあいだに生ずる流動電流が高まることはすでに述べた。この流動電流が一定以上になると、アパタイトの存在下で軟骨を形成していた間葉細胞の遺伝子の引き金が引かれ、造血細胞および造骨細胞に分化する部分の遺伝子が発現する。このようにして内骨格の軟骨が硬骨化して骨髄腔が形成される。骨は液体の流動にしたがって形成されるから、液体流動の少ないよどみの部分には骨はできない。ここが骨髄腔となる。(中略)

アパタイトの主成分が何であるか、もう一度考えてみよう。リン酸カルシウムである。リン酸はDNAの構成成分でもあるし、エネルギー代謝のもとであるATP(アデノシン三リン酸）にもなくてはならない。また、カルシウムは各細胞の機能調節物質として最も重要である。つまり、骨こそ、生命活動の中心たる物質が集積している器官なのである。すなわち遺伝子の複製、遺伝子の機能発現、細胞呼吸とエネルギー代謝などさまざまな生理作用のかなめとなる物質の生きた貯蔵庫なのである。

このアパタイトの物性ゆえに、造血巣が脾臓から骨髄腔に移ったのである。脾臓では血液に乗ってくるのを待たねばならないが、骨髄腔では壁自体が栄養の宝庫となっている。骨格系とは単なる体の支えではなかったのである。体の中で実際に活動している部分はおもに内臓であるから、われわれはどうしてもそちらに目が行ってしまうが、臓器としては内臓と同じくらい重要なのが骨なのである」

なぜ、造血機能が骨髄に移動したかという問いに対しての西原の答えは、要約すると、「骨組織が利用しやすい栄養素の宝庫になっており、生命活動の中心たる物質が集積している器官であるからである」という結論になる。しかし私は西原のこの結論には同意できない。西原の理論は、軟骨から硬骨ができる機構に関しては正しく説明していると考える。生物が陸に上がったために起きた重力の影響で、軟骨がより強度の高い硬骨へ変化していったのであるという説明は、筋が通っている。しかし「骨組織に生命活動の中心たる物質が集積している」という、西原の見解には同意できない。生命活動の中心となるような物質が集積している臓器が、なぜ高等動物である脊椎動物などにしかないのかという疑問が起こるのだ。むしろ「下等な生物の段階から存在している臓器の方が生命活動の中心となる臓器である」と言えるのではないであろうか。固形物である骨とは、柔らかい組織が中心である生物において一番異質な組織なのではないであろうか。異質であるからこそ、骨髄という軟組織で栄養する必要性があるのではないだろうか。私は骨髄とは、骨を形成し栄養する細胞が集合した組織であるとしか思えない。固形物である骨を栄養として利用するためには、個体を液体に変換する必要がある。つまり、生物が固形物を利用するためには溶解という過程が必要である。このようなことは効率のよい生理作用であるとは思えない。栄養素の宝庫であるといえば、むしろ腸管内の方が豊かであり、存在の状態も流動性に富んでいて栄養として利用しやすいのではないだろうか。むしろ生命活動の中心たる物質が集積している臓器というならば、骨より腸の方がふさわしいのではないだろうか。埋め込んだ軟骨やアパタイトの周囲に骨髄造血巣が形成されたのは、軟骨やアパタイトを改築して骨組織として維持するには、骨髄という骨の形成と栄養を司る組織が必要であるからであろう。骨髄造血巣と呼んでいるのは、骨髄組織を主たる造血臓器であると誤解したからであろう。

一方で西原は、「遺伝子は、短い期間をとって見れば、あと追いして単なるコピーミスで変わるだけの存在と考えられる。しかし、非常に長い期間を考えると行動様式を変えたことによって獲得した変化は確実に遺伝している。これはまぎれもない事実である。つまり何百万年という非常に長い期間を経れば、獲得形質は遺伝するのである」と述べ、獲得形質の遺伝を肯定している。

また西原は、「現在主流となっている自己・非自己を区別するための免疫系という考え方は、免疫系の本質を正しくとらえていない。免疫系の本質とは『細胞レベルの消化』である」と、現代の定説とは全く異なった免疫学説を展開しているが、私もこの説には賛成である。私は私見として、細胞レベルの消化が消化機能の本質であり、消化と免疫は密接に関係していると、付け加えたい。骨髄造血以外の西原の生物ならびに医学に対する見解は、ほぼ正しく非常に優れた卓見と言える。

第七章

国会証言までした森下敬一の活躍

森下敬一の登場

千島は赤血球からすべての細胞が分化するという「赤血球分化説」、飢餓などの状態では体細胞の組織から赤血球が逆に分化してくるという「赤血球と組織の可逆的分化説」、生殖細胞は体細胞から分化するという「生殖細胞の血球由来説」、細胞は生きた有機物の塊（モネラ）から新生するという「細胞新生説」、血球は腸で食物モネラから新生するという「腸管造血説」など、従来とは異なる学説を唱え、学会発表や論文でその主張を世に問うた。千島の主張を支持する学者も少しは存在したが、大勢は天野のように千島の学説を異端視する学者がほとんどであった。しかし、そこに有力な千島の支持者が登場した。森下敬一《もりしたけいいち》【写真15】である。

森下は1950年、東京医科大学を卒業した医師である。大学卒業後、東京医科大学生理学講座に籍を置いて血液生理学を専攻していた森下は、かねてより骨髄造血説に疑問を抱いていた。ある時、実験動物のカエルを買いに行ったところ、まだオタマジャクシの状態であった。やれやれ無駄足を踏んだと後悔しながらオタマジャクシを見つめた時、ふと森下の脳裏に「手足のないオタマジャクシはどこで造血しているのか？」という疑問が閃《ひらめ》いた。オタマジャクシは半透明で背骨まで透けて見える上に、そこに赤い血液様のものは見えなかったからである。

また、森下がインターン（今でいう研修医）で行った病院に、戦争で手足を失った兵士の患者が多くいたが、いずれも造血臓器である骨髄の多くを失いながらも貧血はほとんどなく皆元気であった。

森下は、植物の緑の元である葉緑素（クロロ

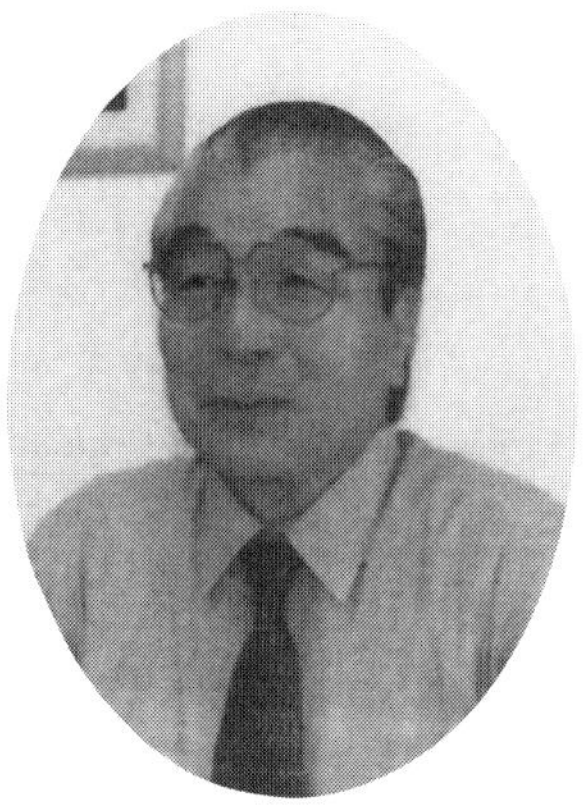
【写真15】森下敬一
（森下敬一著『血液とガン』より引用）

フィル）が著しい造血効果を持つ事実に注目した。植物の緑の元は葉緑体という植物細胞の中の緑色の粒子である。葉緑体には葉緑素という緑色の色素が含まれている。植物は葉緑体で光合成を行い二酸化炭素と水から炭水化物を合成している。この葉緑素の化学構造は、赤血球の赤色の元である血色素《けっしきそ》の構成成分であるヘモグロビンの化学構造と瓜二つである。その化学構造はポルフィリン（テトラピロール環）というが、その中心に葉緑素ではマグネシウムが、血色素では鉄が存在している点が違うだけである。

当時は一般論として、葉緑素は骨髄組織の造血機能を賦活《ふかつ》するから造血効果があると考えられていた。ところで、牛や馬などの草食動物は緑の草しか食べないけれど、体内には赤い血が流れている。素朴に考えれば「緑の葉」が「赤い血」に変わると言える。この現象において森下は、直感的に腸で「緑の葉」から「赤い血」への変化が起こるのではないかと推察した。つまり腸管で、葉緑素の中心金属原子のマグネシウムが外《はず》れ、その代わりに鉄が嵌《はま》り込んで血色素に変わるのではないかという大胆な仮説を思い描いたのである。

そして、葉緑素が骨髄組織の造血機能を賦活するという定説に疑問を持ったのである。

森下によるウサギの骨髄血管結紮実験

骨髄造血説に対し不信の念を持っていた森下は、１９５２年よりクロロフィル(Chlorophyll)の造血作用が本当に骨髄機能を介するものかについて一連の実験を行った。１９５４年に森下は、「Chlorophyll 誘導体の血液組成因子に及ぼす影響に就《つ》いて(第一報)」という論文を東京医事新誌に掲載している。

森下は骨髄機能が停止した時、どのような現象が起こるのかを確かめれば、骨髄の造血機能が評価できると考え、動物実験による「骨髄機能停止モデル」を考案した。造血を行っているとされる骨髄の作用を封殺《ふうさつ》した時、どのような変化が起こるかについてのモデルの実験動物としてウサギを用い、ウサギの骨髄に出入りしている血管を結紮《けっさつ》してウサギの血液の変化を調べる実験を行った。１９５７年、森下は東京歯科大学生理学教室の助教授に就任し研究を続行した。森下は同じ年の１９５７年に、「ACTH,Cortison及びCobalt Chlorophyllin造血反応の本態に関する生理学的研究（第一報）骨髄動静脈結紮《けっさつ》家兎《かと》に於ける研究」として日本生理学雑誌に、「骨髄造血概念に対する反論的検証（第一報）長管《ちょうかん》骨《こつ》の骨髄血管を結紮したウサギでの実験」として歯科学報に、実験結果をそれぞれ論文として発表した。この実験の概要は次の通りである。

　森下は手術により、ウサギの四肢《しし》の骨髄に入る血管を結紮した【図3】。ウサギの骨髄容積を計算すると、骨髄血管の結紮により全骨髄容積の約90％の造血機能が無くなると試算された。残りの10％は脊椎・肋骨・胸骨などである。骨髄血管結紮によって、末梢血（血

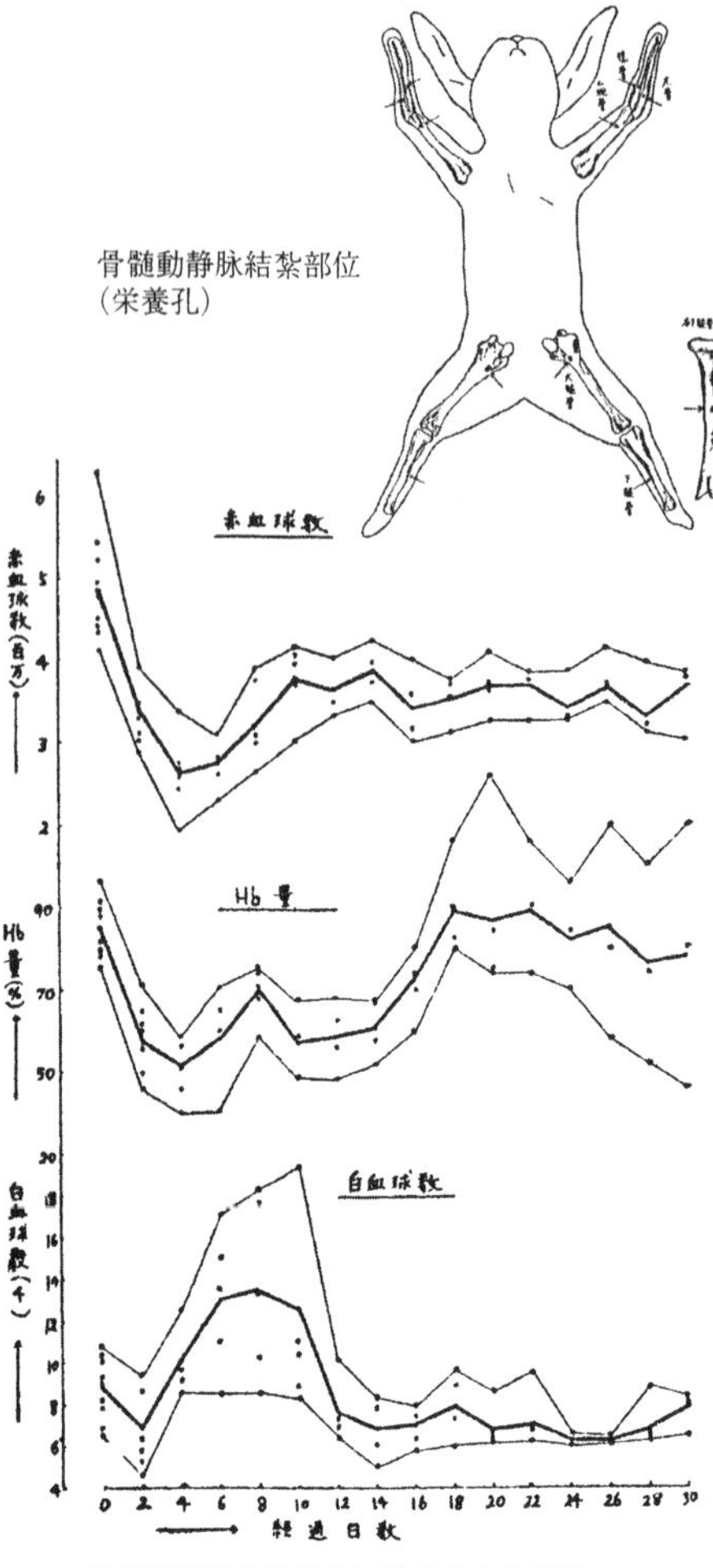

骨髄動静脈結紮家兎に於ける赤血球数、
白血球数及びHb量の消長

【図3】ウサギの骨髄血管の結紮
（森下敬一博士の論文より引用）

管の内を循環している血液）の赤血球数は減少し始め４～５日目に約40％になるが、10日から14日で血管結紮前の約70～80％に回復する。一方、白血球数は６日～10日で約２倍に増加するが、12日位に血管結紮前の値に回復する。赤血球数が減少する時には白血球数は増加しており、グラフにするとちょうど逆相関の関係となる。

この骨髄血管の結紮によって起こる赤血球数の減少は単純に考えれば骨髄の機能が停止したことが原因であると考えても説明できるが、白血球数の増加は骨髄の機能が停止したとすると理論上は減少するはずであり奇妙な結果といえる。森下は一般的な手術によるストレスで、どのような赤血球数と白血球数の変化が見られるかを実験した。すると、脾臓摘出・脳下垂体摘出・副腎摘出などの手術の時も、赤血球数の減少と白血球数の増加が見られた。この結果、骨髄血管の結紮による赤血球数の減少と白血球数の増加は、一般的な手術によるストレスによって引き起こされた単なる非特異的な生体反応であると結論され、この反応に対し骨髄は何ら関与していないことが推定されたのである。

これを確認するために骨髄血管を結紮後、骨髄を摘出して固定標本とし骨髄の組織像を調べてみると、血管結紮を受けた四肢骨の骨髄は脂肪組織が著しく増加しており、造血亢進の所見は全く見られなかった。一方、血管結紮を受けなかった肋骨や胸骨の骨髄は、理論上は造血が亢進しているはずであるのに、造血が亢進しているという所見は全く見られなかった。この所見により、骨髄血管の結紮によって起こる赤血球数の減少や白血球数の増加は、機能が残存しているはずの骨髄の働きではないと結論され、骨髄造血説に重大な疑問を突き付ける結果となったのである。

また、ACTH（副腎皮質刺激ホルモン）とCortison（副腎皮質ホルモン）は白血球増加作用があるとされており、この白血球の増加は骨髄の白血球造血を賦活する作用によるとされていた。またCobalt Chlorophyllin（コバルトクロロフィリン）は赤血球増加作用があるとされており、この赤血球の増加も骨髄の赤血球造血を賦活する作用によるとされてきた。このACTH・Cortison・Cobalt Chlorophyllin（CoCh）の三種の薬品を、骨髄の血管結紮を受けたウサギと何の手術も施さないウサギに投与して、赤血球数と白血球数を観察した。すると、どちらのウサギもほぼ同様の赤血球数の減少と白血球数の増加を示した。これらの薬品の投与により、ウサギは骨髄の機能が封殺されていても赤血球数の減少と白血球数の増加を示すという結果から、その薬理作用は骨髄機能を介するものではないことが証明された。

森下は日本生理学雑誌の論文において、考察で次のように述べている。

「骨髄動静脈結紮と云う条件負荷によって発現する赤血球減少及び白血球増多は、『骨髄造血』の概念によっては到底解決されない現象であり、又、ACTH、Cortison、CoCh 増血反応が骨髄動静脈結紮時においても、健常時と酷似して発現することは、この場合骨髄機能の関与を必要としないことを明らかに示唆している。

そして、これ等の実験結果は、ACTH、Cortison、CoCh 増血反応が骨髄の機能的介入を必要としないことを意味するばかりでなく『骨髄造血説』そのものに対する疑義をも内包するものである。

現在著者等は、千島の『消化管造血説』を支持する積極的な実験根拠を持ってはいない。

しかし、広い生物学的体系や系統発生的な考察を通して『血球の起源』を検討するとき、『骨髄造血説』に関する数多くの疑点や盲点を発見しうると共に『消化管造血説』の妥当性が自ら、しかも克明に理解されるのである」

森下が行った、ウサギの骨髄動静脈結紮という新しい生理学的な実験手法による結果は、骨髄造血という既成学説に大きな疑問を突き付け、千島の腸管造血説に対して大きな支持を与える結果となった。

森下によるカエル離体心実験

森下は研究の続きとして1957年、『ACTH, Cortison 及び Cobalt Chlorophyllin 増血反応の本態に関する生理学的研究（第二報）離体心臓灌流《りたいしんぞうかんりゅう》血液における検索』という論文を歯科学報という雑誌に発表した。離体心臓灌流とは、ガマガエルから心臓だけを取り出し、心臓から出る動脈と心臓に入る静脈を細いチューブの回路でつなぐとしばらくの間、心臓は自動的に拍動し血液を流し続けることができるという心臓の循環モデルである。この循環モデルは薬品の心臓への影響を調べる実験でよく使われる。この離体心臓の中を流れている血液は骨髄の影響を受けないから、ある薬品が骨髄の影響を介して作用しているかどうかを判定する最良のモデルともなるのである。この点で、森下は素晴らしい動物実験モデルを思い付いたと言える【図4】。

実験で森下は離体心臓の中を流れる血液中に、それぞれACTH、Cortison Cobalt Chlorophyllin を加えて赤血球数と白血球数の変化を観察し4時間の変化を追跡した。

Fig. 1. The experimental preparation of the blood circulation through the heart when separated from the body on toad.

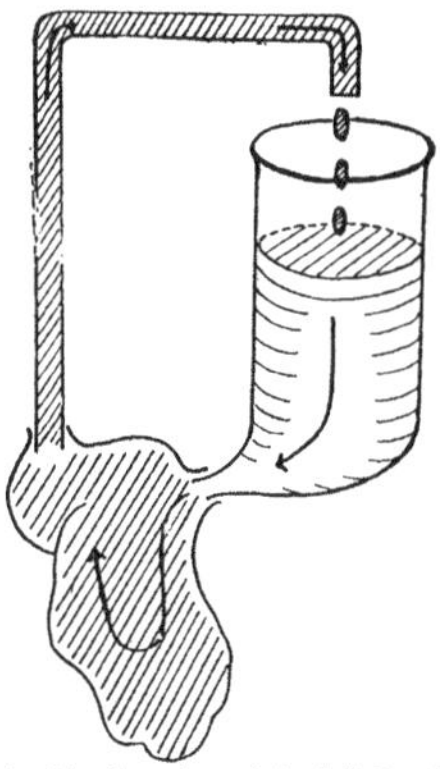

The circulating blood was heparinized (0.2mg/1.0ml)

【図4】カエルの離体心
（森下敬一博士の論文より引用）

ACTHでは著明な変化は見られなかった。Cortisonでは赤血球数は一時増えて減少し、また増加した。白血球数は増加してから後に減少した。Cobalt Chlorophyllin では赤血球数はわずかに減少したが、白血球数は約1・7倍に増加した。この結果、CortisonやCobalt Chlorophyllin が血球数に与える変化は骨髄を介して作用するという定説は誤りであることが判明した。これらの薬品が骨髄を介して作用しているのなら、骨髄のない離体心臓灌流の条件下では血球数の変化は起こるはずがないからである。

　では、Cobalt Chlorophyllin などで白血球数が増加するのはなぜであろうか。一般的な常識では、赤血球や白血球は高度に分化した終末細胞（end cell）であり、増殖能はおろか他の細胞に転化したり分化したりすることはあり得ないとされてきた。しかし、ここで森下は定説に真っ向から反対し、「白血球は赤血球に起源する」という結論に達し、考察で次のように述べている。

「血球が end cell（終末細胞）であるとの考え方は、これらの血球が容易に細胞分裂を示さないところから来ているように思われる。森下らが支持する千島氏の見解によれば、血球は非常に広範囲なそして驚くべき潜在能力を持っており、生体のあらゆる組織細胞に分化してゆくのである。したがって血球が最高度に完成された細胞などとはとても考えられない。また生体のあらゆる組織細胞が血球の分化によって造られたとすると、いわゆる mitosis（細胞分裂）による組織増殖も不必要であるし、事実 mitosis は一般に信じられているよりもはるかに稀な現象なのである。mitosis が normal な組織細胞増殖の基本的な在り方であると吾々《われわれ》は教えられてきたが、実際に多くの組織標本を検討してみて、いわゆる分裂像と呼ばれるものがいかにも少な過ぎることに不審の念を抱かされるのである。おそらく mitosis は細胞増殖の基本的な在り方ではあるまい。それに加えて千島氏および森下らは白血球が赤血球それ自身に由来する証拠をとらえ、細胞分裂以外の方法で異種細胞からも細胞は容易に新生する可能性を明らかにした。これとまったく同様な考え方で、O・B・レペシンスカヤ（O.B.Lepeshinskaya）、O・P・レペシンスカヤ（O.P.Lepeshinskaya）、千島、佐藤その他の先人諸氏は、すでに細胞構造をもたない生きた物質から細胞が新生する事実を挙げている。

このような観点から血球がend cellであるという見解には賛成できないし、また細胞分裂が細胞増殖の基本的在り方であるとの考えも支持できないのである。

千島氏および森下らの見解ならびに観察によるとmyeloblasts（骨髄芽球）、lymphoblasts（リンパ芽球）などは、正常状態では赤血球に由来する成熟細胞であるし、またこれらの分裂増殖像はほとんど見られない。それにこの離体心臓標本のどこにもかような造血機構は存在せず、ゆえにこの場合の白血球増加機転について、既成概念ではどうにも説明がつかないのである。

したがってこのin vitro（試験管内）の造血効果を理解するために、千島氏や森下らによって立証されたまったく新しい造血概念が導入されなければならないのである。それは『白血球は赤血球に起源する』という見解で、これによってin vitroの血液における白血球増加現象もしごく合理的に受け入れられるのである」

森下は離体心臓モデルを使用した生理学的実験によって、白血球が骨髄作用を介さずに増加する現象を証明し骨髄造血説の矛盾を鋭く指摘したのである。

森下は赤血球から白血球が生まれる場面を動画に記録

森下はクロロフィル投与時の白血球増加が、どのような機転で起こっているかを顕微鏡下で観察した。クロロフィルの薬理作用により、白血球の細胞分裂が引き起こされている可能性も否定できないからである。この結果、白血球増加は細胞分裂によって起こるのではなく、赤血球がその細胞質を遊離した物体から白血球が新生するという意外な事実に遭遇した。よく観察すると、この現象はクロロフィルを作用させなくても起こることもわかったのである。この所見は、以前に千島がニワトリなどで観察した現象と同じものであった。森下はこの研究結果を1957年に、「赤血球の細胞質放出現象とその生理的意義―白血球の起源に関する新しい概念について―」という論文で歯科学新報という雑誌に発表した。森下は、この論文でカラー写真を含む44枚の顕微鏡写真を掲載し、ガマの有核赤血球が放出した細胞質が白血球に変化する現場を示したのである【写真16】。森下は考察で次のように述べている。

「まず最初に、上述した赤血球の細胞放出現象はすでに古く、千島喜久男氏によって詳細に報告されたことがらであることを記し、そのすぐれた洞察に心から敬意を表したい【写真17】。そして、その豊富な報告の内容についてはまだ充分な検討をしえない現状であるため、ひとまず吾々の観察の結果を述べたしだいである。

【写真16】ガマの有核赤血球からの白血球放出
（森下敬一博士の「血球の起源」より引用）

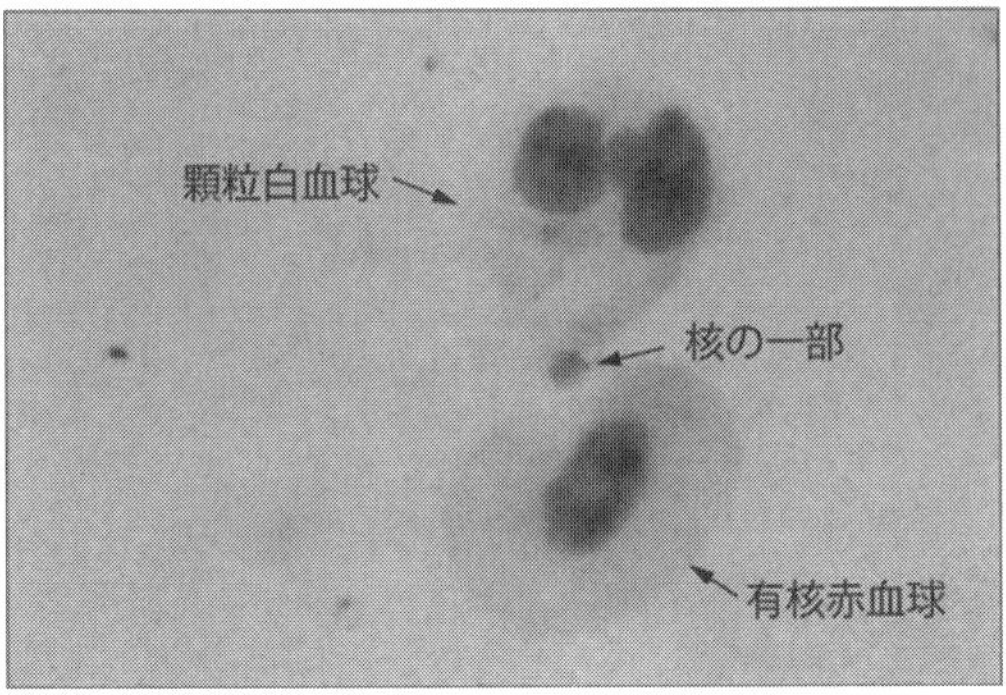

上方にあるのはカエルの顆粒白血球、下方の赤血球の核の表面から発芽がスタート。その証拠に、新生顆粒白血球の尾部に核の一部がくっついている。また、この顆粒白血球の核が独立すると琳巴球になる。

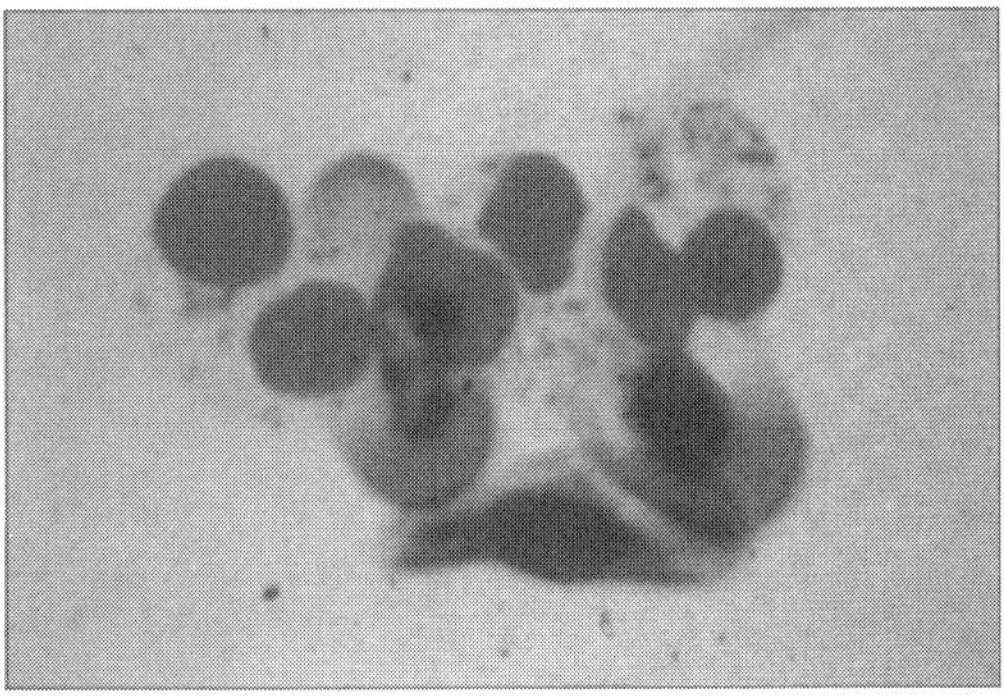

３個の赤血球をスライド・ガラスの上で押し潰して、細胞質が外に飛び出し、それら全てが顆粒球の形をとっている。それぞれに２つずつの核が存在し、顆粒白血球の核がそれぞれ独立すれば琳巴球になる。そして３つの赤血球の膜と核だけが残っている。

【写真17】カエル赤血球の細胞質放出による白血球化
(千島喜久男著「血液と健康の知恵」より引用)

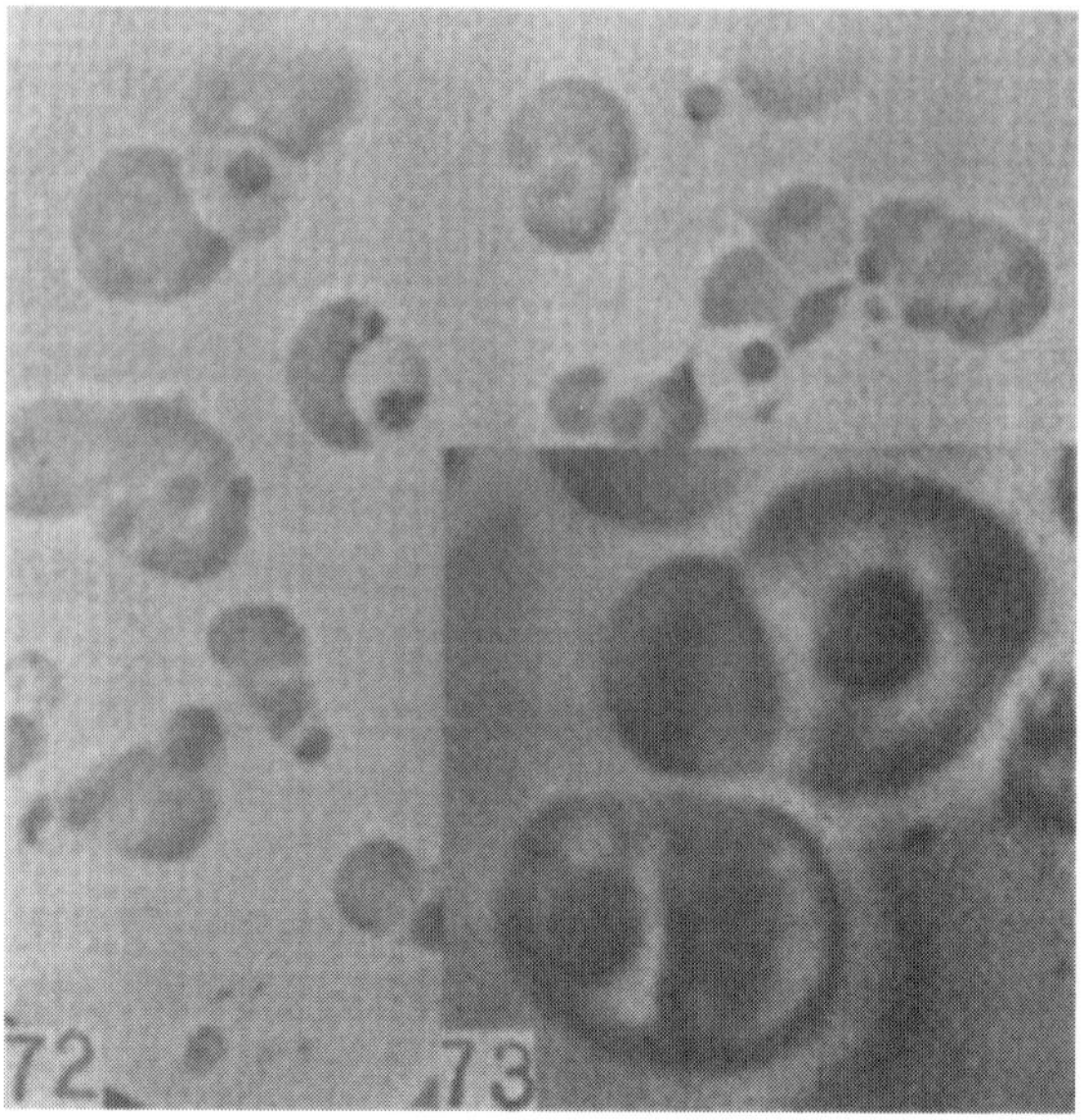

72：カエル赤血球の細胞質放出による白血球化（位相差顕微鏡）（千島原図）
73：同上一部拡大
２個の細胞の右半分は赤血球、左半分は放出細胞質による出芽。

むろん、氏の叙述するところとは原則的に一致しており、氏の見解に対しては我々がいままで明らかにしえた範囲においてまったき賛意を表する。（中略）

赤血球の可逆的分化説の観点にたって、千島氏は骨髄造血説を忌憚《きたん》なく批判検討しており、吾々もまた骨髄造血説がVirchow 的細胞観の産み落としたひとつの副産物であり生物生活史の大系に背いた論理的飛躍の上に成立していると考え、また実際いくつかの生理学的な検討から、この学説の不合理性を実証してきた。

ひるがえって、白血球が赤血球から発芽その他の形式を踏んで新生するものであるとの新事実は、当然の帰結としてこの骨髄造血説批判の有力な一資料を提起することになろう。なぜなら骨髄造血とりわけ骨髄の白血球生成概念だけは少なくともこの新事実によって明瞭に否定されるからである。

赤血球造血の問題はいずれ別報するが、吾々は千島氏の腸管造血説を支持する二、三の data をもっており、またこれは生物学的論理の上から骨髄造血説よりも、はるかに普通妥当性を有するものなのである。

かくして、冷血動物と、温血動物のいかんを問わず健常な生体は腸管で赤血球を新生し白血球は赤血球から生れ、この白血球はあらゆる固定組織に分化してゆくのである」

赤血球から白血球が生まれるという現象を千島に次いで発見し、それを論文として発表した森下はさらに研究を進め、日常臨床で使われている白血球の算定法に大いなる矛盾があることを発見した。白血球の算定法は通常、耳や手の静脈から採血した血液内の赤血球や白血球の数を算定する。現在では1㎣の容積中の赤血球や白血球の数を基準としている。

赤血球数は1㎣中に400～500万個、白血球は1㎣中に4、000～8、000個くらいが正常値とされており、赤血球数の方が白血球数より圧倒的に多い。このため、白血球数を算定する時はチュルク液という特殊な液を使用する。チュルク液は氷酢酸《ひょうさくさん》・1％ゲンチアナ紫・精製水から出来ている。氷酢酸は赤血球を溶血させる働きがあり、1％ゲンチアナ紫は白血球の核を染める働きがある。溶血とは赤血球の膜を破裂させて、赤血球を破壊することをいう。赤血球が破壊されてなくなり白血球の核が染まるので、顕微鏡で白血球数を算定しやすくなる。以前は、チュルク液を混ぜた血液を顕微鏡下に直接目で見て算定していたが、今は機械が算定する。しかし基本原理は同じである。

　赤血球から白血球が生まれるという現象を知った森下は、白血球算定の際にチュルク液により破壊された赤血球から白血球が生まれて、実際に血液中に存在する白血球数より多い数として算定されているのではないかと考えた。これを検証するために森下は、正確な末梢血中の白血球数を算定するために、チュルク液に替わる固定液を独自開発し森下法と名付けた。森下法では、固定液としてオスミウム酸とクエン酸ナトリウムを一定の割合で混合した蛋白凝固剤で採血直後に赤血球が溶血しないように固定してから、ゲンチアナ紫で白血球の核を染めて白血球数を算定する。

通常のチュルク液による白血球数算定と森下法による白血球数算定でウサギとヒトの白血球数を調べて比較してみると、森下法では通常の方法の20％前後の白血球数しか算定できなかった。この実験結果から判断すれば、通常の方法で算定されている白血球数のうちの約80％が破壊された赤血球の細胞質から新生したものであるという結論になる。現在、正常人の末梢血の白血球数は1㎣中に4、000～8、000個が正常値であるとされているが、実際には、1、000～2、000個程度が正常値であることになる。

森下は赤血球から白血球が生まれてくる状態を動画に撮影した。この動画はヒキガエルの赤血球からリンパ球が飛び出して新生してくる状態を明瞭に示している。当時、顕微鏡写真の動画撮影は今とは大違いでかなり大仕事であり、森下は研究室に泊まり込み何日も徹夜してようやく撮影に成功した。森下は1958年9月、第127回東京生理学談話会でこの動画を発表した。

白血球核左方移動の嘘

私が千島と森下の学説を支持するきっかけとなったのは、1960年に出版された森下敬一著の『血球の起源』という著書の次のような文章を目にした時からである。

「顆粒白血球における核型《かくけい》については、桿状核《かんじょうかく》を幼若型とし、この核型の細胞が比較的増加する場合を『核の左方移動』といい、また成熟型という分葉核《ぶんようかく》の細胞が比較的増加する場合を『核の右方移動』と呼んでいる。前者の代表的な疾患には急性腹膜炎があり、そして後者には悪性貧血があるという。しかし顆粒白血球における核型の意義は、一般に考えられているほど重要ではない。それは極めて易変性《いへんせい》に富み、概《がい》して分葉核型をとるものの方が幼若なのである。既成概念では、桿状核型を幼若型としているが、赤血球から発芽する顆粒白血球のほとんどが分葉核であることを、とくに強調しておかねばならない」

定説では、顆粒白血球は核の形が円形のものが一番若く、成熟するに従って核がいくつかに分葉していくとされている。私は医師になりたての頃、ヒトから採血した血液を、採血直後から一定時間放置した後の顆粒白血球の核の形がどのように変化するかを調べてみた。すると顆粒白血球の核の形は時間が経過するに従って、分葉したものは減少し桿状や円形の形のものが増加していた。定説に従うなら、時間が経過するにつれて若い顆粒白血球が増加するという矛盾した現象が起こっていたのだ。時間がたてば成熟した分葉型の核を持った白血球が増加するはずなのに、現実には逆の現象が起こっていたのだ。

これは、ずばり森下が指摘した通りであった。また、この現象は「顆粒白血球幹細胞論」を提唱した山崎正文の観察所見とも完全に一致する。前述したように山崎は、顆粒白血球の核は時間と共に単核化（分葉した形から丸い核となる）し、単核球、組織球、線維芽細胞へと連続的に変化する事実を観察していたのである。

この時まで私は千島や森下の学説を支持していたとは言っても、何となく彼らの学説は正しいのではないだろうかという漠然とした親近感を持っていたに過ぎなかった。しかし、この実験的事実を観察したことにより、千島と森下の学説は絶対に正しいという確信に近い信念を持つようになった。私はこの実験的事実から、直感的に現代の血液学の学説に根本的な矛盾があることを知ったのである。炎症反応における「核の左方移動」は、現在でも医学部の教科書に臨床医が知らなければならない重要な基本事項として、後生大事《ごしょうだいじ》に記載されている。「教科書には明らかな嘘が書いてある場合がある」という事実を知ったのは、医師になりたての私にとって貴重な体験であった。

炎症により白血球が増加する原因は、定説では骨髄より白血球が動員されるためとされているが、実際は炎症の原因となる組織障害因子の作用により赤血球から白血球への分化が促進されることと、もう一つには白血球の組織細胞への分化が阻害され分化不十分の白血球が停滞するためではないかと私は推定している。流れ作業の工場の中でベルトコンベアーの動きが速くなった上に一部で速度が鈍れば、そこに未完成の製品が山積みになる。この様な場面を考えればよいと思う。炎症が劇症化すると白血球数はむしろ減少する。これは炎症の原因となる組織障害因子の作用が強度になると、その作用が全身に及び赤血球から白血球への分化が阻害されるためではないだろうか。これは私が考えた仮説である。

森下敬一の国会証言

森下の業績は1957年3月24日の中部日本新聞（中日新聞）に大きく報道された。この頃より、千島や森下の研究成果が新聞や週刊誌などのマスコミに取り上げられ世間の注目を浴びるようになった。

1966年（昭和41年）4月7日、森下は第51回国会・衆議院科学技術振興対策特別委

員会に参考人として喚問され「対癌科学に関する問題」について意見を求められた。この時の参考人は、吉田富三（癌研究会癌研究所所長）、東昇（京都大学ウイルス研究所教授）、牛山篤夫（茅野病院長）、森下敬一（東京都葛飾赤十字血液センター所長）の4人であり、説明人は久留勝（国立がんセンター病院長）という、癌の研究と臨床の第一人者ばかりであった。これは当時、千島や森下の唱えた新説がいかに世間から大きな注目を浴びていたかを端的に示す事実であり、腸管造血説が国政レベルで検討するべき重要事項と見なされていたのである。この国会の席で森下は、

「我田引水《がでんいんすい》になるかもわかりませんが、この癌問題というのは、私達が十年ほど前から提唱しております新しい血液理論（千島・森下学説）というものを土台にしなければ、本当の対策というものは立てられないのではないか？というような考え方を持っております。

私達の新しい血液理論というのは、我々の体の中を流れている赤血球という細胞が腸で造られ、腸で造られましたこの赤血球が体の中を循環いたしまして、そして体の中のすべての組織細胞に変わっていくということであります。皮下脂肪組織も、それ

から肝臓の細胞も、あるいは骨髄の細胞もぜんぶ赤血球から造られております。この腸で造られる赤血球の素材は食べ物でありまして、簡単に俗っぽい表現の仕方をしますと『食は血になり、血は肉になる』という考え方であります。この『食は血になり、血は肉になっていく』という考え方が、今の医学理念の中に存在しておらないということこそ、現代医学をして一つの壁にぶつからしめている非常に大きな原因であると考えております」

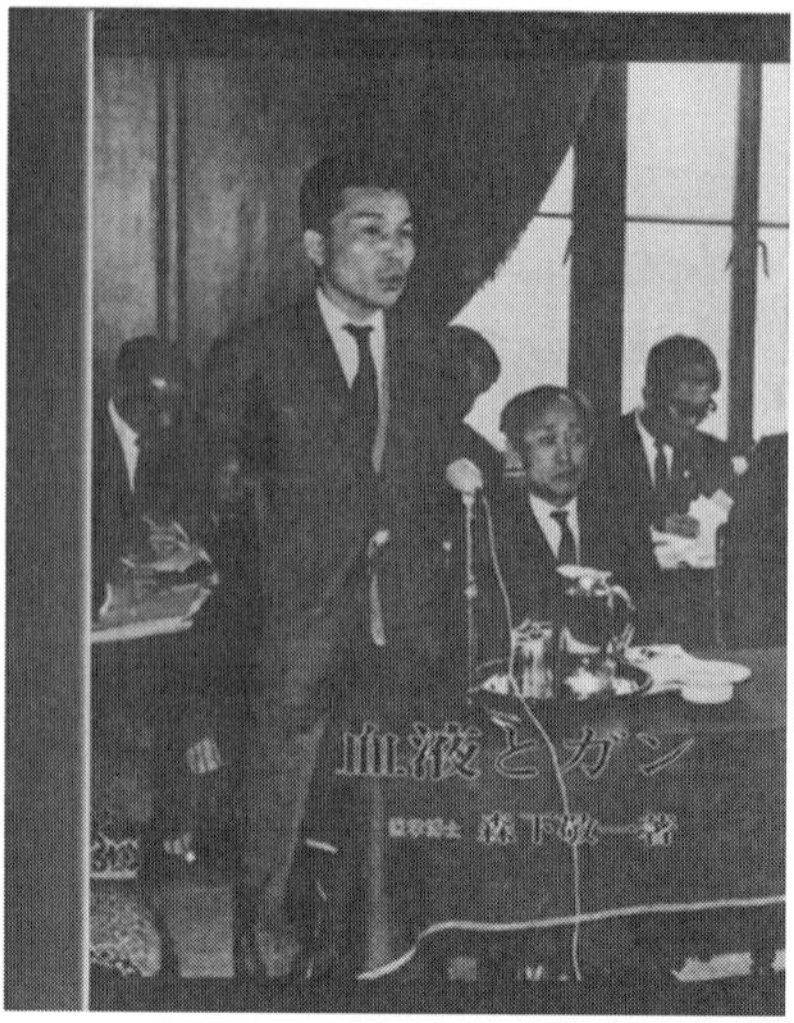

【写真18】国会で証言する森下敬一博士
（森下敬一著『血液とガン』より引用）

と述べた。次いで、自らの血液理論を堂々と展開した森下は結論として癌は血液の質が悪くなったために起こる全身病であり、治療法としては食べ物を植物性のものに切り変える必要があると証言した**【写真18】**。

第八章
骨髄移植による骨髄造血幹細胞発見

腸管造血説の凋落

おそらく森下が国会で証言したこの頃が、千島と森下の学説が世間に注目された最盛期であった。国会証言の後、千島と森下の学説は生物学や医学の学会からは一層冷やかな目で見られるようになり、学会発表の機会は閉ざされ、主な学会の雑誌から千島と森下の論文は掲載を拒否されるようになっていった。生物学や医学の専門家たちの態度は、学問的な議論を戦わそうという態度ではなく、議論する価値も無いと一方的に無視する最も陰湿な態度であった。

これは新学説が一時的に世間から受ける批判などという生易しいものではなかった。トンデモ学説、疑似科学、オカルトなどとありとあらゆる罵声が千島や森下に対して投げかけられた。そして現在も千島や森下の学説を信じることは、あたかも心霊現象やUFOを信じることと同じであるといった批判を受けるような始末である。これは世間の無理解ということもあるが、ある程度はやむを得ないことであった。なぜなら、外国で当時の生物学の一般的常識から判断すれば、骨髄造血説を証明する決定的とも言える証拠が発見されたからである。骨髄からあらゆる血液細胞に分化する造血幹細胞《ぞうけつかんさいぼう》が発見されたのである。これにより、千島と森下によって骨髄造血説側から腸管造血説側に振れかけていた造血論争の振り子は、再び骨髄造血説側に振れたまま止まったのである。

骨髄造血幹細胞発見の報が世界に伝わるとともに、血液学者の間では骨髄造血説は不動の理論として定着し、「造血の場の問題は議論する必要のない解決済みの問題である」と見なされる状態になってしまったのである。現在の生物学者や医学者は、以前に腸管造血説という学説が存在したという歴史すら知らない人がほとんどである。

千島は1963年、岐阜大学を定年退官後、名古屋商科大学で教鞭を取りつつ各地で講演し、自らの学説についての理解と普及に努めた。また、千島喜久男選集（全10巻）を初め精力的な執筆活動を行った。千島は最後まで、自らの学説が正しいという信念を曲げなかった。１９７８年10月に、千島は胃潰瘍《かいよう》の穿孔《せんこう》による腹膜炎で78歳で亡くなった。

森下は東京歯科大学助教授から東京都葛飾区赤十字血液センター所長に転出した後、１９７０年より東京都文京区本郷に「お茶の水クリニック」を開設し、食事療法を中心とした新しい医療を展開し成果を上げている。最近では、「末梢血液空間理論」や「経絡造血理論」など、革新的な医学理論を提唱している。

血液細胞の由来についての歴史的考察

血液細胞はどこで造られるのかという造血臓器の問題と並んで、赤血球・白血球・リンパ球・血小板などの多種の血液細胞はどんな細胞からどのように分化してくるか、という問題は古くから生物学者や医学者の興味の的であり、様々な研究が行われ、多くの学説が唱えられてきた。血液細胞には大元《おおもと》に一個の細胞が存在し、その細胞からすべての細胞が生み出されるのではないかという発想を最初に思いついたのは、ロシアの発生学者アレクサンドル・マキシモフ（１８７４〜１９２８）である。これは、今日でいう造血幹細胞と全く同じ発想である。

マキシモフは1924年の論文の中で、胎生期造血の観察からリンパ球ないし類リンパ球（リンパ球様の細胞）が大元の血液細胞であり、すべての血液細胞に分化する能力を持ち、適当な刺激によって赤芽球、顆粒白血球、単核球に分化するという学説を唱え、この細胞を血液母細胞《ぼさいぼう》（hemocytoblast）と名付けた。「多様な血液細胞は唯一種類のリンパ球様の血液母細胞から分化する」と唱えたマキシモフの学説は一元論と名付けられた。マキシモフの一元論はその後、アメリカのシカゴ大学の解剖学教授であったウィリアム・ブルーム（1899〜1972）によって支持され、標準的な組織学の教科書に定説として記載されていた。ちなみに、ブルームは千島と同じ年に生まれている。マキシモフとブルームの一元論は、現代の21世紀の定説となっている新一元論とほとんど同じ内容であり、20世紀初めの乏しい実験条件の下で、現在の進んだ生命科学の研究から導き出された結論と同じ回答を引き出していたのである。恐らくマキシモフもブルームも顕微鏡観察の底知れぬ天才であったのであろう。

その後、多くの学者が、このマキシモフとブルームの一元論に対して反対し異なる学説を唱えた。それは、血液細胞は系統によりそれぞれ独自の幹細胞を持つと主張する学説で、学者により何種類の幹細胞が存在するかについては見解が分かれ、それぞれの学者の主張により二元論、三元論、多元論などが展開された。いずれも形態学的研究が中心で、顕微鏡下の血液細胞の形態の微妙な相違に着目して血液細胞を分類し、どのような細胞からどのような分化過程をたどり、どのような細胞になるかについて推論し、各々の学者が我説こそ真説なりと自説を主張して譲らなかった。

日本では血液学の三大学閥がそれぞれ異なった学説を主張して対立した。東京大学病理学教室から名古屋大学へ移り一派をなした勝沼精蔵は、二元論を主張した。東京大学内科学教室より一派をなした小宮悦造は、三元論を主張した。京都大学病理学教室の天野重安に連なる一派は、多元論を主張した。顕微鏡下の染色した血液細胞の形態学的な鑑定は、絵や刀などの骨董品《こっとうひん》の鑑定と似た側面を持っている。結局、学会で経験豊かな熟練者と認められた人が「こうだ！」と言えば、よほど自らの眼力に自信のある者でなければ「いや、違う！」と異論を唱えることは困難な世界である。山崎正文や千島喜久男は自らを信じて異説を主張したが、結局は学閥の壁に阻まれた形になった。血液細胞の由来についてのこのような学説の乱立状態を見て千島は、著書の中で次のように述べている。

「骨髄諸要素や、骨組織中の諸細胞の系統関係（genesis）については、血液研究者の意見は実に異説紛々《ふんぷん》たるもので到底その記述の繁《はん》に耐えないものがある。私たちが従来の研究成果について真面目に骨髄諸要素の系統関係（genesis）を一つのまとまったものに系統立てようとすれば、全く去就に迷わざるを得なくなる。骨髄像が極めて複雑であるためとはいえ、真実には一つの正しい系統があるべきなのに、殆ど凡ての研究者は、各人各様の異説をもち、統一を欠いている。血液学に於けるこの現状は、恐らく生物学の他の如何なる分野にもその例を見ない混乱ぶりである。これは結局、骨髄造血に関する研究技術や材料の相違によるのではなく、正しい方法論の確立がないために各人各様の主観的解釈を下し、しかも事実との不一致を深く追求せず、ウィルヒョウ流の細胞説に捉われ、且《か》つ多元的、前生説的《ぜんせいせつてき》な観方《みかた》に支配されているためだと判断するほかはない」

前生説とは、発生の諸過程はすべてすでにできあがっていると考える哲学的ないし生物学的な立場である。血液細胞でいえば、血液細胞の分化過程は初めから決定されており、基本的ないくつかの幹細胞が存在し、その間に相互の分化転換はないと考える見方を言う。

前生説と反対の立場が後生説で、血液細胞は周りの環境によって比較的自由に分化転換してその姿を変えると考える立場である。天野の思考の根底にあるのは多元的な前生説であり、山崎や千島は一元的な後生説《こうせいせつ》である。お互いに妥協できるはずはないのである。

骨髄移植と骨髄造血幹細胞の発見

1950年代において、骨髄で血液が造られていると考える骨髄造血説は医学生物学の定説ではあったが、残念ながらその学問的な根拠は曖昧なままであった。顕微鏡での骨髄の固定標本や塗抹《とまつ》標本（採取した骨髄液をガラス上で乾燥させ染色したもの）の静止画像で、これが造血細胞であると思われると言っているだけが根拠であった。固定され染色された細胞の静止画像をどのように評価するかは、それを見る人の主観に左右され様々な解釈がなされ、大まかに骨髄が造血臓器であるという合意はあったが、どの細胞がどのように分化してゆくのかについては多くの説があって混乱状態であった。

千島や森下が腸管造血説を唱え骨髄造血説の矛盾を指摘すると、骨髄造血説は一瞬揺らぐかに見えた。しかしながら、1961年にカナダの血液学者アーネスト・マカロックと放射線生物学者ジェームス・ティルが実験的に骨髄中に造血幹細胞の存在を証明し、その情報が世界に伝わると、世界中の学者から骨髄造血説は承認され、あたかも完璧に証明されて、これ以上の議論は不要な定説であるかのように認知されてしまったのである。以下にその経緯を示す。

現在、癌の三大治療法の一つである抗癌剤（化学療法）は、戦争で使われた毒ガスによって血液中の白血球が減少することにヒントを得て誕生した治療法である。癌治療のもう一つの柱である放射線療法も、広島と長崎の原爆被爆者の血液や腸や皮膚など増殖が盛んな細胞が、放射線の影響を受けやすいという経験からヒントを得て誕生した。原爆の被爆による放射線の細胞増殖阻害作用が明らかになったため、細胞増殖が盛んな癌細胞に対して放射線が治療効果を持つのではないかと予想されたのである。１９５０年代から悪性腫瘍に対する放射線治療が試みられるようになり、ホジキン病など一部の悪性腫瘍に対してはかなりの治療効果が証明された。また、１９４０年代の後半から放射線被曝が生物に与える影響を調べるために、多くのマウスが実験に使用された。その結果、マウスに対して一定以上の放射線を照射すると死亡し、その原因は血液細胞の著明な減少にあることも判明した。当然、放射線被曝による血液細胞の顕著な減少のため死を運命付けられたマウスに、造血臓器である骨髄細胞を注入してやると救命できるのではないかという発想が生まれ、実際に他の同系統（遺伝的に同じという意味で純系とも言う）のマウスの骨髄細胞を被曝マウスに注入すると救命できたという報告が、１９５１年には論文として報告されている。この実験結果が、後の骨髄移植による白血病治療につながってゆくのである。

カナダのトロントの血液学者アーネスト・マカロックは白血病の研究をしていたが、放射線が白血病などの悪性腫瘍細胞に与える影響についても興味を持っていた。当時、一般的に癌細胞は正常細胞より放射線の影響を受けやすいと言われていたが、ある学者が癌細胞も正常細胞も同じように放射線の影響を受け、癌細胞だけが放射線に弱いという事実はないという研究結果を報告した。もし、この研究結果が正しいとすると、癌に対して放射線療法が有効であるという根拠を否定することになるのである。この研究に興味を持ったマカロックは放射線生物学者であったジェームス・ティルを誘って１９５９年から共同研究に乗り出した。

マウスに致死量である約1、０００radの放射線を照射すると、しばらくして血液細胞は激減し白血球がなくなって感染症にかかり、二週間くらいで死んでしまう。rad（ラド）は物質が単位質量あたり放射線によって吸収したエネルギーを示す。１９８９年より名称が変わり、Gy（グレイ）が使われるようになった。１Gy＝１００radである。マウスでは骨髄と並んで脾臓も造血器である。解剖してマウスの造血器である脾臓を取り出してみると、脾臓は紙のように薄くなっている。放射線障害による早期の死は多くの場合、血液細胞の枯渇による感染や出血に起因することは、原爆の悲惨な記録からもわかることである。

マカロックとティルは、致死量の放射線を被曝し放置すれば死亡するマウスに対して、どの位の量の骨髄細胞を他のマウスから注入（移植）すれば救命できるかを調べることにした。放射線被曝マウスを救命できる骨髄細胞の量は実験的に決定できる。やり方は、放射線被曝マウスの尻尾《しっぽ》の静脈に、同系統のマウスを屠殺してその骨髄細胞を取り出して注射するのである。放射線被曝マウスを救命できる骨髄量が決まれば、注入する骨髄細胞に放射線を照射し、被曝した骨髄細胞がどの程度に放射線被曝マウスを救命できるかで、正常細胞である骨髄細胞への放射線の生物学的影響を測定できると考えたのである。

１９６０年４月、マカロックはマウスの骨髄移植を繰り返していたが、その日は興味に駆られていつもより早めにマウスを屠殺して、造血臓器である大腿骨と脾臓を観察した。すると脾臓に白い塊（コロニー）がいくつかあるのが見られた。その光景はあたかも悪性腫瘍の転移のようにも見えた。驚いたマカロックがこの塊（コロニー）を形成する細胞を顕微鏡で調べてみると、赤芽球（赤血球の母細胞）、顆粒白血球、巨核球（血小板の母細胞）が見られた。このことから、マカロックは注入した骨髄細胞からあらゆる種類の血液細胞が分化してくるのではないかと推定した。注入した骨髄細胞数と脾臓に形成されたコロニー数は正比例の関係にあるので、一個のコロニーは一個の細胞から形成されたものと推定した。この推定は、染色体分析という方法で再確認された。染色体分析とは放射線を照射されたマウスに時々起こる染色体異常を目印（マーカー）として、この目印を持ったマウスの骨髄細胞を注射してできたコロニーは一個の細胞から出発したことが確認できるという原理である。いずれにしても、一個の骨髄

【図5】マウス脾コロニー形成法
（三浦恭定著「血液幹細胞」より引用）

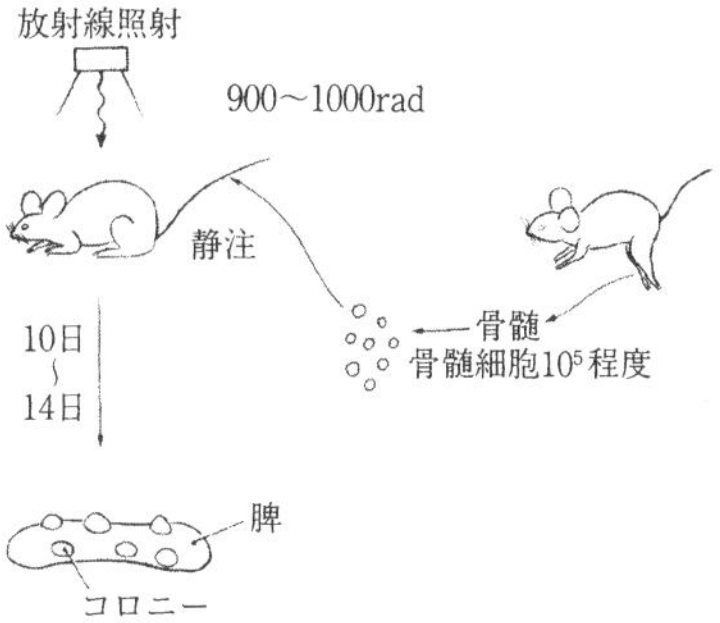

【写真19】右はマウスの脾コロニー、左は正常な対照
（三浦恭定著「血液幹細胞」より引用）

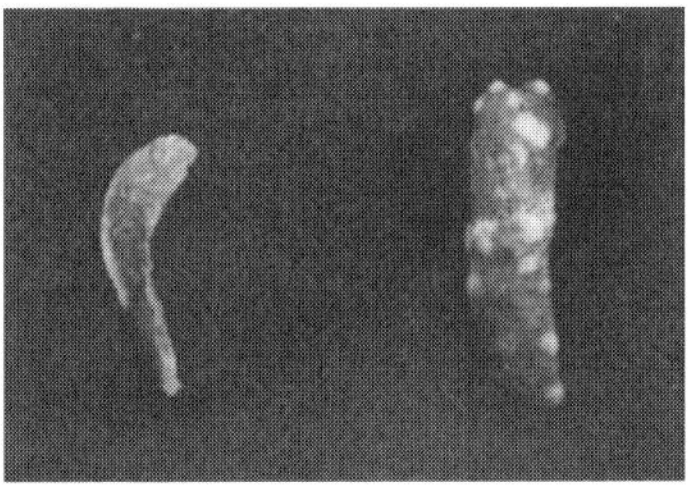

骨髄細胞を移植後９日目の脾をブアン液で固定したもの。コロニーが白く浮出してみえる。左の脾は非移植対照でコロニーがない。

細胞から赤血球・白血球・血小板に分化する造血幹細胞が存在することが動物実験で証明されたのである。この細胞を脾コロニー形成細胞（CFU-S.colony forming unit -spleen）と名付けた。cell ではなく unit と名付けられたのは、最初は一個の細胞から分化して来るという実験的証明がなかったからである【図5】【写真19】。

１９６１年、マカロックとティルはこの実験結果を『正常マウス骨髄細胞の放射線感受性の直接測定』という題名の論文として発表した。その内容は、研究の最初の目的通り、「正常細胞でも癌細胞でも同じように放射線によって障害される」という事実を証明したものであった。しかし、それよりも骨髄の造血幹細胞の存在を実験的に証明したことの方が、大きなインパクトを世界に与えたのである。この発見こそ、現在の生命科学の最先端とされる幹細胞研究の輝かしい第一歩であった。

ただこの段階では、骨髄に造血幹細胞の機能を持った細胞が存在していることは証明されたが、ではどの骨髄細胞が造血幹細胞であるかという形態学的な証明はなされたわけではなかった。しかし当時は、造血幹細胞の形態学的な証明はすぐにでも明らかになるであろうと考えられていた。ところが、最初は容易であると思われていた造血幹細胞の形態学的な証明は困難を極めた。結局、１９９０年代になって、ある程度解明されたが、実は厳密な意味では21世紀の今日でも造血幹細胞は形態学的には完全には証明されていないとも言える。それどころか最近は研究が進むにつれて、造血幹細胞という概念自体が再検討の必要があるとも思える現象がいろいろ湧き出てきたのである。

幻の幹細胞を求めて

ところで造血幹細胞という細胞がどのような細胞であるかを定義すると、最低限次のような条件を満たす細胞であることが必要である。

① 完全に未分化な細胞である。
② 細胞分裂を繰り返して血液細胞に分化する。
③ 細胞分裂の時、一方の細胞は自己複製をして同じ未分化な状態に留まる。

血液細胞は動物が誕生してから死ぬまで造血臓器（骨髄？）によって新生されているわけであるから、その造血臓器には必ず一定の数の造血幹細胞が存在するはずである。造血幹細胞を一定数に保つためには、造血幹細胞は細胞分裂を繰り返して血液細胞に分化する細胞を生み出すと同時に、自己と全く同じ未分化な造血幹細胞も生み出す必要性がある。要するに造血幹細胞が細胞分裂をする時は、完全に同じ細胞を二個生み出すのではなく、一個は血液細胞に分化していく細胞となり、もう一個の細胞は分裂前と同じ形態と機能を持った造血幹細胞に留まる必要がある。そうでなければ造血臓器の造血幹細胞はやがて枯渇し、造血作用を維持できなくなるはずである。マカロックとティルが放射線被曝マウスの実験で、その存在を証明した造血幹細胞は骨髄を丹念に調べれば、必ずどのような細胞かは形態学的に決定できるはずであるし、先に示した三条件も形態学的に確認できるはずであった。ところが研究を進めていくと、造血幹細胞の定義である三条件を形態学的に確認することは極めて困難であるという事実が、後でわかってくるのである。

　その後の細胞培養技術の発達とともに、最初のうちはマカロックとティルが行ったような放射線被曝マウスでしか証明できなかった造血幹細胞は、やがて完全に試験管内での培養実験で扱えるようになっていった。１９６６年にイスラエルのプルツニックとザックス、オーストラリアのブラッドレーとメトカルフの二つのグループがそれぞれ軟寒天培地《なんかんてんばいち》を用いて、造血幹細胞の培養に成功したのがその最初であった。この造血幹細胞は、軟寒天コロニー形成細胞（colony forming unit in culture, CFU-C）と呼ばれた。こうして１９６０年代から１９７０年代にかけて、軟寒天培地などの培養系を用いた造血幹細胞の研究が盛んに行われ多くの新しい発見がなされ、今日の幹細胞研究の基礎を築いたのである。そして血液細胞の由来についても、「血液細胞はすべて骨髄に存在する一種類の造血幹細胞に由来する」と考える一元論が定説として定着し、長年の論争に終止符を打った形となった。ただし、以前の論争の歴史的視点を踏まえて、この新しい学説は新一元論と呼ばれる場合もある。

マカロックとティルにより脾コロニー形成細胞が発見された頃は、造血幹細胞は骨髄の中だけに存在していると考えられていた。動脈や静脈の中を流れている血液である末梢血の中には未分化な細胞は存在せず、すべて完全に分化しきった細胞であると考えられていた。末梢血中に未分化な細胞が出現するのは、白血病などの病的状態と類《るい》白血病反応の時だけであるというのが定説であった。類白血病反応とは、重症の感染症などで白血球の増加が顕著な場合は骨髄から白血球が緊急に大量に動員されるため、未分化な白血球が末梢血中に出現し、あたかも白血病のような血液所見を呈する状態である。

ところが、コロニー形成細胞の研究が進むと、骨髄以外の場所にも造血幹細胞であるコロニー形成細胞が発見されるようになった。１９６２年には末梢血、１９６４年には脾臓と胎児肝臓に、それぞれ造血幹細胞であるコロニー形成細胞が発見されたのである。

１９７１年のメトカルフは、マウスの各臓器での脾コロニー形成細胞（CFU-S）の数を比較した実験の結果を報告した。それによると成熟したマウスで、骨髄４４、４００、脾臓７、０００、肝臓25、末梢血20、リンパ節12、胸腺５の割合である。ところがマウス新生児では、骨髄２８０、脾臓６６０、肝臓２、６５０、末梢血80、胸腺６の割合である。マウスにおいて骨髄とともに脾臓が造血臓器とされる理由がここにある。

一般的には末梢血の造血幹細胞は骨髄から漏れ出した細胞であると考えられているが、これを完全に証明するのは困難である。末梢血の中にさえ造血幹細胞が存在するならば、造血幹細胞は血流のある所にはどこにでも存在することになる。例えば、造血幹細胞が存在する部位が造血臓器であると定義すると、血液自体が造血臓器であるという結論になってしまう。現在のところ、成熟マウスでは骨髄に造血幹細胞が多いため骨髄の優位性は動かないとして、大部分の学者は骨髄を造血臓器であるとしているのである。しかし、マウス新生児では肝臓や脾臓に圧倒的に造血幹細胞が多いし、末梢血の造血幹細胞の割合も多い。これは、いったい何を意味しているのであろうか。

千島や森下が主張するように赤血球からリンパ球や白血球が造り出されるとすると、末梢血中に造血幹細胞が存在する現象が簡単に説明できる。なぜ、骨髄中に造血幹細胞が多いかという疑問に対しては、骨髄は体の中でも血流の最も緩慢な部位であり造血幹細胞が他の血球に分化しやすい環境であるからだ、と説明することができるかもしれないが、これは私個人の憶測である。

新一元論の衝撃

マカロックとティルにより骨髄造血幹細胞の存在が証明され新一元論が定説とされたことは、骨髄造血説に有力な根拠を与えることになった。これにより、千島や森下の唱えた腸管造血説は大きな打撃を受け、腸管造血説を主張することはオカルトまがいの疑似科学であると批判される事態となった。しかし、他にも大きな衝撃を受けた人達がいた。誰あろう、当時の日本の主流の血液学者達である。

日本の血液学は、東京大学・京都大学・名古屋大学と言った旧帝国大学を中心とした三つの大きな学閥の中で発展してきた。どの学派も顕微鏡所見を中心とした形態学を基礎にして学説を構築してきた。主に染色した骨髄や血液の細胞の微細な顕微鏡所見を分析して血液細胞の由来を研究し、三大学閥がそれぞれ異なった学説を主張していた。

すでに述べたように、名古屋大学の勝沼精蔵の派閥は二元論を、東京大学の小宮悦造の派閥は三元論を、京都大学の天野重安の派閥は多元論をそれぞれ主張してきたのである。結局のところ、マカロックとティルの放射線被曝マウスの実験から導き出された一元論を唱えていた学者は日本には誰もいなかったのである。しかし欧米では、マキシモフとブルームが古くから一元論を唱えていた。

マカロックとティルの骨髄造血幹細胞の発見から導き出された新一元論が定説とされたことにより、日本の権威ある血液学者達が唱えていた血液細胞の由来に関する学説は、すべて誤りであったという惨《みじ》めな結果になってしまったのである。ある意味で、1960年以前の日本の血液学者達の権威は地に落ちたとも言える深刻な事態となったのである。幸いなことに腐っても旧帝大で、非帝大系の学者である千島や森下のようにオカルトの疑似科学であるとまでは言われなかったが、若い学者達の間には、血液学においては顕微鏡を覗《のぞ》いて血液の形態をあれこれウンヌンするのは時代遅れの不毛の議論であるという風潮が広まった。これ以後、血液学の研究は一挙に顕微鏡形態学から動物や培養系を使用した実験中心の造血幹細胞の研究に方向転換し、形態学より生理学や生化学を中心とした分野へ流れ始めた。猫も杓子《しゃくし》も新一元論の信者となり、目新しい幹細胞の研究に走り始めたのである。

第九章
幻の造血幹細胞

妹尾左知丸の幹細胞論批判

猫も杓子も幹細胞の研究へといった、当時の風潮を苦々しく眺めていた血液学者の一人であった妹尾左知丸《せのさちまる》（1915~2007）は1973年、最新医学という雑誌に「幹細胞論批判」という総説の論文を掲載し、新一元論を真っ向から批判した。妹尾は京都大学の天野の直系の愛弟子《まなでし》であり、当時は岡山大学病理学教授であった。妹尾は動物実験では機能的には存在が証明されている造血幹細胞が形態学的には同定できないという点を突いて、次のように述べている。

「一元論的な考え方の当否は今しばらく置き、現象面から考察すれば、とにかく上述のような性格の幹細胞が骨髄の中に存在しなければならないし、血液学者の間では幹細胞という言葉は一応以上のような性格の細胞を指すものとして日常用いられている。しかし実際に骨髄の塗抹標本を見てこれが幹細胞であると指摘することは難しい。どの種の細胞に属するかまったく分類に苦しむような未分化な細胞を骨髄の細胞の中に見出すことは稀であるし、たまたまそのような細胞があったとしてもそれを幹細胞とするにはあまりにも数が少ない。

Cronkite によれば細胞回転から見て顆粒球の幹細胞は毎時間骨髄芽球100に対して7・6個の割合でS期を通過することになり、Tsを12時間とすると100個のラベル骨髄芽球に対して91個のラベルされた幹細胞が存在しなければならないことになる。今S期がこの細胞のサイクルの半ばを占めるとすると100個の骨髄球に対して4個の幹細胞が存在することになる。こんなにたくさんある筈《はず》の幹細胞をなぜわれわれは形態学的にとらえることができないのか！　それは明らかに幹細胞に対してわれわれが持っているイメージと実際の幹細胞の形態が異なるからにほかならない」

妹尾は形態学を専門としてきた病理学者らしく、骨髄の塗抹標本の所見からはどの細胞が造血幹細胞かを形態学的に鑑別することは困難であると指摘している。さらにクロンカイト（Cronkite）という細胞分裂について詳しく研究した学者の文献を引用し、細胞分裂の時間などから推定される白血球の幹細胞の数を割り出してみると、骨髄球（顆粒白血球の親に相当する骨髄細胞）１００個に対して4個、すなわち25個に1個の割合で造血幹細胞が存在しなければならない計算になるが、そのような細胞は形態学的な観察からは存在しないと結論している。

実験からは、放射線被曝マウスに造血幹細胞として機能する細胞が存在することが生理学的に証明されているが、形態学的にはそれに相当する細胞が存在しないとはいったいどういうことであろうか。形態学的証拠を信じるか、それとも生理学的証拠を信じるのかという選択になってしまうのである。その答えとして妹尾は、「それは明らかに幹細胞に対してわれわれが持っているイメージと実際の幹細胞の形態が異なるからにほかならない」と言い切っているが、では実際の血液細胞の由来はどうなのかという問いに対して妹尾は、このあと天野譲りの多元論を主張している。

「日本の血液学は一元論～多元論を根底として形態学を中心に発展してきた。いずれが正しいかはなお検討さるべき残された問題であるが、これらの互いに相容れない見解がそれぞれに異なった材料を対象とし、異なった環境下での造血の観察結果から導き出された結論であることを思うとき、一方向のみからの観察結果から結論を急ぐことは危険であり、真理に到達するためには多方面からの観察を総合して慎重に検討することの必要性が痛感される。コロニー形成細胞の研究は上述のように現在のところ一応 Maximow（マキシモフ）の一元論を支持する結果を与えたかに見えるが、これはあくまでX線致死《ちし》照射という異常環境下で見られた現象であることをここで再確認しなければならない」

つまり、コロニー形成細胞の研究からは一元論が正しいように思えるが、それは致死量の放射線被曝という異常状態での現象であり、正常な状態の時は別の現象が起こっているのではないかというのである。結論としては、多元論もまだ否定されたわけではないと天野譲りの自らの学説を擁護している。さらに妹尾の言説が続く。

「このような観点から再びここで幹細胞の問題を考えてみたい。血液細胞の増殖分化の問題もこうした生体の一般的な体細胞の分裂分化機構の中でのみその可能な解決点が見出されてしかるべきである。すなわち、細胞の増殖分化の点については成熟細胞の脱分化から同種ないし異種の細胞への分化ということを考慮して細胞の回転が考えられてよいと言うことである。すでに明らかなようにリンパ球は適当な刺激を受けてblastformation（芽球化）あるいは脱分化を行い、分裂を繰り返して新しく成熟リンパ球に分化する。この場合にはなんら特別な幹細胞の存在は必要としない。顆粒球系においても同じような現象が起こるらしいことが上述の実験で示唆されている。問題は成熟によって核を失う赤血球の場合である。この場合には明らかに脱分化はあり得ない。とするとこの細胞にだけは幹細胞が存在するのであろうか。（中略）

この論をおし進めれば各細胞にはそれぞれに幹細胞があり、赤血球は前赤芽球、顆粒球は骨髄芽球、リンパ球はリンパ芽球、単球は単芽球、巨核球にはその芽球が幹細胞として働いてもよいし、これで不自然なことはないように思われる。そのように考えれば形態学的な所見と矛盾することなく造血を考えることができる。（中略）

最も重要な点は特別な幹細胞を想定しなくても血球の無限の増殖と分化は生体の一

般的な細胞の増殖と分化の調節機構から説明できるということであり、血液細胞だけに幹細胞を考える必要はない。

思索の結果は必然的に多元説支持ということになるが、その中には一元説的考えも包含される。極端な異常環境での幹細胞探しはそれなりに意義はあるが、しかし生体全体の細胞構成とその調節機構を考えるとき、そこに得られる結果はあくまで特殊な状態を説明するに役立つものであり、それを直ちに正常状態にあてはめて普遍化することは危険であるということを改めて痛感する。

血液学者の頭の中で長い間想定され続けてきた『未分化な幹細胞』はいまだに誰もその形態を見たことがない。あるいはそのようなものは初めから存在しないと考えた方が妥当である。もし異常状態での造血に際してそのようなものを求めるとすれば、もう一度考えを新たにして成熟細胞の脱分化―他細胞への転換ということを真剣に考えるべきではなかろうか。このことをあえて強調してこの小論の結びとしたい」

妹尾はいくら動物実験や組織培養実験で造血幹細胞の機能を持つ細胞の存在が生理学的に証明されたとしても、実際の組織標本の中で形態学的にその細胞が同定されなければ造血幹細胞の存在は証明されたことにはならないと主張している。結局、妹尾は動物実験や組織培養実験でその存在を証明されたと考えられている造血幹細胞は異常事態でしか現れない特殊な細胞であると結論し、生理学的な実験による結果より形態学的な証明を重要視している。いくら、動物実験や組織培養実験で造血幹細胞の機能があると言っても、必要な数の形態学的な細胞の証明がないものは学問的には存在を認めないというのである。

さらに、それぞれの血液細胞にそれぞれの幹細胞が存在する可能性があるという、天野以来の多元論が正しいと主張している。また、成熟したと思われている細胞が脱分化ないし幼若化（若返り）して他の細胞に変換する可能性を真剣に考えるべきであると主張し、このように考えれば幹細胞の存在など必要がないとも言っている。しかし、赤血球は核が無いから脱分化や幼若化は不可能なため、赤血球だけは幹細胞があるかもしれないとも言っている。

脱分化とは分化した細胞が逆方向に分化することを意味しており、幼若化とは細胞が若返ることを意味している。いずれも分化したと思われていた細胞が分化する以前の形態に逆戻りする現象を意味しており、このようなことは当時には滅多に起こらないと考えられていた。妹尾はいとも簡単に脱分化と言っているが、これは当時としては異端と取られかねないような考え方であった。さらに最後には極論ではあるが、血液学者の頭の中で長い間想定され続けてきた「未分化な幹細胞」は初めから存在しないと考えた方が妥当である、とまで述べている。

これは千島や山崎の主張と根源的には同じ考え方であり、当時としてはかなり過激な主張であった。妹尾はさすが天野の門下だけのことはあり、軽佻浮薄《けいちょうふはく》な一元論的幹細胞論の流行に対して、冷静な視点から批判を加えているが、残念ながらいったん一元論に傾いてしまった大勢を覆すことはできなかった。

小宮正文教授の骨髄造血幹細胞の写真

小宮正文は東京大学内科学教室の流れをくむ血液学者で、有名な小宮悦造の二男である。小宮は筑波大学教授で、１９６２年に「図説血球の見方」という血液学の教科書を執筆している。その序文には、当時の東京大学内科教授の上田英雄と並んで父の小宮悦造（当時は東京医科大学学長）の名が見える。この中で小宮は、血球の増殖は骨髄細胞の細胞分裂によって起こると定説を述べた後、「なお、血液細胞が消化管で産出されるという説もあるが、その根拠はとするところは曖昧で、かかる仮説を認めている人は少ない」と述べている。千島や森下の腸管造血説を意識しての記述であるが、どうして腸管造血の根拠はとするところは曖昧であるのか理由は示されていない。

小宮は1976年に、「骨髄細胞アトラス」という新しい血液学の教科書を執筆している。1962年に、小宮が前著である「図説血球の見方」を出版した頃は、骨髄造血幹細胞は発見されたばかりで、その生物学的意味はあまり知られていなかったが、この頃は動物実験や培養実験による造血幹細胞の研究が盛んになり始めた時期であり、骨髄細胞の形態学を記述する上で造血幹細胞を避けて通るわけにはいかなかった。

小宮は一ページを割いて、そこに20枚の骨髄造血幹細胞の写真を掲載した。しかし、その表題には造血幹細胞（？）と疑問符が付けられており、説明文には次のように記載されている。

「骨髄が一旦からっぽになって、つぎの骨髄芽球や前赤芽球が出現するまでの期間、こきざみに骨髄穿刺をして、骨髄に見られる細胞の形態を追跡していくと、骨髄芽球や前赤芽球の配給経路をつきとめうるのではないかと考え、かかる観察を実施してみ

【写真20】造血幹細胞（？）
（小宮正文著「骨髄細胞アトラス」より引用）

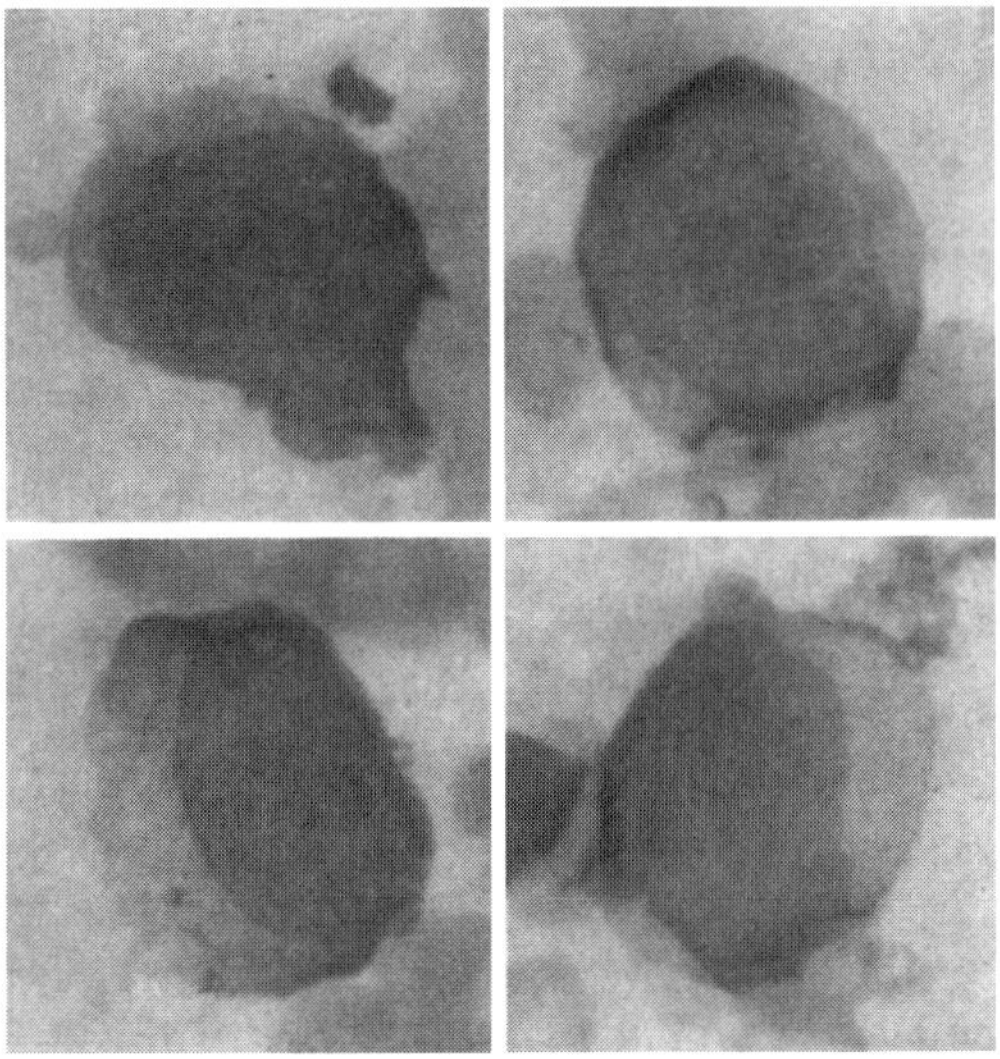

たのが、ここに掲げる写真である。一般には骨髄に造血幹細胞が分布していて、必要に応じて、幹細胞が骨髄芽球や前赤芽球に分化してくると推測されているので、造血幹細胞の一面をとらえているのではないかと思われるが、もちろん個々の細胞が幹細胞であるという確実な根拠があるわけではない。（中略）

ここに掲載した写真は未熟な幹細胞（多分化能を持つ幹細胞）のそれぞれの形態を示唆しているのではないかと思われ、興味深く観察したので供覧《きょうらん》した【写真20】。生物化学的ないし機能的な観察成績では、骨髄細胞1、000個当たり数個の幹細胞が骨髄に分布しているといわれている。したがって日常、よく遭遇しているはずであるが、かかる細胞が骨髄系細胞や赤芽球と混在していると判別が困難なのかもしれない」

掲載してある20枚の造血幹細胞の写真を素直に眺めてみると、骨髄像の鑑別診断を少しかじった程度の私には、骨髄芽球と前赤芽球との中間型の鑑別が困難な血球としか見えない。ちなみに骨髄芽球とは白血球の元になるとされている細胞で、前赤芽球とは赤血球の元になるとされている細胞であるが、顕微鏡下での厳密な両者の鑑別は専門家でも困難な場合もある。もっとも骨髄像の鑑別診断のスーパー専門家である小宮先生ですら、写真の細胞が幹細胞であるという確実な根拠があるわけではないと、断定を避けておられるわけであるから、骨髄造血幹細胞の形態学的な鑑別はいまだ確立していないことになる。

妹尾が、「血液学者の頭の中で長い間想定され続けてきた『未分化な幹細胞』は初めから存在しないと考えた方が妥当である」とまで述べていたのに比べると、小宮の造血幹細胞の形態に対する見解は、「個々の細胞が幹細胞であるという確実な根拠があるわけではない」と中立的で曖昧である。千島や天野そして妹尾の見解は学者として個性的で灰汁《あく》があるのに対して、小宮の見解は学者として優等生的ではあるがいささか小粒で迫力に欠けるように思える。

三浦恭定教授の血液幹細胞論「造血幹細胞はリンパ球様細胞らしい」

1977年、造血幹細胞に関する専門書である「血液幹細胞」という著書が自治医科大学の三浦恭定《やすさだ》教授によって出版された。三浦は東京大学内科学教室の出身の血液学者である。この三浦の著書は、1977年までの世界と日本の血液幹細胞の研究の総まとめ的なものである。それまで血液学の著書といえば、骨髄細胞の形態学的鑑別法を中心に骨髄細胞の写真や絵に埋め尽くされたものが多かったが、三浦の著書は本格的に動物実験や組織培養実験を中心とした造血幹細胞の生理学的研究と生化学的研究の成果を論述している。

三浦は冒頭に近い所で、造血幹細胞について次のように述べている。

「各種の血液細胞は、一定の成熟過程をへて、一定の寿命を終われば死滅してしまう。これを補うのはここに示した各細胞が分裂増殖するのではなくて、それらの母細胞が分化、増殖しながら補給を受けているのである。これらを血液幹細胞と呼んでいる。
本書の主題である血液幹細胞はこれから示すように、未だにどのような形をしているかは正確にはわかっていないいわば幻の細胞である。その存在がどのようにして証明され、一般に認められるようになったかを次章に記す」

三浦が、各細胞が分裂増殖するのではなくて、母細胞が分化、増殖しながら補給を受けている、と述べているのは、細胞が増殖する要因は単に細胞分裂だけではないと言っているのである。細胞分裂を行うのは造血幹細胞の段階で、後の過程は細胞分化が主体を占めていると言うのである。この考え方はウィルヒョウの細胞分裂万能主義とはややニュアンスを異にしている。また、血液細胞には一種類の母細胞といえる造血幹細胞が存在し、その細胞のみが細胞分裂を繰り返していると述べているわけであり、これは多元論を否定した明確な一元論支持の立場である。

しかしながら、造血幹細胞の存在が一般に認められるようになったとはいうものの、未だにどのような形をしているかは正確にはわかっていない、いわば幻の細胞であるとも言っている。しかし、三浦は今後研究が進めば造血幹細胞の形態は明らかになるであろうと予測している。妹尾のように、造血幹細胞は初めから存在しない、などとは言っていない。妹尾からすれば三浦は形態学への認識が足りないと批判するかもしれないが、三浦からすれば妹尾こそ最近の進歩した組織培養などによる生理学や生化学の実験結果への理解が足りないと反論するかもしれない。三浦は脾コロニー形成細胞（CFU—S）の形態について次のように述べている。

「ところでCFU—Sで代表される幹細胞は、どのような形をしているのかという疑問が当然起こってくる。従来幼若の細胞とは細胞質が濃い青色で、核構造が細かく、核小体を有するというのが一般的な概念であり、一昔前の血液図譜には幹細胞の絵がはっきりと記載してある。しかしこのような形態はむしろ、すでに方向づけのすんだ蛋白合成の盛んな幼若細胞であって、今日では小リンパ球に似た細胞が幹細胞ではないかといわれている。Dickeらは次に示すような細胞分離法によってCFU—Sを多く含む細胞分画をとり、これに小リンパ球様細胞が多く含まれることを示し、その形態学的特徴を述べている。これについてはなお疑問視する者もある。（中略）

骨髄にあるリンパ球が幹細胞であるという説を一貫して主張したのはイスラエルの

Yoffey（ヨッフェイ）であった。彼は本書で述べる方法が開発される以前に、骨髄の細胞をいろいろな造血の条件下で観察した。たとえば瀉血《しゃけつ》（血液を抜いて貧血にすること）をした後のある時期にいわゆるtransitional cell（芽球化しかかった細胞）が増え、それが次第に造血細胞に変わってゆくという。この説は直接的な証拠を欠き、なかなか一般に認められるところまでゆかなかったが、上に述べたような実験的所見が発表された今日、彼の実験データと比較してみるのは興味深い。

幹細胞の形態についての研究は、おそらくはリンパ球様の単核球というところまでは進行したが、これを厳密に立証することは不可能である。細胞を分ける技術として比重など単純な性質だけで簡単に幹細胞を取り出そうと考える方が無理なのかもしれない。今後、単細胞をマークし、in vitro（試験管内）で各種の血液細胞に分化することを確認することが必要であろう」

三浦が言う、細胞質が濃い青色で核構造が細かく核小体を有する幼若な細胞とは、まさしく小宮が「骨髄細胞アトラス」で造血幹細胞（？）として掲げた細胞そのものである。三浦は小宮が「骨髄細胞アトラス」で造血幹細胞（？）とした細胞を、一昔前の血液図譜の幹細胞の姿としてあっさり否定してしまった。ここに同じ東京大学内科の流れをくんでいるはずの小宮と三浦の間に大きな考え方の違いが見られる。

小宮は妹尾と同じで形態学的所見を重視し生理学的実験結果を軽視している。しかし三浦は「血液幹細胞は未だに幻の細胞である」と言いながらも、「その存在は一般に認められるようになった」とも述べている。このことからも分かるように、三浦は形態学的には幻の造血幹細胞でもその存在を認め、形態学を軽視し生理学的実験結果を重視している。いったいどちらが正しいのであろうか？　しかし三浦は、造血幹細胞は幻の細胞と言いながらも、「その形態はおそらくはリンパ球様細胞であろう」と自らの予想を述べている。

血液細胞の幹細胞となる細胞がリンパ球様細胞であるとの説を唱えたのは、マキシモフで１９２４年である。マキシモフはこのリンパ球様細胞を血液母細胞（hemocytoblast）と名付けている。結局、様々な論議があったが一番古いマキシモフの学説が、三浦が最新の学説から予想した幹細胞の姿に近かったことになる。

一方、千島は哺乳類の無核赤血球は芽を出すように細胞質を放出し、これはリンパ球様の細胞に移行すると、１９５４年「骨髄造血説の再検討」で述べている。また森下はヒキガエルの赤血球からリンパ球が新生してくる状態を動画にとらえ１９５８年に発表している。千島と森下の学説では、赤血球が造血幹細胞に相当する細胞となるわけであるが、赤血球から出てくる細胞はリンパ球であると観察している。赤血球の意味付けが違うが、千島と森下の見解も三浦の予想する幹細胞の姿には矛盾しない。

さらに注目されるのはイスラエルのYoffey（ヨッフェイ）観察である。彼は瀉血するとリンパ球から造血細胞が出てくることを観察した。これは千島が言う、飢餓時の骨髄脂肪組織から血液細胞へ逆分化するという現象と同じであると推定される。千島の観察所見によれば、飢餓時には脂肪性モネラ→間葉性赤芽球→リンパ球→塩基性赤芽球→正染色赤芽球を経て赤血球へ逆分化するという。いずれにしても、リンパ球様の細胞に幹細胞的性格を見出すという点では、マキシモフ・千島・森下・ヨッフェイの主張には一致点が見られるのである。

三浦はさらに、「ヒト末梢血中には顆粒球前《ぜん》駆《く》細胞ＣＦＵ―Ｃや赤芽球前駆細胞ＢＦＵ―Ｅが証明されており、『幼若細胞は造血組織から動かない』という既成概念に反し、幹細胞は成人になっても流血中をさまよっている」と、著書の中で述べている。

三浦は骨髄造血説を認めながらも、成人の末梢血中に造血幹細胞が認められるのは既成概念に反していると述べている。末梢血中の造血幹細胞は骨髄から漏れ出てくると一応説明されてはいるが、何となくその説明に対して違和感を持っているのである。既成概念とは、末梢血中に未分化な細胞が出現するのは、白血病などの病的状態と類白血病反応の時だけであるという、従来の定説である。三浦は骨髄造血説が正しいならば、少量でも末梢血に造血幹細胞が存在するのは奇妙であると、自ら本音を漏らしているのである。この三浦の疑問については、千島や森下が主張するように、赤血球からリンパ球が放出されるという現象が存在することを承認すれば、あっさり解決することになる。

マーカーによる幹細胞の同定

三浦は幹細胞の形態についての研究の方向性について、「単細胞をマークし、in vitro（試験管内での実験）で各種の血液細胞に分化する状態を確認することが必要であろう」と述べている。三浦の言葉通り、その後の幹細胞の研究は、幹細胞にいかにマークを付け形態学的に同定するかという点に的が絞られて研究が進められた。形態学的同定といっても、従来のギムザ染色やヘマトキシリン・エオジン染色などの染色による形態学的細胞同定法は方法論としては陳腐化しており、このような方法論にこだわる限り不毛な議論の繰り返しが続くだけであった。このために従来の形態学に代わる細胞同定法として利用されたのが、免疫学的手法を用いた細胞同定法である。中でもモノクロナール抗体の発見は画期的であった。

１９５０年代半ば、大阪大学微生物研究所の岡田善雄教授は「センダイ・ウイルス」というウイルスをネズミの癌細胞に感染させたところ、癌細胞の細胞膜が溶けてなくなり二つの細胞が融合した巨大な細胞が出現した。これが世界で初めての細胞融合の発見であった。それまでの生物学では細胞の増殖とは細胞分裂だけであるかのように考えられてきたが、細胞が融合して別の細胞に変わるという驚くべき現象が存在していたのである。しかし、細胞融合の発見の報に対して、当時の学会での反響は希薄であった。この発見が新しい免疫学の扉を開くような大発見であるとは誰も予想しなかったのである。最初、細胞融合は試験管内で起こる特殊な現象であろうと思われていたが、生物体内でも起こっている可能性があることが後に判明するのである。

造血幹細胞が含まれていると考えられているリンパ球は、その機能からＴ細胞（Ｔリンパ球）とＢ細胞（Ｂリンパ球）に分類される。Ｔ細胞は細胞自体が直接免疫力を発揮する細胞性免疫の働きがあり、一方Ｂ細胞は刺激を受けて抗体を作り血液中に放出する働きがある。抗体とは細菌やウイルスなどの病原体（抗原という）に結合して、抗原を中和したり破壊したりする作用がある蛋白質である。このB細胞の働きを液性免疫といい、一個のB細胞は特定の抗原に対して特異的に作用する単一の抗体を作り出す。個々のB細胞によって血液中に放出される抗体の種類が違ってくるため、多くの抗原に対して免疫力を発揮できるのである。この単一の抗体を大量に造る方法論が可能になれば様々な方面に応用できるが、残念ながらB細胞は体外では培養できない。イギリスのケンブリッジ大学のミルシュタインの研究グループは、細胞融合に眼を付けてこの問題を解決した。B細胞が癌化して無限の分裂能力を持つようになった骨髄腫《こつずいしゅ》（ミエローマ）の細胞がある。このように組織培養の培地の中で不死化して、半永久的に細胞分裂して生き続ける細胞を株化《かぶか》細胞という。

ミルシュタインの研究グループは、この株化細胞である骨髄腫細胞とB細胞をセンダイ・ウイルスによって細胞融合させた。二種類の細胞が融合した細胞をハイブリドーマ(hybridoma）と言うが、このハイブリドーマは二種類の細胞の性質を併せ持っており、細胞分裂で無限に増殖し、しかも単一の抗体を試験管内で大量に造る性質を持っていた。このハイブリドーマが造り出す単一の抗体を、モノクロナール抗体という。ミルシュタインらは1970年代の半ばに、モノクロナール抗体を大量に造り出す技術を開発することに成功したのである。

私が名古屋大学で研究をしていたのは1980年代前半であったが、この頃、癌免疫学の世界ではモノクロナール抗体の研究がにわかに盛んになり注目されていた。癌細胞に対するモノクロナール抗体を作成し、これに抗癌剤を結合させて注射すれば癌は完全に治癒するであろうと本気で考えられていた。抗癌剤を結合したモノクロナール抗体は癌治療の核弾頭付きミサイルであるとまで言われて期待されたが、残念ながら単なる誇大妄想であったようで、モノクロナール抗体による癌治療は臨床的には実用化できずに終わった。しかし、最近になってモノクロナール抗体を利用して、分子標的薬という従来とは異なるタイプの抗癌剤が開発され、癌治療にある程度の効果を認めるようにはなってきた。

モノクロナール抗体は、生命科学の分野では様々な研究に応用された。色素による染色では形態学的には区別できなかった細胞の表面の分子構造の違いを、モノクロナール抗体を使った免疫学的手法で識別できるようになったのである。細胞表面の分子構造を表面抗原ないし表面マーカーというが、なぜ表面抗原などとやや理解しにくい用語を使用するのかと言えば、モノクロナール抗体によって認識された細胞表面の分子構造であるという意味である。この細胞表面の分子構造の違いに対応する、それぞれのモノクロナール抗体の分類をＣＤ分類と呼び、番号を付けて表現する。細胞表面の分子構造である表面抗原をＣＤ抗原と呼び、現在ではＣＤ350までが命名されている。

ＣＤとは cluster of differentiation の略で、cluster とは集団で differentiation とは分化を意味するから日本語では「分化の集団」と翻訳できる。それまで、細胞は固定し染色してから光学顕微鏡ないし電子顕微鏡を使用して、微妙な形態学的な違いを基準に分類していたが、新しい免疫学的な方法で細胞表面の分子構造の違いを感知し、細胞の違いを認識できるようになったのである。ＣＤ分類とは、新しい免疫学的方法による形態学と言えば理解しやすいかもしれない。

さらに、従来の光学顕微鏡や電子顕微鏡に替わる細胞の分析機器として、フローサイトメーター（flowcytometer）が１９６９年に実用化された。フローサイトメーターでは、細いチューブの中を細胞が一個一個流れる仕掛けになっている。この細胞にレーザー光を照射し前方と側方の光の散乱の度合から細胞内の構造を分析することができる。またモノクロナール抗体などに蛍光色素を結合させ表面抗原を標識し、フローサイトメーターで蛍光を分析すればより精緻な細胞構造の分析が可能になる。

フローサイトメーターによる細胞の分析法をフローサイトメトリー（flowcytometry）と呼んでいる。さらにセルソーターという分析装置をフローサイトメーターに装着することによって、特定の性質を持つ細胞一個を取り出すことも可能になった。また、フローサイトメトリーを使用した細胞表面抗原の解析により、造血幹細胞はＣＤ34という表面抗原（細胞表面の分子構造）を保持していることが明らかになった。臨床面では白血病や悪性リンパ腫などの造血器腫瘍細胞の表面抗原の解析が進んだ結果、細かい造血器腫瘍（白血病や悪性リンパ腫）の分類が可能となり、よりきめ細かい化学療法が行えるようになったのである。

造血幹細胞はリンパ球様の細胞である

１９９６年に東京大学医科学研究所の中内啓光教授らがフローサイトメトリーにより、マウス骨髄中に存在する造血幹細胞がＣＤ34陰性C-Kit陽性 Sca-1陽性 Lineage marker陰性（CD34-KSL）分画に高度に濃縮されていることを発見した。中内はこの細胞を CD34-KSL細胞と呼んでいる。ＣＤ34、C-Kit、Sca-1、Lineage markerなどは、いずれもモノクロナール抗体によって決定された表面抗原（細胞表面の分子構造）の名称である。

このCD34-KSL細胞の3ないし4個に1個は長期造血再構築細胞（LTRC : long term repopulating cell）と呼ばれ、抽出したたった1個の細胞で、致死量の放射線照射を行ったマウスの造血能を長期間にわたって維持できる。要するに、たった1個の細胞で骨髄移植が可能なのである。現在では、この長期造血再構築細胞（ＬＴＲＣ）こそが真の造血幹細胞であると考えられており、マカロックとティルが発見した脾コロニー形成細胞（ＣＦＵ―Ｓ）は真の造血幹細胞ではなく、長期造血再構築細胞（ＬＴＲＣ）より少し分化した段階の細胞であると考えられるようになった。

１９６１年のマカロックとティルの脾コロニー形成細胞（ＣＦＵ―Ｓ）の発見から35年目にして、ようやく造血幹細胞の本態が明確になったと考えられている。この脾コロニー形成細胞（ＣＦＵ―Ｓ）のように少し分化した段階の細胞を、ＴＡ細胞（transient amplifying cell）と呼んでいる。transient amplifying cell（一時的増殖細胞）とは、幹細胞と分化細胞の間に一時的に存在して活発に増殖を行っているという意味である。現在の時点では、造血幹細胞の自己複製を伴う細胞分裂は低頻度にしか行われず、幹細胞からやや分化したＴＡ細胞が盛んに細胞分裂を繰り返して増殖すると考えられている。

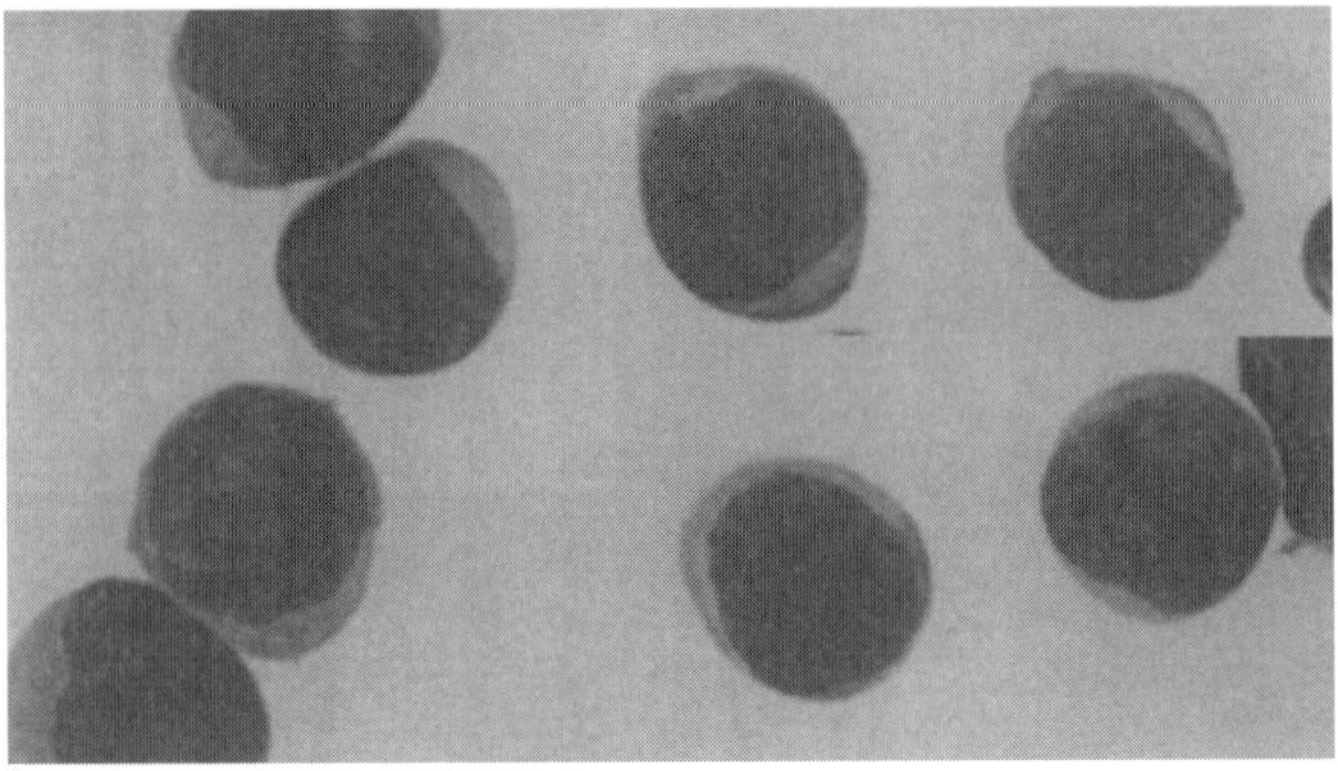

【写真21】造血幹細胞（三輪哲義著「幹細胞純化」より引用）

その後、ヒトの末梢血から造血幹細胞を高度に純化して取り出す方法が考案され、臍帯血と共に骨髄移植に替わる造血幹細胞の供給源として注目されている。これを自家末梢血由来超高純度造血幹細胞純化法と呼ぶ。

この方法で純化された造血幹細胞を特殊な方法で固定し染色し観察すると、小型〜中型のリンパ球様細胞に近い形態を示しているという事実が明らかになった【写真21】。結局、マキシモフ、ブルーム、ヨッフェイらが主張した「リンパ球様細胞が造血幹細胞である」という学説が、脚光を浴び定説として浮上したのである。さらに、「造血幹細胞は幻の細胞と言いながらも、その形態は恐らくはリンパ球様細胞であろう」という三浦の予想は形態学的裏付けを持って証明されたことになる。

この20世紀も終末に近い時点で、それまでの色素染色による形態学とは異なった、モノクロナール抗体を使用した免疫学的実験方法で、骨髄造血幹細胞の形態学的な証明という大問題はほぼ決着がついたように考えられた。しかし、その後の研究の展開により事態はまた別の展開を見せるのである。

組織培養について

生命科学の研究方法の中で組織培養は大きな位置を占めている。遺伝子や幹細胞の研究では細胞そのものを扱うが、細胞を扱うとは多くの場合、細胞を組織培養法で培養することを意味している。遺伝子の研究では、培養した細胞から遺伝子を抽出して精製する場合が多い。また幹細胞の研究では、細胞を培養してどのように分裂して分化していくかを研究することが中心的な作業となる。いずれにしても組織培養法は、現代の生命科学の中核となる実験テクニックであると言える。

細菌の培養は、コッホが１８７６年に炭疽菌の培養に成功したのを初めとして20世紀前半には確立していた。一方、組織培養法も20世紀初頭から始まり、１９４０年にはウィルトン・アールが世界初の株化細胞をマウスから作成することに成功した。株化細胞とは、組織培養の培地の中で不死化して半永久的に細胞分裂し生き続ける細胞をいう。１９５１年には、有名なヒーラ（HeLa）細胞が作成された。ヒーラ細胞とは、１９５１年に子宮頸癌《けいがん》で亡くなった、ヘンリエッタ・ラックスという名の30代黒人女性から分離された子宮癌細胞由来の株化細胞で、現在でも扱いやすい株化細胞として実験に多く使われている。ヒーラ（HeLa）とはヘンリエッタ・ラックスの頭文字を取って付けた名である。

ヒーラ細胞などの株化細胞は、培養フラスコの培地の中でドンドン細胞分裂して増殖する。この状態は高速度撮影装置により録画され、癌細胞が恐ろしいスピードで細胞分裂して増殖していくありさまを動画で見ることができる。多くの人は、あのような恐ろしい光景が癌患者の体内で現実に展開していると思い込んでいるし、医師でさえ癌細胞とはあのように増殖するのだと考えている人は多い。

しかし現実の体内の癌細胞は、あんな形式の増殖形態は決して起こしてはいないのである。あのような増殖の形態は、組織培養された株化細胞が起こしている非常に特殊な増殖状態なのである。実際の生体内では癌細胞が単独であのような増殖状態を示すことはあり得ない。生体内での癌細胞は周囲の結合組織や血管や血流に囲まれて存在しており、実際の生体内での増殖状態は癌組織の固定標本より推定するしか方法がないのである。

正常細胞は注意深く培養しても通常40〜50回分裂すると増殖を停止してしまう。偶然ないし特殊な遺伝子操作で、不死性を獲得して株化細胞化する正常細胞は存在するがわずかであり、株化された正常細胞はそれほど多くはない。また癌細胞であるといっても、培養すれば簡単に株化細胞になるわけではない。このあたりは医師でも正確には知らない人が多い。株化細胞を造り上げることを「細胞株を樹立する」と言うが、これは実際には大変困難な作業なのである。

手術で取り出した癌組織を培養すれば、たちまちドンドン細胞分裂が始まってすぐに株化細胞が樹立できると思ったら大間違いである。整った実験設備で辛抱強く地道に癌組織の培養に時間と手間をかけ何十回いや何百回と失敗を繰り返し、やっとで一株の株化細胞が樹立できればいい方である。私は名古屋大学の大学院生時代、この癌細胞の培養に取り組んだ。与えられた研究テーマが「抗癌剤の感受性試験」であり、抗癌剤の薬剤感受性を知るためにはまず癌細胞を培養することが必要であったからである。幸い私は外科学教室に在籍していたので、手術材料から得られる胃癌や大腸癌や肺癌の生の組織には事欠かなかった。2年間位は手術材料からの癌細胞培養に取り組んだが、残念ながら一株の株化細胞も樹立できなかった。アメリカ留学経験もあって、組織培養に詳しい渡辺正講師（後に藤田保健衛生大学教授）に聞いてみたところ、

「株化細胞を樹立することは大変名誉なことで、それだけでも論文が書けるし、自分で細胞に名前を付けることができる。僕はアメリカでメラノーマ（悪性黒色腫《こくしょくしゅ》）の細胞株を何株か樹立した経験がある。メラノーマは悪性度が高く細胞増殖が旺盛だから比較的株化細胞ができやすいけれど、胃癌や大腸癌などの消化器癌の株化細胞の樹立はかなり難しいよ」

と、親切にアドバイスしてくれた。私はさらに熱心に手術材料の胃癌や大腸癌の組織培養に取り組んだが、カビが生えたり細菌感染を起こしたりして細胞が死んでしまう場合が多く、失意の日々が続いた。胃や大腸などの消化管内部は細菌や真菌（カビ）の巣であるから、この結果も当然かもしれなかった。

組織培養は、小さい水槽で金魚や熱帯魚を飼育することに似ている。愛情を注ぎ24時間心を配って飼育しないと、すぐに死んでしまう。組織培養では滅菌した器具や培地を使用

して、クリーンベンチと呼ばれる滅菌した空気が流れている箱のような装置の中に手を突っ込んで無菌的に作業をしなければならない。細胞を培養ボトルに入れ替えるたびにガスバーナーを点火して周囲を滅菌しながら操作するのである。その後、培養ボトルを湿度100％で37℃の一定の温度と5％の二酸化炭素の流れる培養器（インキュベーター）の中に置いて培養するのである。

この培養装置は高価で、そのランニングコストも相当な金額を要した。培養液には通常ウシ胎児血清を5〜10％添加していた。この培養液に添加するウシ胎児血清は、当時500mlで数万円であった。研究とは膨大な金のかかるものである。当時、教室は貧しくてクリーンベンチはたった一台しかなく、日中は先輩の先生方が使用しているので、下《した》端《っぱ》の大学院生（といっても30歳は超えていた）であった私の研究時間は、夕方や夜中や早朝であることもしばしばであった。しかも大学院生は無給どころか大学に学費を払っている身分である。大学病院の医師として手術などの臨床の仕事をしていても報酬は全くなく、収入は週に2日の関連病院へのアルバイトと当直業務で稼いで生活していた。

大学病院の医者の実態は一般社会の人が聞いたら驚くような理不尽な構造であるが、中にいると当たり前になって何の矛盾も感じない摩訶《まか》不思議な世界でもある。大学病院とは世間一般の常識は全く通用しない特殊な世界である。今でも、大学病院の実態はあまり変わっていないようである。

ある日、肺癌組織から株化細胞となったと確信できる細胞を造ることに成功した。それを渡辺先生に見せると
「すごい、君は素晴らしい！」

と大変誉《ほ》めてくれた。私は今までの努力は無駄ではなかったと有頂天になって、この株化細胞を何と命名しようか考えていた。組織培養で樹立した細胞株に名前を付けるのは、樹立した研究者の権利である。今までの株化細胞に、どのような名前が付いているかを図書館で組織培養の専門書を紐解《ひもと》いて調べていると、私が樹立したものと全く同じ形態の株化細胞の写真が載っていた。説明には、

「この細胞はリンパ芽球様細胞と呼ばれており、生体組織を培養した際にしばしば株化細胞として出現する。正常細胞であるリンパ球に由来する細胞である」

とあった。私はがっかりした。しかし、その後の実験でこのリンパ芽球様細胞株を癌細胞株と対比の正常細胞株として使用し、自分の研究の材料として役立てた。

癌組織とはいっても、癌細胞だけで構成されているわけではない。血液細胞も付着して

いるし、腫瘍の間質と言われる線維芽細胞や血管内皮細胞などの結合組織の細胞も、癌細胞と共に癌組織を形成している。であるから癌細胞を培養しているつもりでも、知らないうちに血液細胞であるリンパ芽球様細胞が増殖したり、また癌とは別の正常細胞が増殖することもある。

私の研究テーマであった「抗癌剤の感受性試験」においても、癌組織を培養するということ自体に技術上の問題があるため、未だに開発段階の技術に留まっている。極端な場合、癌細胞を培養しているつもりが、それが知らぬ間に正常細胞やカビや細菌に置き替わっており、癌細胞の薬剤感受性の測定がいつしか正常細胞やカビや細菌の薬剤感受性の測定になっている可能性もある。組織培養は確かに生物体内の環境にある程度は似せて作られているが、それでも生体内で血液幹細胞や癌細胞が組織培養で見せるような増殖や分化の形式を取っているかどうかについては、私の経験からすると明らかに同じであると明言はできないと思う。

千島の組織培養批判

血液幹細胞の研究から始まった幹細胞の研究は、胚性《はいせい》幹細胞（ＥＳ細胞、Embryonic Stem cell）の研究へと発展した。さらに最近では、皮膚の線維芽細胞から人工多能性幹細胞（ｉＰＳ細胞、induced Pluripotent Stem cell）が造り出された。これらの驚くべき業績から生殖医療や再生医療への応用が期待され、21世紀の夢のハイテク医療として大きな期待が持たれる一方で、クローン技術の応用によるクローン人間の出現などの倫理問題で議論を巻き起こし社会の注目を浴びている。そのようなハイテク医療への期待やクローン人間に対する倫理問題に関心を寄せるのも結構であるが、本当はＥＳ細胞やｉＰＳ細胞の生物学的意味を深く考えることの方が大切な問題である。

さらに、ＥＳ細胞やｉＰＳ細胞の研究は、ほとんど組織培養で行われているという現状を認識することも大切である。妹尾が述べたように、マカロックらのコロニー形成細胞の研究は致死量の放射線被曝という異常状態での現象であり、その後の寒天培地でのコロニー形成細胞の研究でさえ培養という特殊条件での現象である。よって正常な状態の時は別の現象が起こっているのではないか、という妹尾の忠告を謙虚に受け止めるべきかもしれない。
千島は培養法として Slide-Cover glass 法を主に用いている。Slide-Cover glass 法はスライドグラスの上に観察材料を滴下しカバーグラスで周囲を封じて観察する方法で、培養液としては骨髄を観察する時は骨髄の液状部分を用いた。この培養法は培養液を交換しない短期培養であるが、千島は他の培養法に比較して最も生体に近い方法であると主張している。私も行っていた培養ビンなどを用い定期的に培養液を交換する形式の、現在主流となっている組織培養法には千島は批判的であった。その理由は次のようなものである、

- 培養液と空気が直接触れ合う不自然な培養条件である。
- 培養液としてニワトリ胚《はい》圧《あっ》搾液《さくえき》、血清、または生理的食塩水などが用いられているが、これらを培養液として使用することは、細胞が成長するのに必要な固有な場の条件を無視した非生理的環境しか造ることができない。骨髄細胞を培養するなら骨髄の液の中で培養するべきである。
- 培養液を時々交換することは、細胞の自然的配列を攪乱《かくらん》する可能性がある。

さらに千島は培養の注意として、必要な時以外の培養細胞に対する光線照射はできるだけ避ける必要があるとしている。

組織の固定標本を観察する時は、スルメやカツオ節から生きて泳いでいるイカやカツオを想像しなければならない、つまり一枚の静止画から動画を想像しなければならないため、方法論としての限界が存在した。それならば組織培養はどうかというと、死んだ固定標本とは異なり細胞は生きた状態で観察できるが、生体内とは異なった生存条件である組織培養の培地での細胞の行動が生体内と同じであるかというと、やはり完全に同じとは言い切れない。

血液細胞や白血病細胞のような遊離し浮遊している細胞を培養する時には問題は少ないかもしれないが、固形の組織や癌を培養する時は機械的に組織を潰して細胞をバラバラにしてから培養をしなければならない。組織や器官を丸ごと培養する器官培養という方法もあるが技術上の問題もあり、あまり使用されていない。組織や器官を構成する細胞をバラバラにして培養するのは、多細胞生物の状態から単細胞生物の状態にして観察していることになる。細胞同士が高度なコミュニケーションを保って結合している多細胞生物の状態を完全に解体してしまうわけであり、単細胞生物化した細胞の動態は大きく変わる可能性がある。

この状態は赤ちゃんに例えられる。赤ちゃんはお母さんと一緒にいる限りは、とても可愛い表情をして笑っている。時には、泣くこともあるが長くは続かない。ところがお母さんと離して放置すれば、大声で泣き続けるであろう。お母さんから切り離された赤ちゃんばかり見ていると、赤ちゃんとは大声で泣き続ける生き物であるという結論になってしまう。細胞も同じで、多細胞生物の細胞を切り離して単細胞の状態で放置すれば、異常を感じて頓死《とんし》するか、異常な細胞分裂を死ぬまで繰り返すかもしれず、他の細胞と一緒にいた時とは全く違う生態を見せるかもしれないのである。

であるから組織培養上で得られた観察結果が、固定標本で得られた観察結果より、より正確に生体内の状態を反映しているかどうかは保証の限りではない。最終的には非科学的と言われるかもしれないが、生物とは何かという研究者の長年の哲学的思考や直感で判断するしかないことがらなのではないだろうか。いずれにしても、組織培養で得られた研究結果を鵜呑《うの》みにするのは危険である。

研究は材料が扱いやすい分野から進歩する

ところで研究というものは、実験の試料（サンプル）となる材料が扱いやすいかどうかということが非常に重要である。すべての研究は実験がやりやすい部分から発展していく傾向があるからである。例を挙げると、核酸にはＤＮＡとＲＮＡがあることはよく知られているが、なぜか一般にはＤＮＡの方がＲＮＡよりはるかに有名であり、「○○のＤＮＡを受け継いでいる」などという言葉があちこちで文学的に使われている。それではＤＮＡとＲＮＡでは、ＤＮＡの方がＲＮＡより細胞内で大切な役割を果たしているのかというと、そうでもないようである。

武村正春東京理科大学講師は「脱ＤＮＡ宣言」という著書の中で、実際にはＲＮＡの方がＤＮＡより細胞中でダイナミックに働いており、ＤＮＡは万が一の時のバックアップコピーに過ぎないと述べている。なぜ、ＤＮＡがＲＮＡより有名になったかというと、ＤＮＡがＲＮＡより物理化学的に安定であるため、研究材料として扱いやすかったためだそうである。研究とは金のかかるものであるから、材料が扱いやすく、すぐ結果が出せる分野から進歩するのである。すぐ結果が出せる分野では、多くの論文（英語でペーパーpaper）

を書くことができる。論文が書けなければ、学者としての業績も上がらないし研究資金も集まらないのである。このような事情で、研究材料が扱いにくい分野は研究の対象から敬遠され、永久に放置される場合もある。

今日、一世を風靡した感のある幹細胞の研究は、骨髄造血幹細胞の研究から発展してきた。これはなぜかというと幹細胞の研究材料として、血液や骨髄が扱いやすい材料であったからである。もちろん、初めから骨髄が造血臓器であるという伝統的な思い込みがある点も、いくぶんかこの傾向を助長している。特に組織培養では、初めから細胞が分離している血液や骨髄は最適の研究材料である。

一方、腸上皮細胞などは組織培養の材料としては最悪の材料である。消化管上皮は細胞をバラバラに分離することが困難な上に、細菌や真菌（カビ）の巣であり、食物残渣《ざんさ》や消化酵素が付着しておりその影響を受けやすい。実際に、消化管上皮細胞の組織培養は困難であり、消化管上皮細胞から樹立された正常細胞由来の細胞株はまだ存在していない。もちろん胃癌や大腸癌などの細胞株は、ある程度の個数が存在するが、それらは胃や腸の原発巣でない転移巣の細胞から樹立された細胞株が多い。消化管粘膜の短期間の器官培養が、ある程度可能な程度である。このようなわけで腸管造血を組織培養で証明したくても、腸管の細胞の培養自体が極めて困難という技術的な障壁のため、腸管造血説を直接証明するエビデンスの乏しいのが現状である。

骨髄造血説の盲点を批判することは間接的な状況証拠とはなっても、腸管造血説を証明する直接的な物的証拠とはならない。直接的な物的証拠となるものが、腸管造血説には不足していることは確かである。しかし、だからといってそのことが腸管造血説を否定する決定的な根拠となるわけではないのである。

千島が言うように腸管という場所で、腸管内の食物モネラが細胞新生により徐々に腸管上皮細胞に移行していく現象が起こっているとすると、この場所自体に有機物質とも細胞とも区別のつかない中間的物質が満ち満ちているわけである。腸管の上皮細胞を培養しようとしても、細胞自体が未完成な状態で存在しているわけであるから高頻度に細菌や真菌（カビ）などが出現しても不思議はないのである。むしろ組織培養が困難なこと自体が腸管造血説の一つの根拠と言えるかもしれない。

造血幹細胞の定義はポルノの定義と同じか？

フローサイトメトリーによる表面抗原の解析により、ある程度は形態と機能が解明されたと考えられている造血幹細胞であるが、その本態については未だわからないことだらけである。２００２年に出版された小澤敬也自治医科大学教授の「造血幹細胞」という著書には、造血幹細胞の本態という項目に次のように記されている。

「造血幹細胞移植は骨髄移植の本質であり、すでに臨床にも応用されている。造血幹細胞の本態はその機能にある。しかし、半世紀以上にもおよぶ研究の歴史を経ても、いまだに造血幹細胞の自己複製や分化能力、制御機構、発生の分子基盤は不明のままである。本項では造血幹細胞生物学における基本概念を解説するとともに、いま一度、古くて新しい問題を提起したい」

専門の血液学者でも、造血幹細胞について根本的な所ではよくわからないことが多いと言っているのである。ところで、多細胞生物の体内では、細胞が方向性を持って運命付けされ、各種の体細胞に分化して成熟し一定の寿命でその役目を終えて死滅していくというのが、通常考えられてきた細胞の生涯のストーリーであった。血液細胞で言えば、造血幹細胞が方向性を持って運命付けされ、赤血球や白血球や血小板など各種の血液細胞に分化して成熟し、一定の寿命でその役目を終えて死滅していくというのが定番の物語であった。

少なくとも20世紀の間はそのような考え方が支配的であったが、21世紀に入るとこのような考え方に疑問を投げかけるような発見が相次いだ。要するに、細胞は「未分化な状態」から「分化した状態」に無条件に変化していくものであるという考え方に赤信号が点滅したのである。それと共に、幹細胞という考え方に対しても疑問が持たれるようになった。幹細胞という概念自体に、黄信号が点滅し始めた状態であると言うとわかりやすいかもしれない。造血幹細胞にしても発見されてから50年近くが経過したにもかかわらず、その根本的な問題は何一つ解決していないのである。

２００３年に出版された「幹細胞とクローン」という一般向けの解説書で、仲野徹大阪大学教授は次のように述べている。

「幹細胞とは自己複製能と分化能を有した未分化細胞である、というのが最大公約数としての定義である。しかし、これから述べるように、多くの種類の臓器幹細胞に対して厳密な意味でこの定義を適用するのは非常に難しい。自己複製能と分化能の定義から、誰もが異論なく『幹細胞』であろうと納得できるのは、現時点ではおそらく胚性幹細胞だけだろう。この難しさは、細胞が自己複製能と分化能を同時に持っていることを証明することの困難さが大きな理由である。

ある細胞が分化能を有していたことを証明できたとき、その細胞はすでに分化してしまっているのであるから、自己複製能をもっていたかどうかを検証することは原理的に不可能である。Pottenらはこのことを幹細胞研究における『不確定性(uncertainty)』と名付けている【図6】。そこで、どの細胞をもって幹細胞であると認識するかについては、どうしても研究者によってばらつきが出てし

【図6】幹細胞の不確定性：幹細胞であるという事を確定的に示すのは難しい
(仲野徹著「幹細胞とクローン」より引用)

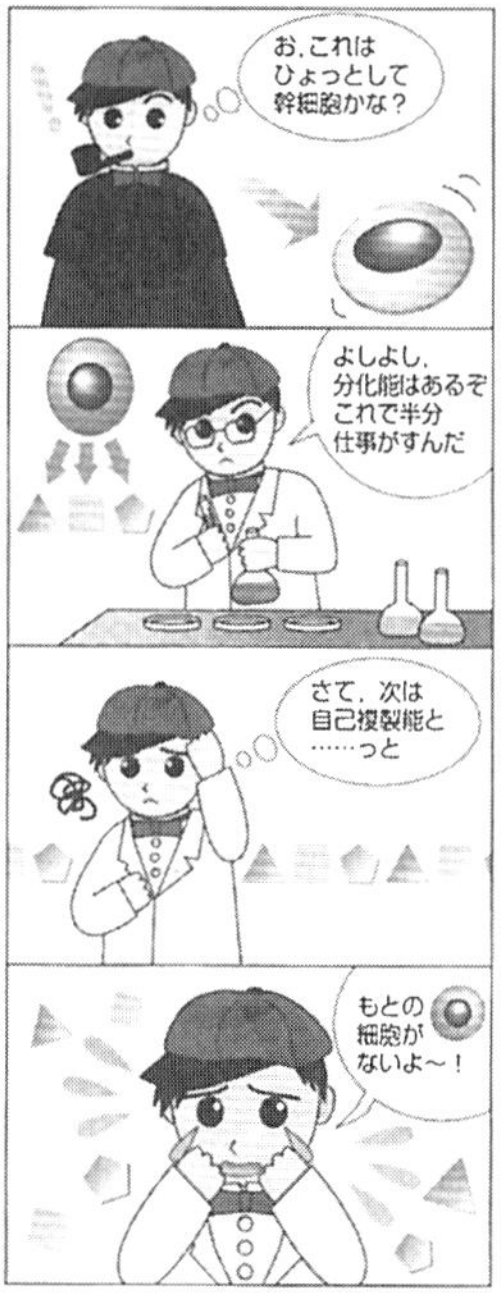
お、これはひょっとして幹細胞かな？
よしよし、分化能はあるぞこれで半分仕事がすんだ
さて、次は自己複製能と……っと
もとの細胞がないよ～！

まう。Morrisonらは、その状況が、アメリカ合衆国最高裁においてByron Whiteがポルノグラフィーに対して出したコメント『It's hard to define, but I know it when I see it.（定義するのは困難である。しかし、私は見ればわかるのだ）』に類似していると指摘した。幹細胞学者の数だけ幹細胞の定義がある、という皮肉な見方もある」

仲野が「自己複製能と分化能の定義から、誰もが異論なく『幹細胞』であろうと納得できるのは、現時点ではおそらく胚性幹細胞だけだろう」と述べているということは、裏を返せば「造血幹細胞は自己複製能と分化能の定義からすると、誰もが異論なく幹細胞であるとは言えない状態にある」という意味であり、これは造血幹細胞という基本概念が明確ではないというようにも解釈できるのである。

組織幹細胞と胚性幹細胞

1961年のマカロックらによる脾コロニー形成細胞（CFU—S）の発見から、造血幹細胞の研究が急速に進んだ。その後、血液以外の臓器や組織にも幹細胞的な細胞が存在するのではないかという発想のもとに様々な研究が進展した結果、多く臓器や組織に幹細胞が存在することが明らかになった。皮膚表皮幹細胞、毛包幹細胞、角膜幹細胞、腸上皮幹細胞、肝臓幹細胞、骨格筋幹細胞、間葉系幹細胞、精巣幹細胞などが続々と発見されたのである。特に、１９９０年代に発展した神経組織の培養の研究により神経幹細胞の存在が証明され、神経細胞は決して再生しないという従来の既成概念が打ち破られたのである。これらの臓器や組織に存在する幹細胞を組織幹細胞（臓器幹細胞ないし体性幹細胞とも呼ばれる）と言う。もちろん、造血幹細胞も組織幹細胞の一種である。

臓器幹細胞と並んで重要な幹細胞が胚性幹細胞(Embryonic Stem cell: ＥＳ細胞)である。胚性幹細胞は１９８１年に、マウスの胚盤胞《はいばんほう》（受精後3・5日の胚）の中にある内部細胞塊《かい》という部位から、培養により樹立された細胞株である。生体外にて理論上すべての組織に分化する多能性を保持しつつ、無限に増殖させることができるため、万能細胞とも呼ばれ再生医療への臨床応用が期待されている。ＥＳ細胞をマウスの胚盤胞に微小なガラス針を使用して注入（マイクロインジェクション）してやると、マウスの体のすべての細胞がＥＳ細胞のみに由来するマウスを造ることができる。この理由から、ＥＳ細胞は誰もが幹細胞であると認定できるのである。１９９８年には、ヒト胚性幹細胞の細胞株が樹立されている。

ところで、幹細胞の定義の中の「細胞分裂の時、一方の細胞は自己複製をして同じ未分化な状態に留まること」という項目は「幹細胞の不確定性」と言われるように、実はなかなか検証することが困難なのである。さらに、以前の顕微鏡所見による血液幹細胞の鑑定と同じで、新しいテクニックである表面抗原の分析を用いても、幹細胞の完璧な鑑定は実は非常に困難なのが現実なのである。例えは悪いが、モリソンという学者が言うように、幹細胞の鑑別は女性のヌード写真が猥褻《わいせつ》か芸術かの厳粛《げんしゅく》な鑑別と同じで、非常に主観的で名人芸を要する世界であるということになる。無粋《ぶすい》な私などのように、ヌード写真がみな猥褻に見えるようでは幹細胞の鑑別はできないことになる。

固定標本の場合は、細胞の形や大きさ、核や細胞質の微妙な染色性の違いなどで細胞の種類や分化の程度を判断していた。こんな方法では限界があり進歩しないということで、フローサイトメトリーなどによる表面抗原の解析が行われ、これこそ最先端技術であるということで大流行した。ＣＤ抗原などは３５０種類もが発見され、さらに異なる種類の表面抗原が発見されて、微細な細胞表面の分子構造の違いが判断できるようになったはずであるが、造血幹細胞については未だにその全貌が明らかにはなっていないのである。表面抗原による造血幹細胞の本態解明も、そろそろ限界が見え始めたということであろう。

造血幹細胞は蛸壺の中に棲んでいる

造血幹細胞がどのように自己複製しているかについても定説はない。このことについて慶応大学医学部発生分化生物学教室の須田年生は、2008年に細胞工学という雑誌の「幹細胞の居場所」という論文で次のように述べている。

「幹細胞は組織のもとになる細胞で、増殖・分化して機能を持つ細胞になる。しかし、分化した細胞には一定の寿命があり、分化するというのは『死（death）』の過程をとることを意味し幹細胞は分化して枯渇することになる。そこで、幹細胞は自分と同じ細胞を生み出していると考えることができる。これを我々は自己複製と呼んでいる。自己複製は『生（birth）』の過程である。幹細胞が1回の分裂で birth か death かを決めていると考えられる。このとき、それはサイコロを振るように確率論的（stochastic）に決まるのか、それとも周りの細胞の影響を受ける（instructive）のかの議論は、幹細胞の存在が示されたときから始まり、いまだに決定的な結論は得られていない」

幹細胞は自己複製をしなければ幹細胞として存続できない。細胞分裂をしても、必ず一定の割合で自分と同じ細胞を残さなければ新しい細胞を産生できないのである。1個の幹細胞が細胞分裂をして2個の細胞になったなら、1個が自己複製して同じ細胞のまま存続し、もう一方は分化してゆくとすれば、自己複製の確率は1／2となる。それは1／3かもしれないし、1／4かもしれない。このように、ある確率で幹細胞は自己複製する割合が運命的に決定づけられていると考えるのが、一つの仮説である。以前は、幹細胞の自己複製は確率論的に決まっていると考えられていた。しかし幹細胞の研究が進むにつれて、幹細胞の増殖は周りの細胞の影響を受けているのではないかという考え方が有力になってきた。しかし、須田が指摘するようにこの件についても、未だに決定的な結論は得られていないのである。

最近では、幹細胞の増殖に影響を及ぼす周囲の環境をニッシェないしニッチと呼んでいる。以前は、これを横文字のhemopoietic inductive microenvironment（HIM）を訳して造血誘導微細環境と呼んでいたが、最近は niche（ニッシェないしニッチ）と呼んでいる。ニッチとは窪《くぼ》みないし壁龕《へきがん》という意味である、壁龕とは城壁に開《あ》いている弓や鉄砲を打つための小窓のことである。要するに、幹細胞は蛸壺《たこつぼ》のような窪みの中で保護されており、この窪みの中の環境に大きく影響されていると言うのである。従って、無理やり幹細胞をニッシェとしての蛸壺から引き出すと幹細胞としての性格を失ってしまう可能性もあるのである。

幹細胞のニッチについて、須田は同じ論文の中で次のように述べている。

「組織の大元に当たる幹細胞は分化した細胞集団の中に千分の一あるいは一万分の一の頻度でしか存在しない。幹細胞の自己複製の現場を見るには、各種組織幹細胞はそれぞれ存在部位を明らかにする必要がある。皮膚はバルジ（毛隆起部）と呼ばれる部位、消化管ではクリプト（陰窩《いんか》）の傍底部《ぼうていぶ》、脳では脳室下層、精巣では精管最外層部に幹細胞が存在するとされている。幹細胞が未分化性を維持するためには、それを可能にする微小環境が存在すると考えられる。その環境に対して壁のくぼみを意味するニッチ（niche）という言葉が使われる。このニッチにより、幹細胞の数や分裂、生死までがコントロールされてい

る。（中略）
近年、骨髄中の造血幹細胞は、骨周辺の骨芽《こつが》細胞や間質細胞近くに存在することがわかった。抗癌剤を投与し、DNA合成期にある前駆細胞を死滅させ、生き残った静止状態（細胞分裂をしていない状態）にある細胞の存在部位を観察すると、幹細胞はまさに骨梁《こつりょう》の内側表面にへばりつくように存在していた。造血幹細胞は、接着分子を介してニッチ細胞と接着して、分裂を止めていると考えられる」

造血幹細胞はいまだ可視化不十分な幻の細胞である

接着分子とは細胞が互いに接着するために働いている蛋白質をいう。骨髄の中で造血幹細胞は、骨芽細胞という骨細胞の元になる丈夫な細胞からできた蛸壺の中に潜んでおり、さらに接着分子と呼ばれる蛋白質の丈夫な留め金で蛸壺にしっかり固定されている状態になっているわけである。ところが最近、ニッチとして骨細胞だけでなく血管内皮細胞も重要であるとの説が出てきた。

これに関し、京都大学再生医学研究所の長澤丘司らは、２００８年に細胞工学という雑誌の中の「造血幹細胞の血管性・ストローマ性ニッチ」という論文で、骨髄の造血幹細胞が骨の表面以外にも存在しているとして、造血幹細胞ニッチとして骨表面の骨芽細胞の他に血管内皮細胞も重要であるし、その他にも血管内皮細胞の近傍に存在する特殊な細網細胞（ストローマ細胞）も重要であるという見解を示した。しかし、次のようにも述べている。

「造血幹細胞の局在部位やニッチの実体は十分あきらかではないが、これらを研究する上で重要な問題の一つに組織の中で造血幹細胞の可視化が十分でないことがある。例えば、骨内膜ニッチを報告した Li らの論文で造血幹細胞であると考えられ観察された長期 BrdU 保持細胞は、造血幹細胞を濃縮しているとは言えないとの報告が最近出されている。また、5FU 投与後の骨髄には、造血幹細胞とともに前駆細胞も共存することが知られており、5FU 投与後の Tie2^{+} 細胞分画中の造血幹細胞の頻度が重要である。一方、フローサイトメトリーで分離されたCD150^{+}CD41^{-}CD48^{-} 細胞分画中の造血幹細胞の頻度は報告されており、この細胞分画の免疫染色は、現在最も進んだ造血幹細胞の可視化法であると考えられるが、この分画の大部分が造血幹細胞であることが示されたわけではない（約半数が造血幹細胞）。今後、転写因子 GATA-2 のIS

プロモーターなど、造血幹細胞特異的に発現する可能性があるプロモーターを利用した新しい可視化法を加えた多角的かつ十分な解析が重要であろう」

ここで、プロモーターとはDNAの一部でRNAの転写が始まる部分を指し、転写因子とはプロモーターに結合してDNAからRNAへの転写を促進したり抑制したりして調節を行う蛋白質のことである。他にも専門用語が多くわかりにくい所もあるが、骨髄造血幹細胞の存在部位であるとされるニッチの実体についてでさえ諸説があり、明らかになっていないことが述べられている。そして結局のところ「組織の中で造血幹細胞の可視化が十分でない」として造血幹細胞の形態が未だに完全には明らかになっていないと述べている。

結論として長澤は「現在最も進んだ造血幹細胞の可視化法であると考えられる、フローサイトメトリーで分離された表面抗原の細胞分画の免疫染色においても、造血幹細胞の形態学的実体が完全に解明されたわけではない」と、述べているのである。これは極端な表現かもしれないが、言葉を替えれば「造血幹細胞は未だに幻の細胞である」と言っているのである。

造血幹細胞は発見された当初は「幹」という名のごとく、つまり木の幹《みき》のごとく非常に

たくましい細胞で新しい血液細胞を造り出すためにドンドン細胞分裂をして増殖している

に違いないと考えられていた。しかし、マカロックの脾コロニー形成細胞（ＣＦＵ―Ｓ）の発見以来半世紀以上が経過しているのに、骨髄造血幹細胞の形態学的な本態は未だ完全に解明されたとは言い難い状態であり、ある意味でその実態は霧の中の幻の細胞の域を出ていないのである。しかし世界の血液学者達が造血幹細胞であると思い込んでいるリンパ球様の細胞とは、実は赤血球に由来するものであり、赤血球の脱核とは赤血球がリンパ球様の細胞を放出している現場であって、赤血球こそが造血幹細胞であると主張する千島の学説を認めれば、造血幹細胞の謎は氷解するのではないだろうか。

第十章　驚くべき幹細胞の可塑性とｉＰＳ細胞発見の衝撃

驚くべき幹細胞の可塑性

仲野徹大阪大学教授は、２００３年に出版された「幹細胞とクローン」の中で次のようにも述べている。

「ふたたび、幹細胞ってなに？

百花繚乱《ひゃっかりょうらん》とまでは言わないまでも、たくさんの種類の幹細胞が研究されるようになり、幹細胞とはどのような細胞なのかが、一段とわかりにくくなっている。幹細胞の研究が進むにつれて、幹細胞の定義がわからなくなるという、逆説的な状態に陥ってしまっているのである。いろいろな臓器の幹細胞や胚性幹細胞を、『幹細胞』という概念でひとくくりにすること自体が問題なのかもしれない。さらに、幹細胞の可塑性《かそせい》の可能性まで考えると、従来の定義では、幹細胞をとらえきれない時代になってきていると言っていいだろう。古典的な幹細胞の概念に、可塑性などという幹細胞の新たな側面や、いろいろな幹細胞研究からわかったことをつけ加えていく、という程度でいいのだろうか。それとも、幹細胞の概念そのものを一から考えなおして、新しいパラダイムを構築すべきなのだろうか。この答えを得るためには、今後の幹細胞研究の進展を見守っていかなければならない」

仲野教授の言う、幹細胞の新しい概念である可塑性とは何であろうか？ 可塑性とは物理学の用語で、固体に外力を加えて変形させた時、力を除いても元の形に戻らない性質を言う。ちなみに、プラスチックは可塑性物質という意味である。可塑性は生物学では周囲の環境に合わせて生物が姿を変える現象を意味する。従来は成長過程では別として、成熟した生物の組織幹細胞は姿が変化しない細胞であり、一般の細胞は幹細胞から生まれて分化しそれぞれの臓器や組織の細胞に姿を変えていくと考えられていた。要するに、生物の体内で細胞は定まった形の「未分化な幹細胞」から「分化した体細胞」に一方向性に変化していくものであると考えられていた。そして、一番未分化な状態が幹細胞であるというのが、幹細胞の定義となっていた。

やがて20世紀も終わりに近い頃になると、造血幹細胞の研究は佳境を過ぎ一定の水準に達してしまって停滞感が出始めていた。ところが1998年にヒト胚性幹細胞株（ES細胞）が樹立され、再生医療への応用に期待が高まると、組織幹細胞も再生医療といった観点からにわかに注目され始めた。そして新しい観点から研究が行われた結果、造血幹細胞というものは従来考えられていたように単に成熟血液細胞に分化するだけでなく、状況によっては心筋、骨格筋、血管（血管内皮細胞と血管平滑筋）、神経細胞、肝細胞など、様々な細胞種に分化するという驚くべき性質を持っていることが明らかになった。これは従来の造血幹細胞の常識を覆す大発見であった。この造血幹細胞のように、周囲の環境の変化に応じて変幻自在に姿を変える性質を「幹細胞の可塑性」と言う。

このような「造血幹細胞の可塑性」という現象の本質については、研究が始まったばかりであり、まだ充分には理解されていない。特定の臓器や組織の障害が発生した場合、それを修復するために、造血幹細胞が分化転換（transdifferention）をするという考え方が有力である。分化転換とは、成熟細胞が別の系統の細胞に境界を越えて変化する現象を言う。例えば血液細胞が神経細胞へとか、胃腺上皮細胞が小腸上皮へ（腸上皮化生と言う）というような変化のことを言う。

このような現象は、従来は異常時の常識外の出来事であったが、研究が進むにつれて常識外と思われていた現象が実は日常茶飯事《さはんじ》に起こっていることがわかったのである。まさに仲野教授が言うように、「幹細胞の概念そのものを一から考え直して、新しいパラダイムを構築すべき時代が来た」のである。

幹細胞の可塑性は千島の学説を証明するか？

１９９７年アメリカのプロコップが雑誌サイエンスで、骨髄の造血系細胞以外の骨髄間質細胞の一部に多分化能を有する細胞が存在することを発表した。現在、造血臓器であると考えられている骨髄は、およそ90％が浮遊性の血液系細胞で占められており、残りが血管内皮細胞と骨髄間質細胞である。血管内皮細胞と骨髄間質細胞は浮遊性の血液系細胞とは違い、他の細胞と結合している固定性細胞である。この骨髄間質細胞の中の多分化能を有する細胞は骨髄間葉系幹細胞と呼ばれるようになった。今のところ、骨髄の造血幹細胞と間葉系細胞はそれぞれ独立した細胞とされているが、何らかの関係があるのではないかと考えられている。

１９９８年にはイタリアのフェラーリらが雑誌サイエンスで、骨髄間葉系幹細胞から骨格筋細胞が分化誘導されることを発表した。１９９９年にはアメリカのジャクソンらが、マウスの骨格筋細胞の一部を放射線照射マウスに移植すると、骨髄細胞全体が再構築できたと報告した。この実験結果は、骨格筋の細胞から血液細胞のすべてが発生したということを意味する。これにより、骨格筋細胞が造血幹細胞に逆分化することが証明されたのである。つまり、骨格筋に造血幹細胞が存在することが証明されたわけである。このフェラーリとジャクソンの報告により、骨格筋細胞は造血幹細胞に分化するし、逆に造血幹細胞が骨格筋細胞に分化するのではないかと考えられた。要するに、造血幹細胞と骨格筋細胞は相互に分化転換（相互に移行）する関係にあるのではないかと言うのである。

同じ１９９９年には慶応大学の福田らが、骨髄間葉系幹細胞が分化誘導により心筋細胞に変化することを報告している。最近、造血幹細胞を多く含む骨髄細胞の分画を新鮮な心筋梗塞病巣に移植すると、血管内皮、平滑筋、心筋細胞に分化し、心筋梗塞の病状を改善することがマウスの実験で証明されており、心筋梗塞の治療へ応用されるようになった。
２０１０年６月に京都府立医科大学の松原弘明教授らの心臓外科チームが、重症の心筋梗塞の患者に対して、患者自身の心臓から取り出した組織から心筋の幹細胞を培養して増殖させ、心筋梗塞で死んだ病巣にこの幹細胞を直接注射する手術を行った。手術では通常行われる心臓の冠動脈の再建術（バイパス手術）も同時に行われたが、松原教授は手術後の患者の回復状態は驚くほど良好であり、バイパス手術だけの効果とは考えられないと述べている。（後に松原教授は多くの論文を改竄《かいざん》していたことが明らかになったので、この結果は信頼性に乏しい。また、たった2症例では単なる症例報告に過ぎないために、効果に関しての臨床的評価は低い）
２００1年、アメリカのイエール大学のダイアン・クラウスらが雑誌セルに、さらに信じ難い新知見を発表した。骨髄に存在する一個の間葉系幹細胞が皮膚、腸、肺、肝臓など生体中のすべての胚葉（外胚葉・中胚葉・内胚葉）の細胞に変化したと言うのである。一個の骨髄間葉系幹細胞がこれ程幅広く分化した事実を証明した実験は今までなかったからである。

現在では、骨髄間葉系幹細胞は骨、軟骨、骨格筋、心筋、腱、脂肪、骨髄間質細胞、神経などに分化する能力を持つことが多くの実験によって証明されている。骨髄だけでなく脂肪組織などにも間葉系幹細胞が存在するという報告もある。ことによると、多分化能を持つ骨髄の造血幹細胞と間葉系幹細胞とは相互に分化転換する、つまり相互に移行する関係にあるのかもしれない。

1999年には、神経幹細胞も造血幹細胞に分化転換することが報告された。ベスコービらは、雑誌サイエンスに「Turning brain into blood：脳を血液に作り変える」というタイトルで論文を掲載し、非常に大きな驚きを持って迎えられた。その内容は、マウスの神経幹細胞を半致死量の放射線照射を行ったマウスに移植したところ、移植されたマウスの造血系を再構築できた、という信じられない内容であった。言い換えると神経幹細胞が造血幹細胞に分化転換したわけであり、確かに脳が血液に変わったのである。

さらに神経幹細胞は、神経幹細胞を含む細胞集団をニワトリの胚、マウスの胚盤胞に注入して正常な発生過程に取り込ませるという実験で、非常に多くの種類の細胞に分化することが報告されている。心筋細胞、腎尿細管上皮、消化管壁上皮、肝臓、皮膚上皮など、内胚葉、中胚葉、外胚葉のいずれの細胞にも分化していることが確認された。

米国のメリーランド州のベセスダにあるＮＩＨ（National Institutes of Health：アメリカ国立衛生研究所）の女性神経解剖学者エヴァ・メイジーは、１９９５年、脳細胞の研究を目的に何匹かのマウスに骨髄移植を行った。雄のマウスの骨髄を若い雌に移植した四カ月後、移植された雌のマウスの脳を調べたメイジーは仰天《ぎょうてん》して驚いた。何と、その脳の神経細胞は雄特有のＹ染色体を持っていたのだ。性を決定する性染色体は雄ＸＹで雌ＸＸであるから、Ｙ染色体を含む細胞は雄の細胞由来と考えなければならなかった。この現象を説明するには、「雄のマウスの骨髄造血幹細胞の一部が雌の脳の神経細胞に変化した」としか考える以外に答えがないのである。雌のマウスの神経細胞のおよそ1～２％に雄のＹ染色体が含まれていたのである。

メイジーは早速論文を書いて雑誌サイエンスに投稿したが、しばらく保留されて２０００年にようやく掲載された。保留された理由は、「教科書に載っていない事実無根のアイデアを口にするのは無責任である」という反対意見が強かったためであった。この結果から言えることは、造血幹細胞が神経幹細胞に分化したということである。とすると造血幹細胞と神経幹細胞も相互に分化転換していると考えられる。

１９９９年、パターソンらにより「骨髄がオーバル細胞の潜在的供給源である」と題した論文が雑誌サイエンスに掲載され、骨髄細胞から肝実質細胞への分化経路が存在することが初めて示された。オーバル細胞とは肝細胞と胆管細胞のどちらにでも分化する能力を持った肝前駆細胞である。さらに2000年にはラガッセらにより、造血幹細胞が肝細胞に分化しうることが明らかになった。これは胎生期に肝臓が造血臓器であるという事実から、肝細胞から血液細胞ができることもあり得ると考えられる。とするとパターソンとラガッセの研究から、肝細胞と造血幹細胞が相互に分化転換している可能性が示唆されたことになる。

しかし、最近になって幹細胞の分化転換と考えられてきた現象が細胞融合によって説明できるのではないかという反論が出てきた。移植した細胞が血液に乗って骨格筋細胞や神経細胞に達し、そこで細胞融合したために移植細胞の性質を示したのではないかと言うのである。世界の医学生物学者達はウィルヒョウ以来、細胞分裂万能主義を唱えてきたのに、最近になって細胞融合が体のあちこちで起こっている可能性があると言い出したのである。

確かにパラダイムシフトの時代であるから、馬鹿の一つ覚えの御題目《おだいもく》のように細胞分裂万能説をいつまでも唱えていたのでは時代遅れになりそうである。例えば、脳の神経細胞が再生しないと考えられてきたのは、そこに細胞分裂像がほとんど存在しないからである。

細胞分裂像がない臓器は再生しないと考えられていたのである。しかし、放射線被曝マウスや組織培養の実験では神経細胞幹細胞が証明され、神経細胞が他の細胞に分化したり、他の細胞から神経細胞に分化してくる事実が証明されたのである。細胞分裂像が少ない所で細胞がどのように増殖するかについては、細胞融合なども一つの可能性のある増殖形式と考えられる。しかし、レペシンスカヤや千島が唱えた細胞新生の可能性にも目を向けて欲しいものである。

幹細胞の研究が進むにつれて、「幹細胞が今まで考えられていた以上に広範囲な分化能力を持ち、さらにいったん分化した細胞もかなりの割合で逆分化する能力を持っている」という驚くべき事実が次第に明らかになってきている。これを見ると、千島が1950年代に唱えた「すべての組織細胞は可逆的分化能力を持つ」という学説が徐々に証明されて真実味を帯びてきたように見えるのである。

iPS細胞の発見は千島の学説への回帰か?

2007年11月、「京都大学の山中伸弥《やまなかしんや》教授が人工多能性幹細胞(induced pluripotent

stem cell：ｉＰＳ細胞）を開発した」というニュースが世界中を飛び交った。ｉＰＳ細胞とは、最終的に分化が終了したと考えられている成人の皮膚の線維芽細胞に三つの遺伝子を導入する操作により、分化しきった細胞と思われていた皮膚の線維芽細胞を初期化（未分化な状態に戻すこと）し、ＥＳ細胞と同様なあらゆる種類の細胞に分化する能力（多分化能）を持つ状態にした細胞である。遺伝子を導入するとは、細胞の構造や機能を決定しているＤＮＡに、バイオテクノロジーのテクニックで別の遺伝子を組み込んで細胞の構造や機能を変化させることである。それまでは、ＥＳ細胞のみにあらゆる種類の細胞に分化する能力が証明されていたが、ｉＰＳ細胞の登場により皮膚の線維芽細胞にも多分化能が備わっていることが証明されたのである。

２０１１年４月、理化学研究所の永樂《えいらく》元次《もとつぐ》・笹井《ささい》芳樹《よしき》らの研究グループが「マウスのＥＳ細胞を浮遊状態で培養し眼杯《がんぱい》に似た層状構造が形成された」と、雑誌ネイチャーに発表した。眼杯とは脊椎動物の目の発生過程の初期にできる杯の様な構造で内側は網膜（光を感じる視細胞が並んでいる）となり外側は色素層（網膜の外側の色素を含んだ上皮細胞の層）となる。理化学研究所では、マウスやヒトのＥＳ細胞・ｉＰＳ細胞から網膜細胞、一部の脳の神経細胞を分化誘導することに成功している。さらに研究グループはヒトｉＰＳ

細胞から造り出した人工網膜組織で、失明率の高い加齢黄斑変性《かれいおうはんへんせい》の患者を治療する臨床試験の段階に進んでいる。ヒトから取り出したｉＰＳ細胞を培養し、病気や外傷で失われた組織を再生する再生医療は二十一世紀の夢の最先端医療として期待されており、現在すでに実用段階に近いものもあるが、その先には癌化の阻止など多くの壁が立ちはだかっている。

皮膚の線維芽細胞に、あらゆる種類の細胞に分化する能力すなわち多分化能が備わっているとすると、体のすべての細胞に多分化能が備わっている可能性があることになる。研究が進めば、やがては体中のすべての細胞から遺伝子操作でｉＰＳ細胞を作り出すことが可能になるであろう。これは千島が唱えた「すべての組織細胞は可逆的分化能力を持つ」という学説を証明することである。

結局、最新の研究による結論は千島の学説に回帰することになる。すべての幹細胞の研究は、千島というお釈迦様の手の平の中を飛び回っていただけであったという話になりそうである。もちろん「培養して遺伝子操作を行った細胞を体内の細胞と同様に考えることはできないし、赤血球から別の種類の細胞が出てくることなどあり得ない」という反論もあるであろう。

「すべての細胞が周囲の環境の影響により変化して、すべての細胞に変化する」ということになれば、体の中は幹細胞で満ちあふれているという結論になる。ならば、造血機能すら骨髄の専売特許的機能ではなく「すべて細胞のあるところ造血機能がある」ということになる。骨髄造血説は単に、人間の都合で観察しやすい組織の造血現象の一部を見ていたに過ぎないことになる。

すでに1973年、妹尾は「幹細胞論批判」という論文で、次のように述べている。

「このような観点から再びここで幹細胞の問題を考えてみたい。血液細胞の増殖分化の問題もこうした生体の一般的な体細胞の分裂分化機構のなかでのみその可能な解決点が見出されてしかるべきである。すなわち、細胞の増殖分化の点については成熟細胞の脱分化から同種ないし異種の細胞への分化ということを考慮して細胞の回転が考えられてよいということである」

「この論をおし進めれば各細胞にはそれぞれに幹細胞があり、赤血球は前赤芽球、顆粒球は骨髄芽球、リンパ球はリンパ芽球、単球は単芽球、巨核球にはその芽球が幹細胞として働いてもよいし、これで不自然なことはないように思われる。そのように考えれば形態学的な所見と矛盾することなく造血を考えることができる」

「最も重要な点は特別な幹細胞を想定しなくても血球の無限の増殖と分化は生体の一般的な細胞の増殖と分化の調節機構から説明できるということであり、血液細胞だけに幹細胞を考える必要はない。

思索の結果は必然的に多元説支持ということになるが、その中には一元説的考えも包含される」

「血液学者の頭の中で長い間想定され続けてきた『未分化な幹細胞』はいまだに誰もその形態を見たことがない。あるいはそのようなものは初めから存在しないと考えた方が妥当である。もし異常状態での造血に際してそのようなものを求めるとすれば、もう一度考えを新たにして成熟細胞の脱分化―他細胞への転換ということを真剣に考えるべきではなかろうか」

妹尾は、天野から受け継いだ血球起源における多元論を擁護しながらも、一元論とも解釈できる妹尾学説とも言うべき独自の理論を述べている。結果的に妹尾の理論は、今日でいう「幹細胞の可塑性」を見事に予言していたのである。妹尾は、さすがに天野門下の秀才であり、形態学において天才的な観察眼を持っていたのであろう。しかし、妹尾のような卓見を持った学者でも疑問点があったようで、『幹細胞論批判』の中で次のようにも述べている。

「すでに明らかなようにリンパ球は適当な刺激を受けてblastformation（芽球化）あるいは脱分化を行い、分裂を繰り返して新しく成熟リンパ球に分化する。この場合にはなんら特別な幹細胞の存在は必要としない。顆粒球系においても同じような現象が起こるらしいことが上述の実験で示唆されている。問題は成熟によって核を失う赤血球の場合である。この場合には明らかに脱分化はあり得ない。とするとこの細胞にだけは幹細胞が存在するのであろうか」

妹尾にとっても、赤血球の行動様式だけは不可解な存在であると映っていたのである。「赤血球に脱分化はありえないとすると、赤血球にだけは幹細胞が存在するのであろうか」と、妹尾は疑問を投げかけている。この疑問は千島の学説が正しいとすれば、簡単に回答が得られる。

その回答とは、「赤血球こそが幹細胞であり、また可塑性も持っている」というものである。妹尾の予言できなかったことがもう一つある。妹尾は「未分化な幹細胞」は誰もその形態を見たことがなく、そのようなものは初めから存在しないと考えた方が妥当であると述べたが、妹尾の予想に反して「未分化な幹細胞」はちゃんと存在していた。最新の生命科学は、未分化な幹細胞であるＥＳ細胞を発見したからである。さらに千島の学説からは、赤血球も「未分化な幹細胞」なのである。

セントラルドグマに対する千島の反論

ＥＳ細胞が未分化な幹細胞であることに現在異論はないが、千島や森下の主張では赤血球もＥＳ細胞的な未分化な幹細胞であることになる。しかし、今日の生命科学の常識からは赤血球を幹細胞であるとは言えないのである。なぜなら赤血球にはＤＮＡやＲＮＡなどの核酸が存在しないからである。さらに赤血球には、酸素呼吸の場とされているミトコンドリアさえ存在していない。赤血球は膜とヘモグロビン（血色素）しか持っていない。核酸無き所に蛋白質の増殖はあり得ない、と考えるのが今日の定説であり、これをセントラルドグマ（central dogma）すなわち中心原理と呼んでいる。従って千島や森下が主張するような現象、すなわち核酸を持たない赤血球から蛋白質増殖を伴う細胞の発生が起こるなどということは、現代の定説であるセントラルドグマに反した妄想であることになる。

１９５３年にワトソンとクリックがＤＮＡの二重螺旋《らせん》構造を発見して以来、核酸と遺伝子の研究は常に生命科学の花道を突き進んできた。その中でも、ＤＮＡの研究は王道であり常に生物学の中核に君臨してきた。中心原理であるセントラルドグマとは、ＤＮＡの研究より導き出された理論であり、遺伝情報はＤＮＡの複製↓ＤＮＡの転写↓ＲＮＡへの翻訳の経路に沿って伝達され、最後に蛋白質が合成されるというものである。

もっとも１９７０年に逆転写酵素が発見され、遺伝情報がＲＮＡからＤＮＡへ流れる経路も存在することが証明されたため、セントラルドグマも多少の修正を余儀なくされたが、現在でもその定説の地位は揺らいでいない。

セントラルドグマの内容をよりわかりやすく説明すれば、生命現象の基本である生物の形態や機能などを決定するものは蛋白質であり、その蛋白質合成を遺伝情報の担い手である遺伝子中のＤＮＡが決定しているという理屈になる。従ってＤＮＡ無き所に蛋白質の合成はなく、蛋白質の合成無き所には細胞増殖もなく、生命現象も成立しないというのである。現代生物学はＤＮＡ中心主義であるとも言える。生物と無生物の狭間《はざま》にあると考えられているウイルスですら、ＤＮＡやＲＮＡは保持しているのである。

千島は著書の中で、ＤＮＡは蛋白質から生ずるという仮説を立て次のように述べている。

「分子生物学ではＤＮＡ（遺伝子）が指令を出して、蛋白質を合成するとされている。しかし、私の観察によれば、蛋白質を主体とする原形質（細胞質）がまず合成されて、その後で細胞質中にＲＮＡやＤＮＡを生じ、細胞核が新生することは確かな事実である。その証拠は沢山ある。

哺乳動物の無核赤血球を全血液中で培養していると、その細胞質中にフォイルゲン陽性のＤＮＡが次第に合成されてくる。また有核の鳥類以下の赤血球でも、出芽や細胞質を放出してその無核の出芽や、放出した原形質の中に新たな細胞核（ＤＮＡを含む）が出現する事実を私は観察している。

そしてこの場合ＤＮＡはおそらく核蛋白を経て合成されるものと推定される。それはＤＮＡは常に核蛋白と結合しており、その核蛋白の量が減るにつれてＤＮＡが増えるという事実も学者によって示されている。私の理論的推論によれば、細胞質（主として蛋白質）↓核蛋白↓RNA↓DNAの順で合成が行われるだろう。分子生物学では蛋白質を合成するのはDNAだとしているが、これはむしろ逆である。蛋白質からDNAを合成することは事実である。その過程を生物学的に説明するためには分子生物学や生化学が根本から事実に忠実に変革されなければならぬ」

千島の主張である、細胞質↓核蛋白↓RNA↓DNAの順で合成が行われるという仮説の中で、RNA↓DNAの部分は逆転写酵素の発見により証明されたが、細胞質↓核蛋白↓RNAの経路は今のところ生物学では証明されていない。

NTT関東病院予防医学センターの浦部晶夫《うらべあきお》の著書『血液細胞の分化と増殖』によれば、赤血球に分化すると考えられている赤芽球コロニー形成細胞（colony foming unit-erythroid：CFU-E）を培養すると、前赤芽球から網状赤血球に成熟していく過程で、まずDNAの合成が低下し、次いでRNAの合成が低下してくる。この核酸の合成低下と反比例するようにヘモグロビンの合成が上昇してくる。この現象だけ見ていると、DNAやRNAがヘモグロビン変化しているようにも見える。もし、逆分化が起こると仮定すると、ヘモグロビンからDNAやRNAが生成される可能性もあるかもしれないが、今の時点ではこの可能性については推定の域を出ていない。

第十一章
プリオン学説によるセントラルドグマ崩壊の危機

狂牛病の病原体プリオンの不思議

セントラルドグマは20世紀の生物学では永久に揺らぐことのない原理と考えられていたが、１９９０年代にはセントラルドグマに反する現象が発見され、ついに崩壊の危機に直面する事態になった。それは単独で増殖する蛋白質プリオンの発見であった。

１９８５年、イギリスの牧場で一頭の牛が異常な行動をしているという報告がなされた。その後、同じような症状を起こす牛がイギリスの牧場で多発した。死亡した牛の脳はスカスカのスポンジ状になっていたので、この病気は牛スポンジ状脳症（Bovine spongiform encephalopathy；BSE）またの名を狂牛病（mad cow disease）と命名された。この狂牛病の病原体が、セントラルドグマを揺すぶったプリオンである。

脳にこのような異常をきたす病気は、以前から羊のスクレイピー病として知られていた。スクレイピー病の羊は、歩行困難となり、柵に体を擦《こす》り付けたり、興奮して暴れたりしながら、最後には衰弱して死んでゆく。スクレイピー病は特定の場所で集団発生しやがて流行は終息するが、忘れかけた頃にまた別の場所で発生し流行することを繰り返していた。

スクレイピー病は18世紀、イギリスの羊毛産業が盛んになった頃から知られていた。その原因は長い間不明であったが、１９３０年代に感染症であることが証明された。それはスクレイピー病で死んだ羊の脳のサンプルを、健康な羊の眼球内に注射した実験から証明された。しかし発症までには16ヵ月～22ヵ月と、感染症としては桁外《けたはず》れに長い潜伏期を示したのである。

１９３０年代後半から１９５０年代にかけて、イギリスの研究者ウィルソンは動物実験によりスクレイピー病の病原体が、通常の細菌やウイルスと異なり、物理化学的に異常な抵抗性を示すことを発見した。この病原体は、30分の煮沸、２ヵ月間の凍結、組織固定剤のホルマリン処理、消毒剤のフェノール処理、消毒剤のクロロフォルム処理、紫外線の照射などに強い抵抗性を示した。さらに驚いたことには一切の免疫反応を示さなかった。

１９６０年代になり、マウスにスクレイピー病の病原体を感染させ、動物実験を効率よく行えるようになってから、多くの知見が集積された。その結果、「スクレイピー病は通常のウイルス感染とは異なり、感染しても急性の症状を現さず、非常に長い潜伏期を経てゆっくり進行する新しいタイプのウイルスによる疾患であろう」という仮説が提唱された。この未知のウイルスは、「スローウイルス」と呼ばれた。

１９５０年代にニューギニアの高地の一部族の間に、クールー病という謎の病気が流行していた。調査の結果、クールー病の症状や経過そして脳の病理学的所見が羊のスクレイピー病に驚くほど類似していた。さらに、クールー病患者の脳をすり潰したものをチンパンジーに接種したところ、20カ月後に同じ症状を発症し伝染性が証明された。クールー病が流行しているニューギニアの部族の生活習慣を調査したところ、この部族には葬儀の際に死者の遺体を食べる食人の風習があることが判明した。この食人の風習をやめるように指導したところクールー病患者の発症は激減した。死体の中に、クールー病の病原体が潜んでおり、食人の風習により感染していたのである。

病理学的検査を含めた研究の結果、クールー病は神経疾患であるヤコブ病と同一の疾患であることが判明した。ヤコブ病は精神荒廃や痙攣《けいれん》など多彩な精神神経症状が急速に進行して廃人となり、発症後平均1年2ヵ月で死に至る原因不明の病気であるが、年間百万人に一人発症するという稀な高齢者の病気であったため、あまり注目されていなかった。クールー病もヤコブ病も致死率100%で、発病は死を意味する。

1985年に起こったイギリスの牧場の牛の異常行動の原因は、翌年の1986年になり羊スクレイピー病と同一疾患であることが判明し、しかもこの年だけでイギリスの狂牛病発症数は400頭を超えた。詳細な調査の結果、狂牛病の原因は何と飼料に加えられていた肉骨粉であったことが判明した。肉骨粉《にくこっぷん》とは、羊・豚・牛などの家畜から食用肉を取り去った残りの部分の廃棄部分やクズ肉を集めて加工したものである。近代牧畜産業では、本来は草食動物であるはずの牛は何と動物性飼料も与えられる雑食性動物になっていたのである。草食動物に動物性飼料を与えるという、自然の摂理を無視した牛の飼育法に天罰が下ったのである。この肉骨粉に狂牛病の病原体が潜んでいたのである。

さらに、イギリスで狂牛病に感染した牛の約70万頭近くが人間の食用として市場で売買されたのである。しかし、常識的には牛の病気は人には感染しないと考えられており、イギリス政府も事態を楽観していた。ところが1994年頃から、高齢者の病気とされてきたヤコブ病が、20代で発症する症例が次々に報告されるようになった。この若年者のヤコブ病は発症から死亡までの経過が6ヵ月と短いため変異型ヤコブ病と命名された。イギリス政府は1996年、この変異型ヤコブ病が狂牛病感染牛の肉を食べたことによる感染症である可能性があると発表した。この発表は全世界に衝撃を与えた。日本では、狂牛病が発生していたアメリカなどからの牛肉輸入を一時停止した。この狂牛病を含めて、羊のスクレイピー病、人のクールー病とヤコブ病の病原体がプリオンである。

セントラルドグマの崩壊

1982年、アメリカの生化学者スタンリー・プルシナー【写真22】は雑誌サイエンスに「新規の蛋白質性病原体がスクレイピー病の病因である」という論文を発表した。この病原体は強い耐熱性を示し、核酸を不活性化する処理に抵抗するが、蛋白質分解酵素や蛋白質変性剤で感染性が消失する。核酸分解処理に抵抗し、蛋白質分解酵素や蛋白質変性剤で感染性が消失するから、この新規病原体は核酸を含まない蛋白質であると結論したプルシナーは新しい病原体をプリオン（prion）と命名した。

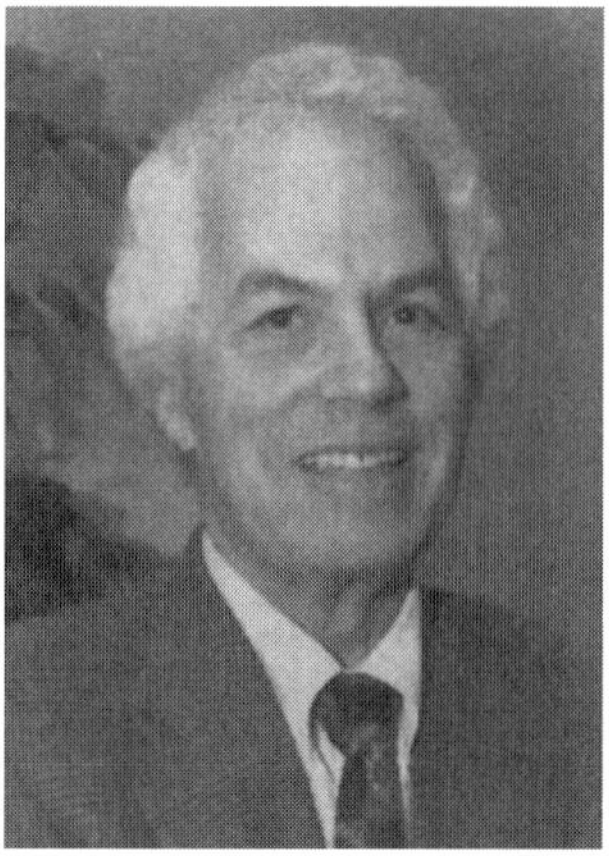

【写真22】スタンリー・プルシナー
（福岡伸一著「プリオン説はほんとうか？」より引用）

プリオンとは蛋白性感染粒子（proteinaceous infectious particle）の略である。彼は病原体を精製し分子量五万程度の分画に感染性物質を濃縮したと発表した。この論文は世界に驚きを持って迎えられた。以下、福岡伸一著の「プリオン説はほんとうか？」から引用する。

「生物学の中心原理から逸脱したプリオン説

プリオンは他のいかなる病原体とも異なり、遺伝子としての核酸を持たない。通常の病原体はすべて核酸を保有し、その中に病原体自身が活動し、増殖するための遺伝情報を持っている。しかし、プリオンは、タンパク質だけから成り立っているというのだ。タンパク質は生命を構成する重要な要素だがタンパク質自体はあくまで物質に過ぎない。それなのに、プリオン説では、タンパク質そのものが単独で、感染し、増殖し、伝達性スポンジ脳症という病気を引き起こすというのである。このような病原体は今までまったく想定されたことがなかった。そして、生命の情報はすべて、DN

A↓RNA↓タンパク質の順に流れるという生物学のセントラルドグマ（中心原理）にも反していた。

かくも生命科学の共通認識から逸脱したプリオン説は、当然のことながら、発表当時の1980年代初めからずっと激しい反論の嵐にさらされた。十分な根拠もないうちに『プリオン』という新語を創出したプルシナーのスタンドプレイ的な言動にも批判の矛先が向けられた。多くの研究者は、このような空想的仮説は、早晩、科学史のあだ花として葬りさられる運命にあると高をくくっていた。

ところが事態はそのようには進まなかった。最初はまったく奇想天外に見えたプリオン説が徐々に真実味の重さを増しはじめたのである。

プルシナーは、プリオン説の確かさを証明すべく、偏執的《へんしゅうてき》なまでに精力的な実験を重ね、怒涛《どとう》のごとくデータの山を築いた。他の研究者の中にもプリオン説を支持する人々が増えていった。一方、当初、プリオン説をまったく信じなかった〝アンチ・プリオニスト〟たちは、プルシナーの華々しい展開に比べ、手をこまねくばかりだった。いつまでたっても、プリオン説に反駁《はんばく》する決定的なデータや仮説を提出することができないのだ。

プリオン説に有効な反証がなされないまま、ひょっとするとこの説は本当かもしれない、そんな空気が生まれつつあった。１９８０年代の終盤から１９９０年代初頭にかけて、プリオン説を支持する決定的な実験データが矢継ぎ早に発表された。ノックアウトマウス（遺伝子操作をして特定の遺伝子を働かなくしたマウス）実験や家族性プリオン病の原因遺伝子の特定である。

かくして、プリオン説が日の目を見る時が訪れた。１９９４年、プルシナーはノーベル賞の前哨戦《ぜんしょうせん》と言われるラスカー賞を勝ち取った。そして、三年後、とうとう念願のノーベル賞を手中にしたのである。プルシナーはこのノーベル賞単独受賞に心から満足したに違いない。それは彼の『かつての異端《いたん》の説がいまや正教《せいきょう》に』という高らかな勝利宣言に如実に現われていた。長い間、批判や疑念にさらされ続けたプリオン説がついにノーベル賞によってその正統性を認められ、裏書きされた形になったことは疑いがなかった」

プルシナーがノーベル賞を受賞した１９９７年の前年の１９９６年には、狂牛病が人にも感染する可能性があるという事実がイギリス政府により公式に発表された。この発表により、プルシナーのプリオン説は一段と世界の注目を浴びる結果になった。そもそも「蛋白質は核酸の遺伝情報が元になって造られる最終産物である」と結論付けていたセントラルドグマ（中心原理）は根本から揺らぐ事態になったのである。

では、プリオンの増殖形式はどのように考えられているかというと次のごとくである。すべての動物体内には正常型プリオン蛋白質がまず存在している。この正常型プリオン蛋白質が異常型プリオン蛋白質に出会うと、蛋白質の立体構造が変化して異常型プリオン蛋白質に変換されてしまう。この反応が自己触媒的に連鎖反応のように進行して異常型プリオン蛋白質を増殖させると言うのである。

異常型プリオン蛋白質は正常型プリオン蛋白質と違って水に溶けにくいために、神経細胞に蓄積して神経細胞を破壊し、ある一定以上の量が蓄積すると狂牛病やヤコブ病を発症すると考えられる。最初、プルシナーはプリオン蛋白質がその配列情報をRNAに流し、それが逆転写酵素でDNAに伝わり、そのDNAから蛋白質が合成されるという増殖モデルを考案していたが、残念ながら蛋白質からRNAに情報が流れるという経路は証明できなかった。しかし、このモデルは千島の考えたモデルと全く同じであり興味深い。

最近、高等生物である哺乳類以外の下等生物である酵母《こうぼ》にもプリオンが存在していることが判明した。酵母は単細胞真核生物である。酵母のある性質がメンデルの法則に従わずに特殊な蛋白質によって細胞質に伝達されることが解明され、この現象はプリオンで説明できると言うのである。要するに蛋白質自身が感染性を持ち、その蛋白質自身が鋳型《いがた》になって増殖していくというプリオンと同じ現象が、微生物である酵母にも存在していると言うのである。

この事実から、プリオン現象は普遍的な生物学的メカニズムであるという可能性が出てきたことになる。こうなると核酸を持たない赤血球のヘモグロビンや卵黄から蛋白増殖が起こって新しい細胞ができるという、レペシンスカヤや千島の細胞新生説もあながちあり得ないお伽噺《とぎばなし》ではないと考えられるのである。蛋白質の増殖に核酸の関与など必要がなくなるからである。

福岡によれば、プリオン学説も曖昧な点が数多く指摘されるという。まず、異常プリオン蛋白質の存在部位と、病原体としての感染力の存在部位が必ずしも一致しないという。またプルシナーが精製した異常プリオン蛋白質は、マウスの実験では感染性がなかったという。要するに病原体を精製してマウスに注射しても、病気が起きなかったのである。これは古典的な病原体特定に必要なコッホの三原則を満たさないと、福岡は指摘するのである。コッホの三原則とは、以下の通りである。

第一条項　その病気に罹《かか》った患者の病巣から、その病原体が必ず検出できる。
第二条項　単離精製《たんりせいせい》された病原体を健康な個体（実験動物）に接種すると、その病気を引き起こすことができる。
第三条項　病気になったその個体の病巣から再び同一の病原体が検出できる。

プルシナーが精製した異常プリオン蛋白質は、残念ながらコッホの三原則の第一条項しか満たしていないのである。このような実験的ないし理論的な根拠などを踏まえて、福岡はプルシナーのプリオン説に異議を唱えており、彼の著書である「プリオン説はほんとうか？」の前書きの部分で、次のように述べている。

「虚心坦懐《きょしんたんかい》に、いま一度プリオン説を様々な局面から再検討し、プリオン説がどこまで本当なのかを批判的に解析してみようという試みである。誤解を恐れずに言えば、ノーベル賞の再審査請求と取れるかもしれない。カール・ポパーが言うとおり、反証の可能性こそが科学的な仮説であるならば、さまざまな議論を受け入れうるはずである。

結論を端的に述べれば、プリオンタンパク質が、病気の発症と進行に密接にかかわっていることは紛れもない事実である。が、しかし、異常型プリオンタンパク質自体が病原体そのものかどうかはなお不明であり、真犯人が別に存在する可能性がある、というものである。その論点と論拠が本書の内容である」

福岡の著書を読むと、福岡には初めからセントラルドグマは絶対に正しという思い込みがあるようである。そして、プリオン学説はプルシナーがノーベル賞欲しさにでっち上げたインチキ学説ではないかと考えているようである。そのような福岡の思いが、著書のあちこちに見え隠れするのである。福岡は真犯人候補としてスローウイルスを挙げている。しかし福岡のスローウイルス仮説は残念ながら、ウイルスを形態学的ないし物理化学的な実体として捕《とら》えることには成功していない。捕えられていない以上は、プリオン説を覆すほどの根拠があるのかどうかは疑問である。ウイルスであることを証明するためには、ウイルス遺伝子を検出し材料から分離精製することが必須である。この作業について福岡は、広大な海辺の砂浜から砂金を拾い出すような、あるいは賽《さい》の河原の石積みにも似た作業であると述べている。また、この努力は全く報われることがない可能性も高く、出口の無い迷路をさまようのに似ているかもしれない、とも述べている。

私は外科医であるが、かつて名古屋大学で四年間研究生活をした経験がある。その時の体験からも福岡の心境は理解できる。研究の現場を経験した人間でないとわからないことであるが、一般には医学や生物学の実験とはスリルとロマンに満ちた冒険と思われがちである。しかし、その実態は単純作業の繰り返しで砂を噛むような味気無《あじけな》いものである。実験室である時、学生時代は超秀才で名高かった先輩が試験管を振りながら、本当につまらないという表情で次のように呟《つぶや》いていた。

「こんなつまらない実験やっていても、何の役にも立たない。金と時間の無駄使いだなあ、まったく!」

彼は今では、大病院の外科部長として充実した日々を送っている。おそらく、彼は外科医としての技量で多くの人命を救ったと思われる。外科医はそのような面では、結果が目に見えるありがたい職業である。私も生物学の実験をしているよりは、臨床の現場で患者さんと接していた方がよほど生甲斐《いきがい》を感じる。

しかし、医学や生物学の研究者は全く違っている。一生薄給で真面目に研究を続けて論文を書いても、病気を治すという点については、何ら目に見える成果がないことがほとんどであるし、ノーベル賞受賞などの栄誉に浴する可能性は宝籤《たからくじ》で一億円当たる確率より低いと思われる。しかし研究者は時には、ある大発見で一挙に何万人という人の命を救う偉業が達成できるかもしれないのだ。そのようなことは外科医などの臨床医には不可能であるし、それが研究者の生甲斐でもある。

福岡は著書の中で、知人の女性研究者がプリオン病の研究を始めたところ、ある先輩に「プリオンの研究は、サイエンティフィック・ブラックホールだからやめた方がいい」と言われたという逸話《いつわ》を載せている。千島の唱える細胞新生説も腸管造血説も、プリオンよりさらに深いサイエンティフィック・ブラックホールの中にあるのかもしれない。だから一層魅力的な研究テーマなのである。

プリオンという蛋白性感染粒子が意味すること

プリオンという蛋白性感染粒子の存在が意味することは、ある特殊な条件下では蛋白質、単独でも増殖が起こる可能性があるということである。蛋白質とは生命体を構成する巨大な分子で数え切れないほどの種類が存在する。プリオンは最初、羊・人・牛の順に哺乳類でその存在が知られた。次いで酵母でその存在が知られた。プリオンの生物学的意義とは「蛋白質が自らを鋳型に自己触媒的に増殖する現象が、生命現象の中で普遍的に起こっている可能性がある」という驚愕的な事実が示されたことである。

今のところ蛋白質は生物体を構成する基本的生体物質であるが、蛋白質そのものは生体物質の域を出ず生命という定義には入らない。しかし、蛋白質が自己増殖するとなると、「蛋白質も生命である」と定義される資格が出てきたわけである。つまり、蛋白質が多数集合し、そこに何らかの条件が加われば蛋白質の増殖が開始され、より高次元の別の形態の生命たとえばウイルスや細菌や細胞に発展して、細胞新生が起こる可能性も存在すると考えられる。プリオン現象の発見は、細胞新生説に一つの根拠を与えるものであることは間違いないと考える。生物学は再び、レペシンスカヤや千島の細胞新生説に回帰するのであろうか？

第十二章 細胞を構成する基本小体は存在するか？

顕微鏡下に蠢く微粒子・基本小体

私が組織培養で癌細胞の研究を行っていた時に、顕微鏡下に微細な小粒子が盛んに動き回っている状態をいつも見ていた。その微細な小粒子は培養フラスコの培地の中に必ず存在しており、培養した細胞の隙間《すきま》をぬってかなりの速度で動き回っているのだ。研究室の偉い先輩の先生方に、「この培地の中を動き回っている小さい粒は何ですか？」と聞いてみると、誰に聞いても「多分、ゴミが入って、ブラウン運動をしているだけだよ」という程度の返事しか帰って来なかった。

考えてみると、厳密な無菌操作を行っている組織培養実験で、ゴミが混入するなどとは考えてみればおかしな話である。またブラウン運動などともっともらしいことを言うが、私の眼には生命を持った微細な粒子が意志を持って動き回っているように見えた。ブラウン運動とは、水に溶けた熱運動する分子の不規則な衝突によって引き起こされる現象であり、アインシュタインが数式で証明したという。しかし、分子レベルの話ならいざ知らず、光学顕微鏡で見えるような粒子の運動が、簡単に数式で予測できるとは思えないというのが私の正直な感想である。ゾウリムシなどの単細胞生物が水中で動き回っている運動はブラウン運動などではなく生物の意志的運動であると言える。

私は以前、アインシュタインの相対性理論を勉強してみたがさっぱり理解できなかった。そうしたら、ある解説本にアインシュタインの相対性理論は天才的な頭脳を持っていないと理解できないと書いてあった。なるほど、俺は凡才だからわからないのかと落胆した。しかし、誰にでも理解可能なのが自然科学の建前ではないだろうか。僻《ひが》みかもしれないが、私は個人的には相対性理論の一部はインチキではないかと思っている。だから、自分が観察した現象がブラウン運動であるとは絶対に思えない。それは、命ある蛋白質粒子の自律的ないし自発的運動であると考えている。

ところでウィルヒョウによれば、生命とは細胞の中にしか存在しないことになっている。では血液を構成する成分のうち、細胞である血球以外の成分には生命は存在しないと言うのであろうか。血液の血球以外の成分とは、血漿（プラズマ plasma）と呼ばれている液体の部分である。この中には、盛んに蠢《うごめ》いている小粒子以外に驚くほど多種類の成分が含まれている。線維素原《せんいそげん》（フィブリノーゲン）、血液凝固《ぎょうこ》因子、各種の酵素（数え切れないくらい多い）、ホルモン、電解質、サイトカイン、各種の抗原や抗体、腫瘍マーカーなど列挙したらきりがないくらいである。

私は、血漿も流動する生命体であると考える。血液において血球と血漿は両方で生命現象を司っているし、分離したら生命体として存続が不可能になる。生きた流動体の中から蛋白質の微粒子が生まれ、この蛋白質の微粒子が集合して、やがて細胞新生を起こすのではないだろうか。細胞の中にしか生命現象が存在しないと考えるより、細胞を含む周囲の液性成分（血漿やリンパ液）を含めて生命であると考えた方が合理的なのではないであろうか。

細胞新生説は微細な蛋白質粒子が集合して、細菌や細胞などの新しい高次元の生命体を形成するという学説である。古くはシュライデン、シュワン、ロキタンスキー、レペシンスカヤが細胞新生説を唱えた。千島は細胞新生の元となる蛋白質の微粒子を基本小体ないし生理的ウイルスと名付け、次のように記している。

「生物の構成単位の下次段階の一つとして基本小体（elementary body）がある。これは光学顕微鏡では不可視的な蛋白質の巨大分子だと考えられている。私は基本小体をもっと広義に解し、小さいものは細胞原形質中に含まれているウイルス程度の大きさのコロイド粒子から、大きなものは光学顕微鏡で可視的な0・05～0・1μの小体、いわゆるmicronまでこれに含ませて考えて見ることにする。（中略）

そこで私は、正常な原形質に在るvirus位の大きさの粒子を生理的ウイルス（physiolosical virus）と仮称する。前にも述べたように、一般にはウイルスとは凡て病原性のもののみを指しているが、いわゆるウイルスの発生、増殖は、その起源を探究すれば、結局、正常な原形質の蛋白体、即ち生理的ウイルスまたは基本小体を母体として、その中に核酸（DNA、RNA）を合成して生じた毒性をおびた核蛋白体だから、私はこれを仮に病的ウイルス（pathological virus）と呼ぶわけである」

私が顕微鏡下に見た蠢く微粒子を、千島は仮に基本小体ないし生理的ウイルスと呼び、これらが集合して新たに高次元の細菌や細胞を生み出すと結論しているのである。このような千島の基本小体に類似した生命体は別の学者も観察してそれぞれ独自の名を付けている。

北朝鮮から出てきた細胞新生説・ボンハン学説

1961年に朝鮮民主主義人民共和国（北朝鮮）の学者キム・ボンハンは、長い間謎とされてきた東洋医学の経絡《けいらく》を解剖学的に証明したと報告した。ボンハンは特殊な染色法を用いることにより経絡系を染色し、経絡にはボンハン管、経穴《けいけつ》（ツボ）にはボンハン小体と名付け、その顕微鏡写真を公開した。ボンハン管は直径5〜15ミクロン（ミクロンは1㎜の千分の一の長さ）、ボンハン小体は0・3〜2・5㎜の構造物で従来のリンパ管、血管、神経などとは別の循環系であるが、リンパ管や血管と並行して走行し造血を行っていると唱えた。

ボンハンは、1963年にはサンアル学説という細胞新生説も発表した。サンアル学説によれば、サンアル顆粒とよぶ直径1ミクロン大の微小な顆粒がボンハン管内の液中にあり、このサンアル顆粒が経絡であるボンハン管内を流れているうちに増殖して細胞を形成すると言う。体内の細胞増殖は、主にこの形式で行われるとした。さらに、細胞はある時期になるとサンアル小体に分解し、分解したサンアル小体は再び細胞に成長するとした【写真23】。

ボンハンの細胞新生説は、今までの細胞分裂一辺倒のウィルヒョウ学説に真っ向から対立する学説として注目に値するが、細胞増殖は経絡系であるボンハン管内で行われるとし、レペシンスカヤや千島の唱えた細胞新生説とはやや異なっている。

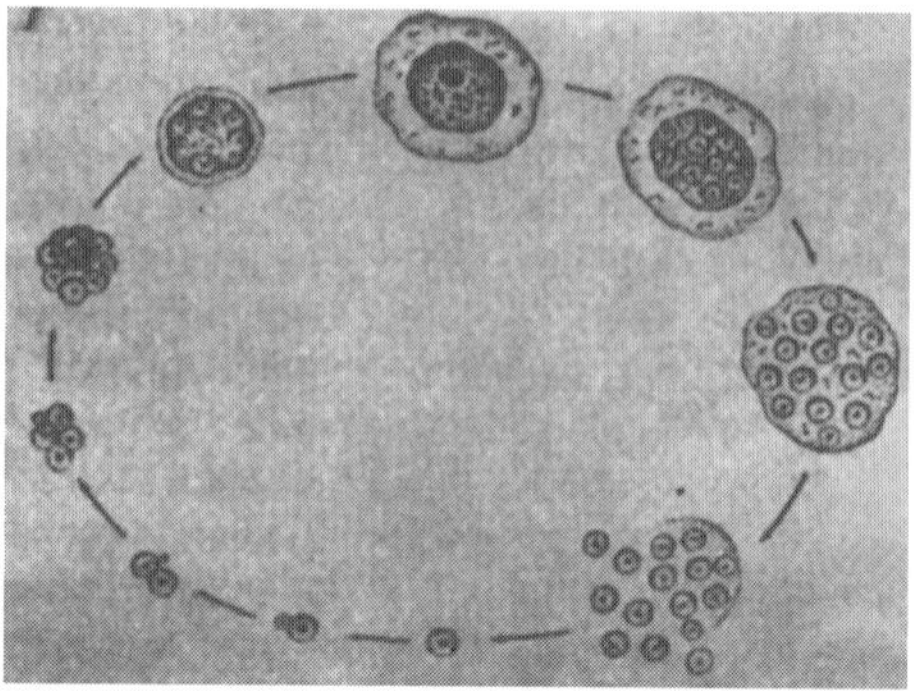

【写真23】キム・ボンハンのサンアル環(細胞新生説)の模式図
(千島喜久男博士の論文より引用)

東洋医学の神秘とされてきた経絡系を解剖学的に証明したとするボンハンの研究論が、日本に知られるようになると、一大センセーションを巻き起こし、東洋医学の関係者を含めた多くの医学生物学者がその追試を開始した。日本中で多くの追試が行われたが、誰一人してボンハンが示したような明確な組織像を得ることはできず追試は失敗した。また、北朝鮮というお国柄のため、学術交流もできないでいるうちに、キム・ボンハン自身が行方不明となり、１９７０代の後半になると、日本ではボンハン学説はインチキ学説であったという結論となり忘れられていった。果たしてボンハンの唱えた学説が、初めから北朝鮮の国策に沿った大げさな国威発揚のための宣伝用インチキ学説であったのか、それとも一面の真理を含むものかは今のところ不明である。

千島は、ボンハン学説に対して一部は認めて評価しながらも、一部は批判するという態度を取っている。千島によればボンハン管の造血と思われる所見は、その部の組織からの血球への逆分化であると言う。しかし、ボンハン学説を巡って日本中が大騒ぎをしているのを見た千島は、細胞新生説はレペシンスカヤや千島自身が唱えた学説であることを忘れないで欲しいと嘆いていたという。

ガストン・ネサーンのソマチッドの謎

１９２４年にフランスで生まれた生物学者ガストン・ネサーンは、20代に驚異的な性能を持つ光学顕微鏡を作成した。この顕微鏡は倍率３万倍で分解能１５０オングストローム

（Å：百億分の1メートル）という性能を持ち、ソマトスコープと命名された。１９５０年代にネサーンは、このソマトスコープを用いて、生物体内に特殊な性質を持つ微小体を発見し、これをソマチッド（somatid）と名付けた【写真24・25】。

２００９年6月、私は作家である稲田芳弘氏のグループとカナダのモントリオール郊外のシェルブルックにあるネサーンの研究室を訪れ、世界に一台しかないソマトスコープで生きた血液を観察するという、千載一遇《せんざいいちぐう》の機会を得ることができた。

ソマトスコープで採血直後の生きた血液を観察すると、美しい群青色《ぐんじょういろ》の背景の中で無数のソマチッドが蠢いている様子を生々しく観察することができる。現代の生物学はそのような存在は一切認めておらず、血液中でゴミや脂肪の粒がブラウン運動をしているものであると結論している。しかし実際にソマトスコープで血液を観察した後に、ネサーンがソマチッドと呼んだ存在をゴミであるなどと考える人間がいたら、その人の知能程度は幼稚園児レベルであると言いた

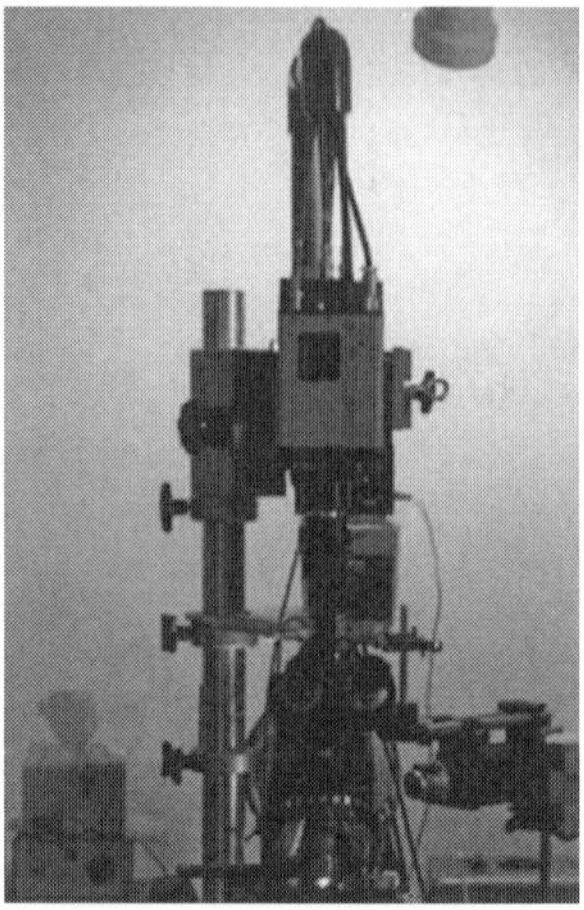

【写真24】驚異的な分解能を誇る「ソマトスコープ」
（稲田芳弘著「ソマチッドと714Xの真実」より引用）

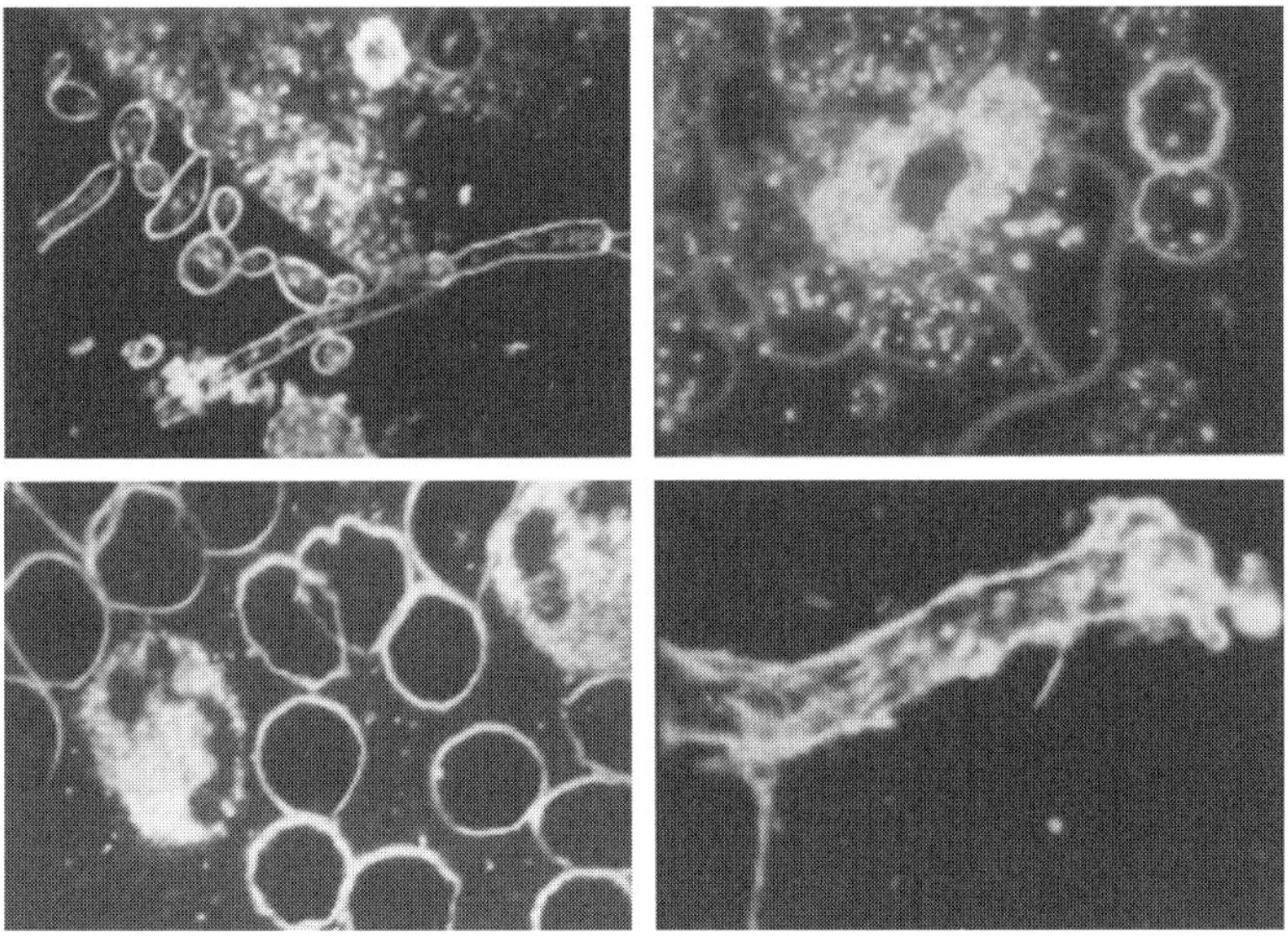

【写真25】赤血球の中から次々と誕生し、いのちの営みに深く関わるソマチッド

い。小学生でも、何かの生き物が動き回っているると答えるに決まっている。ソマトスコープを一度でも見れば、「現代の生物学はその根底から間違っている」という現実が痛いほど実感できるのである。

ネサーンによるとソマチッドは、200℃以上の高温処理と5万レムの放射線照射にも耐え、強度の酸にも抵抗性を示した。さらにネサーンの観察によれば、健康人のソマチッドは3種類の形態を示すが、免疫力が低下し病的状態になるとさらに連続的に13段階の形態変化を起こすという。ネサーンはこうした16段階の変化を「ソマチッドサイクル」と名付けた。さらに、このソマチッドの段階的な形態変化を観察することにより人間の免疫力の状態を把握できると言う。

ソマチッドは遺伝情報を持つＤＮＡの前駆体のような存在で、生命の原始的形態ではないかとネサーンは推定している。ネサーンは自らの観察から人体内でソマチッドは赤血球から産生されているとしている。その場面の動画を、私はネサーンの研究室で見ることができた。動画では赤血球から粒状のソマチッドが放出されている状態や、何やら奇妙な糸状のものが放出される状態が明確に示されていた。

今のところ、ネサーンのソマチッド学説は正統的な生物学者からは異端の扱いを受けている。ソマチッドが、どのような化学的構造をしているかは同定できていないし、また固定した状態での形態学的証明がないからである。しかし、ソマチッドのありようは、千島の言う基本小体やプリオンと共通点が見られる。また赤血球から新たに生命体が放出されるという点は、千島の唱えた赤血球からすべての細胞が分化すると説く赤血球分化説と似通っており、興味のある現象である。

第十三章　腸管造血説の総括と生気論的医学の復権

腸管造血説の総括

幹細胞の研究は、１９６１年の骨髄造血幹細胞の発見に端を発し、現在その研究は隆盛を極め、最近ではＤＮＡなどの遺伝子研究と肩を並べる生命科学の大分野に発展した。当初は、すぐにでもその形態が判明すると思われていた造血幹細胞ではあるが、未だにその機能と形態の間にはミッシングリングが存在しており、ある意味で造血幹細胞は現在もなお「幻の造血幹細胞」であるとも言えるのである。

最近では幹細胞という定義自体が、再検討が必要ではないかというパラダイムシフトを迎えている。パラダイムシフトとは既成概念が通用しなくなり新しい理論の枠組みが再構築されることであるが、現在迎えているパラダイムシフトはどのような方向に向かって行くかの指針は明確にはなっていない。現時点の生物学理論では新しく発見された現象を説明できず、どこかおかしいから変革が必要であるということは多くの生物学者に認識されてはいる。しかし、どこが間違っているのかについてはほとんどの学者が間違いを探す方向性を誤り、さらに深い袋小路に迷い込みかねない状態にある。

この点について私は生物学の理論を19世紀に遡《さかのぼ》って再検討し、現代生物学の混迷の元凶《げんきょう》はウィルヒョウの「細胞は細胞から」と唱える細胞分裂万能説にあると結論した。レペシンスカヤ、千島、森下らが指摘するのと同様である。さらに私は、「一枚の固定組織標本の解釈の誤りが生物学理論の混乱の元凶である」という理論生物学的な仮説を立てる。固定標本において、細胞は無構造な部分から新生すると解釈すべきところを、無構造な部分は単に細胞が死滅した部分であると解釈してしまったところから間違いが始まった。シュライデン、シュワン、ロキタンスキー、レペシンスカヤ、千島喜久男、森下敬一、キム・ボンハン、ガストン・ネサーン達は、細胞は無構造な部分から新生するという学説を主張した。一方、無構造な部分は単に細胞が死滅した部分であると主張するのが、ウィルヒョウ以来の正統派である。一枚の固定組織標本の解釈という立場からは、どちらの説も可能性があるのに、ウィルヒョウ以来、現在に至るまでの定説は細胞新生の可能性を全く無視してしまった。ここに大きな誤りが潜んでいると私は考えている。

試験管内で腸管造血を証明することは、腸管自体の培養実験が困難という技術的障壁のため成功していない。骨髄造血説は学問的な観点から見て多くの矛盾を孕《はら》んでいる。しかし骨髄造血説の矛盾点を追及することは、残念ながら腸管造血説を証明する間接的な状況証拠にはなり得ても直接証拠にはなり得ないのである。ところが、一枚の固定組織標本の解釈を変えて、細胞新生説を素直に容認すれば腸管造血説はより真実味を帯びて優位に立てるのではないかと思う。

ところで、腸管造血説が正しいとすると我々の食生活は大きな発想の転換を迫られる。従来、消化とは消化酵素が食物をアミノ酸などの分子レベルに分解して吸収する生理的過程であると考えられてきた。ところが千島の主張するごとく消化とは食物モネラからの細胞新生であるとすると、食物の持つ生命力が消化管で直接血液細胞に変換していることになる。とすれば、食物の質は直接に健康に影響することになる。そして食物として、できれば新鮮で生命力のある素材を食する方が好ましいという結論になる。

さらに消化液というものの本態は、自らの唾液腺《だえきせん》細胞や膵液《すいえき》外分泌細胞や消化管上皮細胞の細胞質の一部がちぎれた微細な液状顆粒の集合体であり、自分の体の延長線上の存在であると考えられる。であるから、この消化液と混合された食物残渣（食物モネラ）は半分身の内であるとも言えるのである。とすると消化という生理現象は単に食物から栄養分を吸収するという過程ではなく、他の生命体と自分の体の一部が合体する神聖なる生理現象であるとも考えられる。要するに食物は消化物の段階で、すでに生命ある自分の体の一部に非常に近い存在であると考えられるのである。

ところで食養《しょくよう》という面から、東洋医学的食事療法を勧める人々には腸管造血説の支持者が多い。このような人達は元々東洋的な生気論的思考をする人が多いため、腸管造血説は理解しやすいようである。最近有名になってきたマクロビオティックを創始した桜沢如一《さくらざわゆきかず》も、腸管造血説を支持した有名人の一人である。しかし、機械論的な生理学しか念頭にない現代の生物学者や医学者は、消化とは消化液で食物が分子レベルにまで分解される現象であると考えている。このような考え方は、生命現象を試験管の中の化学反応と全く同一視した底の浅い考え方である。生命現象とは試験管の中の反応とは異なった、プラスαの現象が起こっていると考えるのが当然ではないだろうか。プラスαを考えるのが生物学における生気論的思考なのである。

私個人の見解では、今まで述べてきたように純粋な機械論的視点の研究結果からのみ評価すれば、腸管造血説は完全に証明されているとは言えない現状であると思う。生物学者や医学者の大きな発想の転換がない限り、腸管造血説が骨髄造血説を圧倒して勝利するには当面は困難な情勢が続くと考えられる。ただ、考え方として大上段《だいじょうだん》に振りかぶって、腸管造血説の機械論的エビデンスを完璧に示せと言われても、現在の技術的水準では困難であるとしか言えない。もう少し柔軟に考えて、細胞新生説や腸管造血説は理論生物学的学説であると解釈すればよい。理論物理学が存在するように理論生物学も存在してよいはずである。

理論物理学では、一見オカルトか神憑《かみがか》り的な理論的推測が、後から実験的に証明された歴史的実例も存在する。湯川秀樹博士は１９３４年に中間子の存在を理論的に予言した業績が、ノーベル賞の受賞理由になっている。湯川は決して中間子の存在を実験的に証明したわけではない。１９４５年にイギリスの物理学者セシル・パウエルが中間子の存在を実験的に証明し、この時点で湯川の理論の正しさが実証されたのである。細胞新生説も腸管造血説も、いわゆるサイエンティフィック・ブラックホールの中にある理論生物学的な仮説であると考えるべきである。やたらオカルトだ、トンデモだと批判する前に、細胞新生説や腸管造血説の理論的可能性を認め、そのような視点も考慮に入れて実験系を構築し、さらなる研究を進めるべきだろう。それが現代の医学生物学の閉塞感を打ち破る突破口となるであろう。近い将来、細胞新生説や腸管造血説が実証されて、「かつての異端の説がいまや正教に」という時代が来るかもしれない。

生気論的医学の復権

現在の正統派といわれる医学はほとんどが機械論的医学である。すでに述べたように機械論とは、すべての現象はたとえ生命現象といえども物理化学的な原子や分子の相互作用として解明できる、と考える思想である。現代西洋医学の中心的治療法が薬物療法や手術療法である背景には、この機械論的医学思想が大きく影響している。内科学の治療法はなぜか薬物療法が中心で、他の治療法はあまり重要視されていない。内科医や医学研究者達は薬物療法のことしか念頭にないのである。化学薬品を生体に投与することにより、すべての生命現象を操《あやつ》ることが可能であり、どんな病気でも治せると考えているのだ。現在は不可能でも機械論的医学が進歩すれば、将来においては絶対に可能になると考えているのだ。

私の外科医としての経験から言えることは、癌治療の中心的治療法の位置を長年占めてきた手術療法の進歩は、その臨界点に達してしまっているということである。もはやこれ以上、手術術式を工夫しても現時点以上に癌の治療成績を改善することはできなくなっている。進歩が停止してしまった手術療法に代わって期待されているのが、化学療法である。化学療法とは、化学薬品である抗癌剤によって癌細胞を攻撃し死滅させようとする治療法である。しかし現在の抗癌剤で完全治癒が望めるのは全癌患者の数パーセントに留まっており、多くの抗癌剤はわずかばかりの延命効果と症状の改善効果しかないのが実情である。

最近の生命科学の進歩により、分子標的薬という癌細胞だけを特異的に攻撃するような分子構造を持った薬剤が開発され、将来の癌治療の主流になるであろうと高く評価されている。だが、私は分子標的薬が劇的に癌治療の成績を向上させるとは思えない。１９８０年代に人の癌遺伝子が発見された頃は、癌は遺伝子治療により20世紀のうちには征服されるであろうと期待されたが、未だに癌の遺伝子治療は大きな治療効果をあげるには至っていない。分子標的薬による化学療法も、癌の遺伝子治療と同じ運命をたどるのではないかと私は予想している。

現代医学の中心的治療法である薬物療法には、実は危機が迫っている。近年は新薬の開発数が激減している実態があり、近い将来に化学薬品による薬物療法の進歩は停止するのではないか、という危惧が一部の研究者の間で囁《ささや》かれているのだ。このような医学の閉塞状態を改善するためには、医学や生物学の基礎理論を根本的に再検討する必要がある。具体的には機械論的生物学理論の限界を認め、生気論的生物学理論の方向に根本的に考え方を変えることが必要であると思う。細胞新生説と腸管造血説の背後には生気論的生物学理論が存在している。生気論的生物学理論から医学の基礎理論を見直せば、現在とは違う治療法にスポットライトが当たり、病気の治療のみならず予防の方面も重要視されるようになるであろう。

現在、科学的根拠が曖昧であるという理由で片隅に追いやられている治療法が多くある。東洋医学の経絡理論にもとづく針灸治療は、経絡や経穴（ツボ）の存在そのものが実証されていないために臨床効果は認められながらも、医師の多くは科学的には怪しい治療法であると考えている。漢方薬も、その基礎医学である東洋医学理論自体が現代科学から見れば非科学的であるとして、正統的な医師が行う治療法ではないと偏見を持たれている。精神科における心理療法や精神療法なども、多くの医師が科学的根拠の乏しい治療法であると内心では思っているのが実態である。ホメオパシーに至っては、日本のほとんどの医師がインチキの民間療法であると考えている。ホメオパシーは、19世紀のドイツで成立した日本人が知らないもう一つのれっきとした西洋医学である。ヨーロッパではレメディー（ホメオパシーの薬）が多くの薬局で売られており、ホメオパシーの専門家が処方したレメディーは一部保険適用になっているほど、一般化した治療法である。さらにイギリスの王室では、ホメオパシー専門医が専属医師の一角を占めている。もちろんヨーロッパでもホメオパシーに対して、科学的根拠も治療効果もないと批判する医師も存在する。

これらの治療法の基礎理論は生気論的医学理論であるため、現代の機械論的医学理論の教育を受けた医師や学者にはその根本原理が理解できないのである。そのために彼らはオカルトとか疑似科学と批判するより方法がないのである。すでに述べたように、19世紀にウィルヒョウの機械論的な細胞学説がロキタンスキーらの生気論的な体液病理学説を葬り去って以来、機械論的医学理論が常に主導権を握り医学を今日の隆盛に導いたと言える。しかし21世紀に至り、機械論的医学理論にもとづく治療法はその限界点がはっきり見えてきた。今は再び生気論的医学に光があたり始めた時代と言えるかもしれない。人類の長い歴史を見れば、実は生気論的医学が支配した時代の方が圧倒的に長かったのである。中国に発生した東洋医学は、陰陽五行説による気・血・水のバランスを基礎とした体液病理学的な理論を基礎としている。またインドの伝統医学であるアーユルヴェーダは、ヴァータ（風）・ピッタ（火）・カパ（水）の三種類のエネルギーのバランスの乱れが病気の原因であるという体液病理学的な理論を基礎としている。さらに西洋医学の源流である古代ギリシアでは、医聖と呼ばれたヒポクラテスが四体液説を唱えている。四体液説とは血液・粘液・黄胆汁・黒胆汁の四つの体液のバランスの乱れが病気の原因である、と考える体液病理学的な理論である。このように医学の歴史を振り返れば、体液病理学的な理論にもとづく生気論的医学こそが長期間にわたり正統派の地位を占めてきたことがわかる。

弁証法という哲学理論によれば、この世のすべての現象がどのように展開していくかについて次のような理論を展開している。弁証法では、この世のすべての現象はその中に初めから矛盾と対立を含んでいるという前提がある。そして、この世の現象における問題点を「命題」と名付ける。命題はドイツ語でテーゼ（These）と呼ばれる。さて、すべての命題はその中に初めから矛盾と対立を内包しているから、どんな命題に対しても反対の命題（アンチテーゼ：Antithese）が現れてくる。最後には、命題（テーゼ）と反対命題（アンチテーゼ）の二つの命題は統合されたより高次元の命題（シンテーゼ：Synthese）となり、止揚《しよう》（アウフヘーベン：aufheben）されるというのである。止揚とは哲学用語で、より高次元な命題へと高められるという意味である。難解な哲学用語を簡単に語れば、どんな意見に対しても反対意見が生まれ、両者が話し合いで妥協してより良い新しい意見に統一されるというように考えればよい。

19世紀においてロキタンスキーらが唱えた生気論的な体液病理学説は確かに一面の真理を持っていたが、その内部に時代の流れに対応できない矛盾点を抱えていたために、ウィルヒョウらの主張する機械論的な細胞病理学説に取って代わられたのである。その後の西洋医学のめざましい発展は、確かにこの時代の生気論から機械論へという医学の思想的転換により成し遂げられたのである。これは弁証法的に見れば、生気論的な体液病理学説というテーゼに対して機械論的な細胞病理学というアンチテーゼが提示され、表面的には生気論の敗北と機械論の勝利による新しい機械論的な医学理論の成立というシンテーゼとなり、より高いレベルの新しいテーゼとして止揚されたと言える。

しかし21世紀の今日では、時代の流れとともに医学や生物学を取りまく環境は一変している。今日では機械論的な生物学や医学の理論による医療は、明らかに内部に多くの矛盾を抱えて臨界点に達している。現代のテーゼとなっている機械論的生物学に対して、新たなアンチテーゼとして提示されたのが細胞新生説や腸管造血説などの生気論的生物学説である。これからは生気論的な生物学説による新たなシンテーゼが形成され、生物学や医学がさらに高次元なレベルへと止揚され発展する時代に突入したと言えるのではないだろうか。

千島はその著書の中で、「この世のすべての現象は少し歪《ゆが》みを持った楕円を形成しながら螺旋《らせん》状に発展していく」と述べている。これは千島の独断ではなく、宇宙の真髄を極めた古代の智者達はみな同じような見解に達している。機械論と生気論の対立も恐らく、どちらが正しくどちらが誤りかどうかではなく、壮大な歴史の発展法則の中での一時的な螺旋の揺らぎに過ぎないのかもしれない。

第十四章
エピジェネティクス（epigenetics）と
ＳＴＡＰ細胞論争

科学論文には改竄と捏造が少なくない

２０１４年１月30日に理化学研究所（以下理研と略）の発生・再生科学総合研究センター（Center for Developmental Biology：CDB）の小保方晴子《おぼかたはるこ》、笹井芳樹《ささいよしき》、若山照彦《わかやまてるひこ》、丹羽仁史《にわひとし》らによって刺激《しげき》惹起《じゃっき》性《せい》多能性《たのうせい》獲得《かくとく》細胞《さいぼう》（Stimulus-Triggered Acquisition of Pluripotency cells：ＳＴＡＰ細胞）の発見がなされたことが、科学雑誌ネイチャーの誌上で発表された。ＳＴＡＰ細胞はマウスの生後１週間の脾臓《ひぞう》のリンパ球に弱酸性の刺激を与え、増殖因子である白血病阻止因子を加えて培養すると、あらゆる細胞に分化する多能性細胞が出来たという画期的な内容であった。直後に理研は大々的にこの論文の内容を発表し、山中のｉＰＳ細胞を上回る生物学的意義を持つ大発見であるという記者会見を行った。ところがその後、この論文に数々の疑惑が指摘されたため、理研が調査委員会を立ち上げ1年近くにわたり論文内容の調査と小保方を含めて追試実験を行った。この間、4月の調査委員会の中間報告で論文の一部に改竄と捏造があることが明らかになったため、7月にネイチャーの論文は撤回された。

最終的に理研の調査委員会は２０１４年12月26日に調査結果を公表し、小保方らのＳＴＡＰ細胞論文には多くの改竄と捏造があり、ＳＴＡＰ細胞とされた細胞はＥＳ細胞が混入したものであることを明らかにした。結局、ＳＴＡＰ細胞論争は「ＳＴＡＰ細胞は存在しない」という結論で解決済みとなった。しかし、ＥＳ細胞がどういう経緯で混入されたかは明らかにできず、大きな謎が残った。調査委員会は「混入の当事者は、小保方晴子氏（元理研研究員）と若山照彦氏（共同研究者で山梨大教授）しかいないように見えるが、実際には多くの研究者が実験設備に近づけた」として、誰が関与したかや、故意か過失かといった判断を見送った。

一般の人達には思いもよらぬことかもしれないが、科学論文には少なくない改竄や捏造が隠されている。改竄とは実験データを都合のいいように書き変えることであるし、捏造とはありもしない架空のデータを作りあげることである。また盗用という不正行為もある。これは他人の研究結果を盗んで自分の研究結果のように発表することである。

前述した京都府立医科大学の松原弘明《まつばらひろあき》教授は製薬会社ノバルティス社の社員と共謀して、降圧剤バルサルタン（商品名ディオバン）の大規模比較臨床試験の結果報告の論文で改竄を行った。「バルサルタンが他社の同系統の降圧剤と比較して脳卒中や狭心症を予防する効果が高い」というインチキデータに書き直したのである。この結果、バルサルタンは降圧剤では群を抜いて第一位となる1兆2000億円という売り上げを記録した。バルサルタンの説明文には、「日本人において脳血管障害と狭心症の予防効果が高いという臨床試験の結果が明らかになっている」という文章が書き添えてあったため、私もだまされてバルサルタンを多く投与していた医師の一人であった。大学の調査によると、松原教授は自身が関与した18論文中の14論文で画像の使い回しなどの計52カ所の改竄を行っていたことが明らかになった。また、松原教授の主催する大学の臨床教室はノバルティス社から多額の研究費を受領していた。松原教授は2013年2月京都府立医大を退職したが、国民に与えた実害はSTAP論文の比ではなく、とてつもなく大きいと思われる。

名古屋大学医学部で四年間ではあるが研究経験を積んだ私は、自分も論文を書いたし多くの医学論文の作成現場を見てきた。大学病院にいる医師の目標は教授になることか、または権威づけの博士号を取得することである。教授になるためには評価の高い医学雑誌に1つでも多くの論文を掲載することが必要である。医学部の教授選挙では論文の質より論文の数で評価されることが多いので、できるだけ多くの論文を書こうとする。また、開業医や勤務医になるための権威づけに博士号を取得する医師は、できるだけ楽に論文を仕上げたいと思っている。いずれの場合も、つい論文に改竄や捏造をしたくなる気持は理解できる。私も、他人の論文の改竄や捏造を疑う場面を経験したが、大学の研究室の医師は自分の仕事に多忙で、頼まれでもしなければ他人の研究にお節介《せっかい》を焼く暇などないのが実情である。おそらく理研内部でも同じような状況ではなかったかと想像する。

もっとも、医師の場合は論文など書かなくても食うに困ることはない。また博士号などなくても臨床の腕を磨けば医師として立派に通用する。最近は医学界も博士号より専門医などの臨床資格を重要視する傾向になってきている。しかし、研究だけを職業としている研究職の学者は論文だけが業績評価の対象になるため、事情は医師より深刻である。一定の数の論文が一流の雑誌に掲載されなければ、学者として評価されないから職場も得られないし、研究のための費用も調達することができない。したがって、小保方のような立場の若い研究者は改竄や捏造の誘惑にさらされやすい。このため業績のある上級研究者が常に部下の研究を監督し監視する必要があるが、理研内部では何故かそのようなチェック機構がまったく働いていなかったわけである。この事件は理研という日本でトップの研究所で起きたことだけに、日本の科学の信頼性を著しく低下させた。

しかし、科学論文の改竄や捏造は何も日本だけの問題ではない。職業的研究者が存在する限りどこででも起こりうることである。古くは、遺伝学の開祖と考えられているメンデルの実験でさえ改竄が疑われている。メンデルの論文の記載に忠実に従って再現実験を行っても、誰もメンデルが出したほどの正確な比率の結果は得られないそうである。最初から遺伝因子を想定した自分の仮説に合わせて、実験結果を改竄した疑いが濃厚である。また、世紀の大発見と言われたワトソンとクリックのＤＮＡ二重螺旋構造《にじゅうらせんこうぞう》の発見では、螺旋構造を決定した証拠となったＸ線回折《せんかいせつ》のデータを、ロザリンド・フランクリンという女性研究者から盗用したことが明らかになっている。また２０１１年３月の東日本大震災により起こった福島原子力発電所のメルトダウン事故では原子物理学の分野に、いい加減な原発御用学者や原発反対の時勢便乗学者がいかに多いかが国民の前に明らかになった。

今回のＳＴＡＰ細胞論文のように再現実験が可能で、そこで白黒を明確にできる事例はまだ始末のいい方である。手術成績や薬物の臨床試験の論文では同じ患者を再び使用できないため、再現実験は不可能である。このため不正行為を証明することは困難である。もっとも、論文に改竄や捏造や盗用などの不正行為があったとしても、メンデルやＤＮＡ論文の場合のように、その論文の主張が必ずしも間違っているとは言えないこともあるので問題は複雑である。

理研調査委員会により明らかになったＳＴＡＰ細胞論文の実体

ＳＴＡＰ細胞に関する情報を検討してみると、いくつかのキーポイントが指摘できる。まずＳＴＡＰ細胞が発したという蛍光の問題である。理研の結果報告では、「Oct-GFPを導入した新生児脾臓、肝臓からのＧＦＰ陽性細胞の出現頻度は低く、再現性をもって、これらの細胞の多能性獲得、未分化性を分子マーカーの発現によって確認することはできなかった」とある。Ｏｃｔ（Octamer-binding transcription factor）とは転写因子（ＤＮＡのプロモーターに結合してＤＮＡからＲＮＡへの転写を促進したり抑制したりして調節を行う蛋白質）で、細胞が未分化な状態になると発現（蛋白質が合成されて働くこと）してくるので、細胞が未分化で多能性を持つ状態になったかどうかのマーカー（目印）となる。ＧＦＰ（Green Fluorescent Protein）は緑色蛍光蛋白質でＯｃｔに結合させて発光させ目印とする。結局、最初の記者会見で得意そうに見せていた蛍光を発する細胞は出現頻度も低く再現性がなかったというのである。

さらに理研の報告では「細胞塊が有する緑色蛍光を自家蛍光と区別することも困難で、その由来を判定することは出来なかった」とある。自家蛍光とは細胞のミトコンドリアなど細胞内構造物が通常持っている蛍光で細胞が死ぬ時にも出現するため、観察者が熟練していないとOct-GFPなどの未分化マーカーの蛍光との鑑別が困難なこともあるという。調査委員会では小保方が蛍光顕微鏡の使用法にあまり習熟していなかったと指摘している。小保方が未熟なために蛍光顕微鏡を使用する時、自家蛍光を未分化マーカーであるOct-GFPの蛍光と見間違えた可能性があるわけである。こうなると今回のＳＴＡＰ細胞騒動は、未熟な研究者の顕微鏡所見の誤認から始まった可能性もあると指摘されたわけである。

次にＳＴＡＰ論文では、ＳＴＡＰ細胞はそれ自身では増殖能力がないため、ＳＴＡＰ細胞から無限の増殖能力を持った株化細胞を作成（樹立）したことになっている。これがＳ

ＴＡＰ幹細胞とＦＩ幹細胞と呼ばれている株化細胞である。しかし理研の調査委員会で行った小保方も参加した再現実験で、「研究論文で報告されたＳＴＡＰ幹細胞とＦＩ幹細胞の樹立条件下でも、形態的に類似細胞の出現は認めたが、低頻度であり、継代樹立することはできず、これら類似細胞出現の意義を判定することは出来なかった」と報告された。結局はＳＴＡＰ細胞論文に書かれていたようなＳＴＡＰ幹細胞とＦＩ幹細胞は、小保方自身が言うところのＳＴＡＰ細胞からは再現できなかったことになる。私が大学で癌細胞の株化細胞作製に挑戦した経験からすれば、株化細胞の樹立は容易なことではなく、できなくて当たり前の世界である。簡単に出来たとすれば眉唾ものであると思う。小保方が作成したＳＴＡＰ細胞は増殖しないので、すでにこの世に存在していないが、ＳＴＡＰ細胞から株化細胞として樹立したＳＴＡＰ幹細胞とＦＩ幹細胞は保存されていたため、理研調査委員会は詳細にその遺伝子を調査した。その結果、ＳＴＡＰ幹細胞とＦＩ幹細胞はＥＳ細胞の由来である可能性が非常に高いことが判明した。

　理研の調査で「ＳＴＡＰ細胞やＳＴＡＰ幹細胞由来のキメラマウスとテラトーマはＥＳ細胞由来である可能性が高い」という結果が出た。キメラとは同一個体内に異なった遺伝情報を持つ細胞が混入している状態を意味する。マウスの胚盤胞《はいばんほう》の内部細胞塊にＡという細胞を注入した場合、注入したA細胞が多分化能を持っていれば、成体のマウスの体のすべての部位の細胞にA細胞から分化した細胞が混入し、通常の細胞とA細胞が混在した状態となったキメラマウスが完成する。テラトーマ（奇形腫）とはあらゆる組織像を持った良性腫瘍で、免疫不全のマウスにある細胞を注入してテラトーマが出来れば、キメラマウスと同様にその細胞の多分化能が証明できるというわけである。キメラマウスもテラトーマも細胞の多分化能（万能性）を証明する厳密な実験であり、ＳＴＡＰ論文でもＳＴＡＰ細胞から出来たキメラマウスとテラトーマでＳＴＡＰ細胞の多分化能を証明した写真が載っていた。ところが理研の調査結果では、ＳＴＡＰ細胞と思われていたのは実はＥＳ細胞であった可能性が高いという結果であった。ＥＳ細胞なら多分化能を示すのは当たり前である。

ＳＴＡＰ細胞論文のキメラマウスでは、ＳＴＡＰ細胞が胎盤の細胞にも分化した証拠として、マーカーであるＧＦＰの蛍光が胎盤で光っている画像が掲載されていた。ところが、これは胎盤の成分ではなく胎児からの血液が胎盤の中で光る所を写真の露出を大きくして写した疑いが濃厚になっている。おまけにＳＴＡＰ論文のテラトーマ組織の写真は早稲田大学時代の博士論文の写真を使い回した流用であることも露見した。本人は単なる間違いで故意ではないと言っているが、信用できるかどうか疑問である。

なぜES細胞が混入したかについて、理研調査委員会は誰かが細胞培養のシャーレにES細胞を混入したと結論している。誰が混入したかについては、7日間の培養期間に培養細胞が入れてある培養器に夜間近づくことができた人は多く特定できないし、混入現場の目撃証言はないため直接証拠はなく、関係者は全員が混入を否認したため、誰が混入したか、また故意か過失かは断定できないとしている。しかし小保方の使用していた冷蔵庫の中からES細胞のサンプルが発見されているから、小保方が混入していた可能性が高いが確定できない。小保方以外の人間が混入したとすると、誰が何のために行ったかが問題となる。過失であるとすると実験中にサンプルを間違えて使用したことになる。サンプルを間違えて使用した可能性も否定できないが、大切な実験中に間違えてES細胞のサンプルを使用し続けるような雑な神経の持ち主なら研究者としては失格である。

関西学院大学の関由行《せきよしゆき》講師はその講演の中で、「実験の中でES細胞をSTAP細胞と称して使用していただけでなく、実験のストーリーに合うように様々な細胞を使い分けていた可能性がある」と指摘している。これは故意でなければできないことである。STAP細胞論文ではES細胞の混入の可能性を否定するためにいくつかの実験が行われているが、その実験はすべて小保方が行っていたと関は語っている。関は暗に小保方が意図的にES細胞を混入した可能性を指摘しているわけである。もっとも理研の調査委員会の報告も直接証拠がないため確定できないが、小保方が故意に行ったと思わせるような内容になっている。少なくとも理研の調査結果を見る限りはそのように考えるしかない。

STAP細胞事件の深層

STAP細胞事件は、「STAP細胞は存在しない。小保方が不正を行ったらしいが、確証はない」というすっきりしない結論で解決済みとなったが、その深層に横たわる事情は単純なものではない。理研CDBで小保方晴子は、最初は若山照彦の客員研究員として共同研究をしていたが、その時にネイチャーに投稿した論文は却下され採用されなかった。しかし、笹井芳樹と丹羽仁史が加わって論文に加筆訂正を行ったところ、すぐに難関であるネイチャーに採用され掲載されることになった。前述したように、笹井は世界で最初にES細胞から網膜の分化誘導と立体的な網膜の生成に成功した優秀な学者であり、幹細胞の研究分野では、iPS細胞の山中伸弥に匹敵する業績を持っている。また若山は世界で初のクローンマウスの作成者であり、多くの生命科学関係の賞を受賞している優秀な学者である。そして共同執筆者の丹羽も優秀な一流の幹細胞生物学の研究者である。

理研の調査委員会によれば、世界に通用する日本の超一流の生命科学者たち3人が30歳そこそこの未熟な女性研究者の色香に惑わされてだまされ、改竄と捏造のあるインチキ論文と知らずにその作成に手を貸したらしいということになる。笹井CDB副センター長は8月5日に自殺したが、彼の4月の記者会見の印象からは、STAP現象の存在は信じていたようである。笹井は論文の撤回には同意していたが、「STAP現象は充分に検証する価値のある合理性の高い仮説」であると何回も繰り返していた。そして、なぜか笹井はSTAP細胞ではなくSTAP現象であると強調していた。若山の行動は奇妙である。1月のSTAP論文の発表記者会見では満面笑みを浮かべながら、「キメラマウスが発光するのを見て震えるくらい感動した。諦めなくて良かった」と語っていた。若山自身もSTAP幹細胞を作製したと明言している。ところが、3月になると一転して「研究データに重大な問題が見つかった。STAP細胞が存在するのかについて確信がなくなった」として論文の撤回を呼び掛けた。丹羽は12月の理研の調査結果の記者会見で、何とも煮え切らない曖昧な発言を繰り返した。

これはあくまで私の個人的推定であるが、私は「ＳＴＡＰ細胞は存在する」と考えている。しかし私が癌細胞株の樹立に挑戦した経験から類推すると、ＳＴＡＰ細胞が出来る確率は低く、ＳＴＡＰ幹細胞ができる確率はそれよりさらに低いと推測される。ただし、宝くじで一億円以上当たる確率よりは高いかもしれないとは思う。

また、理研の調査委員会では、ＳＴＡＰ幹細胞もキメラマウス作成に使われた細胞も、ＥＳ細胞である確率が高いという結果が判明したから、故意か過失かは不明であるが誰かがＥＳ細胞を混入したと結論した。しかしこれはややおかしな理屈である。ＳＴＡＰ幹細胞は世界で初めて作られた細胞で前例のない細胞である。もともとＥＳ細胞のように未分化で全能性を持つ細胞であるから、その遺伝子構成がＥＳ細胞とそっくりであるからといって、ＥＳ細胞であると結論してしまうのは矛盾がある。ＳＴＡＰ幹細胞とＥＳ細胞の遺伝子構成が類似していない鑑別できるものであるという証拠は何もないのである。ＳＴＡＰ幹細胞の遺伝子構成はＥＳ細胞とほぼ同じであっても不思議ではない。したがって、誰かがＥＳ細胞を混入させたということは可能性のある選択肢でしかないのである。小保方を犯人と思わせるための理屈のすり替えかもしれない。

「存在しない」とは言い切れないこのＳＴＡＰ細胞にまつわる事件について、私の個人的見解として事の成り行きを整理し、推理してみたい。

小保方は２００８年に25歳でハーバード大学大学院に留学し、チャールズ・バカンティ教授の教室で研究に取り組んだ。バカンティはＳＴＡＰ細胞の提唱者であり、胞子様細胞（Spore-like cells）という学説を主張している。それによると、人を含む生物体内に非常に小さい多能性を持った細胞があり、この細胞は普段は休眠した胞子のような状態で留まっているが、何らかの刺激で成長、分裂、分化を起こし多能性幹細胞として機能するというのである。この説はまだ一般には認められておらずあくまで仮説の段階であるが、千島の学説と同様に非常に興味ある仮説である。小保方はここでバカンティの研究の中から、現在の定説と異なる何らかの現象を発見して感激し、研究の方針を決めたと思われる。その現象とは、細胞が何かの刺激によって多能性を獲得するＳＴＡＰ現象であった。ここで小保方はＳＴＡＰ現象に関する何らかの決定的証拠を発見した可能性がある。

２０１１年から小保方は理研ＣＤＢの若山の研究チームの客員研究員として、ＳＴＡＰ細胞の研究を開始した。ここで小保方は若山にＳＴＡＰ細胞を作成して納得させ、若山に協力してもらい何回かはキメラマウスやＳＴＡＰ幹細胞の作成に成功したと私は推察する。この研究成果を基に小保方は若山の指導で論文を書き、２０１２年にネイチャー、セル、サイエンスなどの一流雑誌に論文を投稿したが、「過去何百年にわたる細胞生物学の歴史を愚弄している」としてすべて却下されてしまった。その理由は、ある程度の根拠はあったのであるが、ＳＴＡＰ細胞やＳＴＡＰ幹細胞の再現性が低すぎて普遍性のある現象とみなされなかったか、実験根拠としたデータが不足していたのではないかと想像する。

ところが、この却下された論文に２０１２年12月に笹井が参加し、さらに２０１３年１月に丹羽が参加して再執筆し、３月には論文を完成させてネイチャーに再投稿した。驚いたことにＳＴＡＰ細胞作製法に関して４月には国際特許まで出願している。そして同年12月には論文がネイチャーに受理され２０１４年１月29日に出版されたのである。同時に神戸では記者会見が行われ、小保方は「リケジョ（理系女子）の星」、「（ＳＴＡＰ細胞が）ノーベル賞級の大発見」として日本中にその名を知られたのである。

私は、ネイチャー論文の改竄と捏造を行った「主犯」は笹井であると考えている。一度は却下された学術論文をたった2～3ヶ月で受理されるまでに書き直したのは、主に笹井であり、丹羽は協力者であったことが判明しているが、その書き直しとは大々的な論文の改竄と捏造ではなかったのか。笹井は論文に画像を40枚以上追加したとされている。笹井の記者会見によればこの論文の書き直しの間、若山は山梨大学へ転出するための準備に忙しく論文の書き直しには関与していなかったという。また、笹井は論文の書き直しは武市《たけいち》雅俊《まさとし》CDBセンター長に依頼されたと言っているが、武市は70台でお飾りのセンター長であり実権は副センター長である笹井が持っていたと思われるので、笹井自身が何らかの切っ掛けで小保方の研究内容を知り、積極的に小保方の画期的な発見に便乗しようとしたのではないだろうか。うがった見方をすれば、笹井が若山を山梨大学に左遷して意図的に論文の書き直しから外し、腹心の部下の丹羽を共同研究者に引き入れた可能性もある。

共同研究者となった丹羽は論文を読んで、STAP幹細胞にTCR遺伝子再構成がないことを発見した。TCR（T cell receptor）とはT細胞受容体のことで、リンパ球は分化するとTCR遺伝子の一部が削り取られて再構成される。このため分化したリンパ球が酸性刺激で初期化し万能性を持ったとしてもTCR遺伝子再構成が見られるわけである。このためSTAP幹細胞にTCR遺伝子再構成が存在するとは、いったん分化したリンパ球が逆分化（若返り）して未分化細胞に変化した重要な証拠となる。もしもTCR遺伝子再構成がないとすれば、細胞が逆分化して初期化したという根拠があやしくなってしまうのである。その結果、論文がネイチャーに採用されない可能性も出てくる。丹羽は笹井に、

ＳＴＡＰ幹細胞にＴＣＲ遺伝子再構成が認められないことに関するデータも論文に含めるように進言したが、笹井は継代培養によって遺伝子が変化してＴＣＲ遺伝子再構成が消失したという、科学的根拠の薄い強引な論法で進言を退けた。丹羽は笹井の偉大な研究業績と次期ＣＤＢセンター長という圧力のため、反論できなかったのであろう。

笹井は小保方のＳＴＡＰ細胞の研究はまだデータ不足ではあるが、もう少し研究を追加してデータを積み重ねれば、山中のｉＰＳ細胞をも上回る世紀の大発見になると見抜いたのではないか。そこで笹井はできるだけ早く論文を世に出して、将来自分がセンター長になる理研ＣＤＢを第一発見施設に仕立てようとしたのであろう。科学論文による新発見の報告は第一位に価値があり、二位以下の価値はゼロであることを笹井はよく知っていた。

笹井は１９９８年、京都大学再生医学研究所の教授に36歳で就任した天才的医学者であるが、論文執筆の天才とも呼ばれている。確かに笹井の業績は偉大であるが、論文執筆の天才という意味深長な言葉は裏を返せば、論文の業績を実際より大きく見せることが巧妙であるという意味であり、論文の改竄や捏造の天才であるとも言えるかもしれない。言葉を変えれば、１の業績を10倍くらいに思わせることがうまいという意味である。場合によっては不正すれすれのグレーゾーンの行為を多く行っていた可能性もある。このような論文は医学の世界には多いので、いかにそのような過大宣伝を見破るかが論文を読む場合大切である。私の経験では医学の臨床の論文では、1のことを10倍くらいに誇大宣伝する論文はたくさんあって珍しいことではないが、STAP論文の場合は1のことを100倍ぐらいに誇大宣伝してしまったのではないかと思う。もし小保方自身が論文に改竄や捏造をしていたら論文執筆（論文捏造？）の天才の笹井によって簡単に見抜かれたであろうし、再びネイチャーから却下されたと思う。笹井自身がわずかの真実に改竄と捏造を加えて加工を施したからネイチャーの査読者の審査をすり抜けて受理されたのであろう。

若山は山梨大学に2012年に移っていて論文の再執筆ではカヤの外に置かれていたが、自分が関与した論文がネイチャーに掲載されたと聞いて、最初は単純に喜んだに違いない。ところが発表直後より疑惑が続出し自分も連帯責任を問われる事態となった時、詳細にSTAP論文を読み返した若山は笹井の改竄と捏造に気付いたのであろうと思われる。以前、ネイチャーに却下された論文執筆に協力したのは自分であるから、論文のどこかに改竄や捏造があればすぐに分かったと思う。STAP細胞は実際に存在したとしても、論文の改竄と捏造が露見すればSTAP細胞の存在を擁護すること自体が、科学コミュニティーを敵に回すことに気付いた若山は慄然とした。これはなるべく早く誤りを認めることが得策と考えて、３月には「研究データに重大な問題が見つかった。ＳＴＡＰが存在するのか確信がなくなった」として論文の撤回を呼び掛けたのであろう。若山は内心はＳＴＡＰ細胞が存在する可能性が高いことは知っていたと思う。そうでなければ共同研究をして論文を作成することなどなかったはずである。しかし、若山は表向きはＳＴＡＰ細胞が存在する根拠は希薄で、小保方にだまされたかもしれないというような態度に出ることが最良であると判断したのであろう。このため記者会見でも曖昧な点があり、ＳＴＡＰ細胞事件の真犯人は若山であるというような推察をする人も現われたのである。私は、若山は小心で比較的誠実な人間であると思う。若山のこれからの活躍に期待したい。

笹井は天才であったことが逆に災いして、世間を甘く見ていたのであろう。エリートコースを歩んだ人間によくあることである。笹井は持ち前の天才的な直感力で、ＳＴＡＰ細胞が存在することを確信していたと思う。しかし笹井のような立場になると純粋な学問的立場とともに、理研ＣＤＢの資金調達や神戸産業都市関連の事業にも配慮することが必要となる。また学問的にｉＰＳ細胞で山中にややリードされた笹井は、ここで逆転満塁ホームラン的な業績が欲しかったのであろう。小保方と恋愛関係にあったかどうかは憶測の域を出ないが、とにかく様々な要因が複合して笹井を論文の改竄と捏造に走らせたのであろう。理研の内部調査が進行し、笹井に主犯の疑いが向けられたのかもしれない。逃れられぬと知った笹井は、論文の改竄と捏造の責任を取って自殺したのだと思う。ある意味で潔い人物である。笹井の死は生命科学の世界の大きな損失であると思う。

理研に残っていた丹羽は共同責任の一端を担って、ＳＴＡＰ細胞の追試実験といういかにも損な後始末の役回りを命じられたのであろう。丹羽は真相を知っているためか、12月の追試実験報告の記者会見での彼の発言は何とも曖昧模糊としており、一流の生物学者とはとても思えないような有様であった。

小保方にも大きな責任がある。小保方はＳＴＡＰ細胞やＳＴＡＰ幹細胞の再現性の低さゆえに、時々ＥＳ細胞を混入させて若山を喜ばせていた可能性も否定はできないが、全部が全部そうではなかったと私は推定する。全体像からは笹井が「主犯」で小保方は「共犯」であったと思う。ＳＴＡＰ細胞の存在が真実ならば、少々の不正行為は許されると甘く考えていたのであろう。まして、実質のＣＤＢセンター長で自分をユニットリーダーに抜擢してくれた笹井の指示なら問題はないし、多分うまく事が運ぶであろうと笹井の権威を過信したのであろう。小保方は記者会見で、主に笹井の指示で改竄と捏造を行ったとか、自分も多少は不正行為をしたとは言えなかったのであろう。真実を言えないために、むしろ若山に責任を転嫁するようなニュアンスになったと思われる。笹井の遺書にあったと言われる「あなたのせいではない。ＳＴＡＰ細胞を必ず再現してください」という言葉は、笹井の真実の心の叫びであったのであろうが、笹井は小保方という有能な人材の前途を失わせた可能性がある。理研の調査委員会の最終報告は、「ＥＳ細胞の混入に誰が関与したか、故意か過失かは分からなかった」、「怪しいデータの確認を怠った若山氏、笹井氏の責任は大きい」という曖昧な結果を示したが、調査委員たちは笹井が「主犯」であることを知りながら阿吽《あうん》の呼吸でそれを隠し、死んだ笹井に鞭打つことを止めたのであろう。その結果、確定はできないが小保方に不正の全責任があるような印象を受ける最終結果報告となったと思われる。

２０１４年12月19日、ＳＴＡＰ細胞検証実験の結果発表の記者会見で、最後の場面になって責任者の相澤真一チームリーダーが再登場し、「小保方さんに対して、このような犯罪人扱いした検証実験を行ったことは、科学のやり方ではない。深くお詫びする」という意味深長なコメントを述べた。おそらく相澤も真相を知っていて、小保方が事件の「主犯」であろうという結論を匂わせた今回の結果発表について、小保方に詫びたのであろうと思う。

これが、私が個人的に推察する事件の経過である。

エピジェネティクス（epigenetics）の潮流

今、生命科学の世界ではエピジェネティクス（epigenetics）という新しい大きな潮流が始まろうとしている。実はＳＴＡＰ現象もＳＴＡＰ細胞も、その流れの一部なのである。今回問題となったＳＴＡＰ細胞論文のアーティクル（Article）の冒頭の序文（Introduction）に次の様な文章がある。原文は英語である。

「ウォディントンのエピジェネティク地形の水路系展望図の中で、体細胞の運命は細胞分化が進行するにつれて下り坂を転げ落ちるように次第に決定される。分化した状態を逆転するには核移植や多様な転写因子の導入など、人為的な細胞核の機能の物理的ないし遺伝的操作が必要であると一般的には信じられている。しかしながら、我々は体細胞が直接の核の操作なしに、単純な外的刺激に反応して核の分化プログラムの再構築（リプログラミングreprogramming）を起こすかどうかという問題に対して研究した。この様な状態の類型は植物に起こることが知られている。急激な環境変化は（たとえば分離したニンジンの細胞のような）成熟した体細胞を未熟な芽球に転換させることができる。この芽球からはオーキシン（植物成長物質）の存在下で茎や根を含むすべての植物の構造が発生する。興味深い問題は、動物の体細胞が同様な潜在能力を特殊な状態から出現させることができるかどうかである。過去10年間に、成熟した組織の中の多能性細胞（またはそれに密接に関連のある細胞の種類の）存在が議論の対象になり、その議論において対立する結論が多くのグループから報告されてきた。しかしながら、どのような研究においても今のところ、このような多能性細胞が分化した体細胞から発生することは証明されていない」

この文章は小保方がバカンティーの影響で書いたものか、笹井が加筆訂正したものかは不明であるが、「ウォディントンのエピジェネティク地形の水路系展望図」という興味深い言葉が使われている。このエピジェネティクス（epigenetics）という言葉は、「ＤＮＡ塩基配列の変化を伴わない細胞分裂後も継承される遺伝子発現（遺伝子によって蛋白質が作られること）あるいは細胞表現型（細胞の形態）の変化を研究する学問領域」と定義される。要するにＤＮＡの塩基配列以外の要因で、生物の形質や性質が変化することを研究する学問分野である。このエピジェネティクスの概念は１９４２年に、獲得形質の遺伝の強烈な支持者であったイギリスのエディンバラ大学のコンラッド・ウォディントン博士によって提唱された。この概念は現代の定説であるセントラルドグマに反する概念であるが、提唱されたのはワトソンとクリックがＤＮＡ二重螺旋構造を発見する以前である。ウォディントンは生物学者であったと同時に哲学者でもあり、さらに左翼思想を持ちマルキシズムを支持していた。

ウォディントンのエピジェネティク地形（epigenetic landscape）とは、彼が考えた細胞分化の概念図で、山の頂上から転がる多数の小球を細胞に譬《たと》えた。山頂から転がした多数の小球は山の斜面の凹凸を通過して転がりどこかで停止するが、その停止部位は様々な異なった環境を持つ場所である。小球が山の斜面の形と停止部位の影響を受けることを、分化しつつある細胞が外的環境の影響を受けて形態と機能を変化させることに譬えているのである。これは哲学的な概念であるが、ウォディントンはこれを獲得形質遺伝の理論的な生物細胞分化のモデルであると考えた。

１９５３年にＤＮＡ二重螺旋構造が発見され、その後に分子生物学が進歩した結果、遺伝学においてはＤＮＡの塩基配列が遺伝のすべてを決定するというセントラルドグマ説が有力となり、獲得形質遺伝を否定する有力な根拠となってきた。このため千島喜久男、今西錦司、ルイセンコなど獲得形質の遺伝を主張する学者はいずれも異端のレッテルを貼られることになった。ウォディントンのエピジェネティク地形（epigenetic landscape）の概念も異端の哲学的空想と考えられていた。

しかし分子生物がさらに進歩すると、遺伝する形質を変化させ継承させる要因はＤＮＡ塩基配列だけではないことが、次第に明らかになってきた。それは生化学的にはＤＮＡメチル化とヒストンの修飾である。ＤＮＡのメチル化とは塩基配列の特別な部位にメチル基が結合する化学反応で、直接または間接にＤＮＡと蛋白質の結合を調節する。ヒストンはＤＮＡを核の中に収納する働きを持つ蛋白質で、ＤＮＡはヒストン分子に螺旋状に巻きつく形で存在している。このヒストン分子に様々な化学物質が結合することをヒストン修飾という。ＤＮＡメチル化とヒストンの修飾は遺伝情報の発現に影響を与え、生物に遺伝する形態や機能の変化を起こすことが証明された。これらの経過から、ウォディントンのエピジェネティク地形（epigenetic landscape）の概念も再評価され、ＤＮＡ塩基配列以外に遺伝に影響を与える現象も現在はエピジェネティクスと呼ぶようになった。セントラルドグマによる蛋白質合成は3個の塩基配列が1種類のアミノ酸と対応するという、非常に単純な法則から成り立っており、その発見当時には生命の原理のあまりにも単純な法則性に人々は驚いたのであるが、エピジェネティクスは現段階の知見では法則性に乏しく非常に多様性に富んでいる。将来、もっとすっきりしたエピジェネティクスの原理が解明されるのかもしれない。

生物を取り巻く環境から取り込まれた物質のあるものはエピジェネティクスの変化、すなわちＤＮＡの塩基配列以外の分子構造に変化を起こし、しかもそれは遺伝するということが証明されたわけである。つまり、エピジェネティクス機構は、環境から情報を取り込む仕組みであることになる。そしてこの情報が遺伝で生殖細胞に伝われば、長年否定されてきた「獲得形質の遺伝」に分子生物学的な根拠が与えられたことになる。詐欺師呼ばわりされたルイセンコも正しかったことになる。現在、遺伝学はこのエピジェネティクスにより大きく変わろうとしているが、それは生物学の大きなパラダイムシフトでもある。

ＳＴＡＰ細胞とエピジェネティクス

このエピジェネティクスの視点からＳＴＡＰ現象も再検討するべきである。生物は長い年月の間に様々な外部からの刺激を受けてきた。気温、気圧、酸素濃度、pH（水素イオン濃度）、浸透圧、放射能などの物理的刺激ないし化学的刺激の変化にさらされ、絶滅の危機を何度もくぐり抜けて来たはずである。地球上には信じられないような生物が生きている。122℃の高温、無酸素状態、1100気圧、3万グレイの放射線、pH12・5の高アルカリ性、pH0・06の高酸性、飽和食塩水などに耐えて生存している生物（極限環境生物）がそれぞれ報告されている。

死滅しかけた細胞の中から生き残り、遺伝子を初期化させて細胞の万能性を獲得し新しい個体を形成するという現象は、頻度は極端に低いかもしれないが理論的には必ず存在するはずである。イモリなど両生類や植物には常時備わっている細胞を初期化し万能性を獲得する性質は、哺乳類にも備わっている可能性は非常に高い。この点を捉えて笹井は「充分に検討する価値のある合理性の高い仮説」と言ったのであろう。小保方も笹井も、そして若山も中西もこのようなことをよく理解していたと思われる。そして彼らは、ある程度の所までSTAP現象とSTAP細胞の実在についての有力な実験的証拠を持っていたと推察する。ただしそれは、極端に低頻度でしか確認できなかった現象である可能性がある。私が癌患者の癌細胞から株化細胞を樹立しようとした時に、一度も成功しなかったことと同じであろう。頻度が低いとしても手術材料からの癌細胞株はヒーラ細胞のようにいくつか樹立されている。小保方と若山は何とかこの障害を乗り越えようと努力したが、成功していなかったのであろう。ところが小保方の実験結果を見た笹井は功をあせり、非常に稀な現象をあたかもいつでも起こるような現象として論文にしてしまったのではないだろうか。ここにＳＴＡＰ事件の真相があるように思われる。

しかし、最近になってＳＴＡＰ細胞に類似した多能性細胞が出来たという報告がなされている。２０１１年、東北大学の出澤《でざわ》真理《まり》教授によって人から多分化能を有するMuse細胞（Multilinearge-differentiating Stress Enduring cell）が発見された。日本語に訳すと多系統分化性ストレス耐性細胞となる。Muse細胞は成人のヒトの皮膚や骨髄などの間葉系組織から分離同定された多能性幹細胞である。出澤は間葉系細胞を培養している時に、汚い細胞塊が出来ており、それがＥＳ細胞の胚葉体に似ていて、中に外胚葉、中胚葉、内胚葉の3胚葉性の細胞が混在しているのを見つけた。この細胞の中には多能性幹細胞があるのではないかと考えこれを培養しようとしたが、なかなか増殖能を持った細胞は得られなかった。ある日、この細胞を培養中にトリプシン処理した後、忘れて飲みに出掛けてしまった。トリプシンは膵液に含まれる消化酵素で強力な蛋白質分解酵素である。培養の時に塊を作っている細胞群をバラバラにするために使用する。短時間なら細胞を接着させている蛋白質の成分を分解し細胞をバラバラにするが、長時間使用すると細胞そのものを消化分解して殺してしまう。後から気が付いて顕微鏡を覗いてみると、細胞は12時間トリプシンに浸けられてほとんど死んでいたが、わずかに生きている細胞を発見した。この細胞を取り出して培養してみたら多能性幹細胞であった。これがMuse細胞でトリプシンによる化学的酵素分解というストレスで細胞が多能性を獲得したわけである。この点は酸処理で多能性を獲得したというＳＴＡＰ細胞に類似していることが注目される。

さらに、２０１２年には熊本大学の太田訓正《おおたくにまさ》准教授の研究グループが、ヒトの皮膚細胞と乳酸菌をともに培養して細胞に乳酸菌を取り込ませ、さまざまな種類の細胞に分化できる能力を持つ多能性細胞を作り出すことに成功した。この場合は細胞への細菌感染というストレスが要因かもしれないし、乳酸菌は代謝により乳酸を生成するので、細胞に対して酸刺激を与えたのかもしれない。この細胞はこれまでに5種類の細胞（神経、筋肉、脂肪、骨、軟骨）への分化にも成功したという。

エピジェネシスの潮流は近いうちにセントラルドグマを完全に崩壊させる可能性がある。この潮流に乗ってＳＴＡＰ細胞の様な多能性細胞が様々な条件下で作られる可能性がある。しかし、この様な万能細胞が直ちに再生医療に応用されて、人類に多大な恩恵を与えるなどということはあまり期待しないほうが良い。かって、癌の原因論としてのウィルヒョウの刺激説が一時有力であり、物理化学的な何らかの刺激を与えることが癌の原因と考えられていた。現在は「癌の刺激説」は否定されているが、私個人は「癌の刺激説」はある程度は科学的にも臨床的にも根拠があると考えている。ｉＰＳ細胞にも癌化の可能性が指摘されているように、刺激から出来た万能細胞も癌化の危険は存在する。むしろ、刺激によって出来たような細胞は癌化率が高い可能性もある。笹井は「ＳＴＡＰ細胞はｉＰＳ細胞より癌化の可能性が低い」などと言っていたが、根拠のない宣伝用の作り話である。

今回のＳＴＡＰ細胞論文に関して何度も開かれた記者会見で感じたことは、マスコミの記者たちは「ＳＴＡＰ細胞はあるのか、ないのか」ということを短絡的に聞き出そうとするばかりで、あまりにも科学的思考に理解が足りないということである。これに対しては「現在のところはＳＴＡＰ細胞が存在するという科学証拠はないが、存在しないということも証明できない」と言うことしかできないし、理研の科学者たちもそのように解答していた。また、あまりにも万能細胞による再生医療に対してマスコミの期待が大き過ぎると思う。これは研究予算獲得のための、10のことを10倍にも100倍にも膨らませた学者たちの改竄捏造論文に踊らされた結果であろうと思われる。したがって、この件については学者達にも責任がある。

おわりに

最近の医学の基礎的研究にはある種の閉塞感が漂っている。ましてや臨床医学はもっと深い閉塞状態に置かれている。医学はハイテク化したと言われているが、それは診断技術や患者管理法に最新の遺伝子工学を応用した検査技術や電子工学を応用したハイテク機器が使用されているため、現場を見ているとハイテク化しているような印象を受けるだけである。基本的な治療法は相変わらず手術療法や薬物療法が中心で、派手な宣伝文句に比較して治療効果は上がっていない。

現代医学の基礎理論となる生物学の研究は機械論的視点からしか行われていない。その結果、新しい蛋白質や遺伝子の化学構造を解明し、その物質の生物学的活性を調べることだけに精力が注がれ、その分野に膨大な研究資金が消費されている。臨床的には、どんな難病でもたちどころに治す魔法の薬や、どんな臓器の欠損でも補える万能細胞ができることばかりを期待しているのだ。現代医学の理想像とは、臓器移植や人工臓器や万能細胞で故障した組織や臓器を入れ替え、それを維持するための化学薬品を常時注入しているサイボーグ（cyborg）人間という結論になりそうである。これは機械論的生物学の限界と不完全性を如実に表している。機械論に凝り固まった現代生物学は完全に「片輪《かたわ》」の状態であるが、現場の研究者や医師はその矛盾に気付いていない。また気付いていても、どうしていいのかの理論も方法もわからないのである。

このような混迷状態は生物学や医学の世界に顕著である。同じ自然科学でも物理学は全く違った状態である。物理学では生物学とは違い、眼に見えない世界の理論いわゆる生物学でいう生気論的な理論が堂々と認められているのだ。量子力学の世界では物質は根源的に粒子的側面と波動的側面の二重性を持つ存在であると結論している。これは生物学でいえば機械論と生気論が並立し、どちらも同等に尊重されている状態と言える。またビッグバン宇宙論を唱えたホーキングは、「宇宙を理解するには虚時間を理解することが必要である」と述べている。虚時間とは虚数の時間という意味である。虚数とは数学でいう二乗してマイナス1になる数であり、実数のように数直線上で表現できない幻の数字である。機械論的思考からはオカルトのような話ではあるが、ホーキングは虚時間という言葉で、普通の物理学用語では表現しにくい宇宙の生気論的な性格を表現しようとしたと考えられる。

物理学では物質の波動的性格を認めているし、ホーキングの虚時間というややオカルト的な表現の宇宙論も認められている。いわゆる理論物理学という、単に机上の空論とでも言われかねない学問領域が大きな地位を占めているのだ。ところが物理学の世界より不確定性が大きいと考えられる生物学の分野では、現在のところ機械論一辺倒の議論が延々と続いている。生物学者や医学者はこのあたりの意識改革を行う必要がある。そうでないと生物学や医学の理論的停滞は打破できないと思う。私は腸管造血説や細胞新生説などの学説は人間の意識改革なしには理解できないと考えるのである。

最後に、この本の出版に御尽力を頂いた稲田芳弘氏が２０１１年１月11日に逝去されました。謹んで哀悼の意を表し御冥福をお祈りいたします。

２０１５年３月　「転換期の生物学」とともに…

酒向　猛

巻末スペシャルトピック――第3版出版によせて

酒向　猛

腸管由来の造血幹細胞が発見された

２０１８年11月29日、米国のコロンビア大学のメーガン・サイクス教授らの研究グループは幹細胞領域の専門学術雑誌「セル・ステムセル」に興味深い論文を発表した。その論文によると、サイクス教授らの研究チームは腸移植を受けた患者21名を5年にわたって追跡調査した。その結果、腸移植を受けた患者の血液にドナー（臓器提供者）由来の血液細胞が含まれており、その中にドナー由来の造血幹細胞が存在することを発見したのである。常識的には移植を受けた患者の血液はその患者の骨髄で造られおり、ドナー由来の造血幹細胞が存在することはないと考えられてきた。しかし、患者の血液にドナー由来の造血幹細胞が存在するとすれば、ドナーの小腸由来の造血幹細胞は移植された腸管で造血されていることになる。この事実は腸管造血を実験的に証明したことになるのではないだろうか。

さらにドナーから移植された腸には造血幹細胞をはじめとする複数種の前駆細胞が存在し、この前駆細胞からはリンパ球が分化して患者の体内を血液に乗って循環していた。このリンパ球由来のTリンパ球は患者からの拒絶反応に対して耐性を持っていたという。サイクス教授らによれば、この現象は移植された腸の中にあるドナーの造血幹細胞からリンパ球を含む白血球が造血され、これらの白血球は患者の組織の拒絶反応を軽減するという。また患者の体内で生成された白血球も移植されたドナーの組織による拒絶反応を軽減する性質を持つようになったという。要するに腸を移植された患者の組織と移植された腸との間で、リンパ球が互いに免疫寛容を持つようになったのだ。

腸移植に限らず臓器移植において拒絶反応は患者の命にかかわる重大な問題である。このため臓器移植の後には強力な免疫抑制剤が投与される。しかし免疫抑制剤は拒絶反応を軽減すると同時に、患者の免疫力を抑制するので感染症などの合併症を起こしやすくなるという副作用がある。とりわけ、腸の移植は拒絶反応を起こす確率が高いという。サイクス教授は研究結果から、「ドナーの血球が体内で循環している患者は、現在治療がおこなわれているほど多くの免疫抑制は必要ないのかもしれない。免疫抑制を軽減することで移植手術後の経過を改善できるのではないか」と、述べている。研究チームでは、腸移植の際にドナーから移植する造血幹細胞の数を増やせば、移植後の拒絶反応を軽減できるのではないかと、さらに研究を進める方針であるという。

腸移植の適応になるのは、小腸を大量に切除した後に、残りの小腸が消化吸収機能を十分に代償できない状態を起こす疾患である。その原因は幾つかあるが、小児では腸回転異常症（小腸の異常な回転により小腸が大量に壊死を起こす疾患）や成人では腸の動脈の閉塞による小腸の大量壊死などである。日本では諸外国より症例数は少ないが、２０１９年12月までに32例の小腸移植手術が行われている。小腸移植を受けた患者の1年生存率は89％、5年生存率は70％、10年生存率は53％と報告されている。

小腸移植は他の臓器移植と比較して拒絶反応が起こり易いため、免疫抑制剤を長期に大量の投与をすることが必要である。サイクス教授は、「免疫抑制剤の投与量を減らすことができる」という論点からこの現象を捉えているため、腸管自体が造血を行っているという視点は全く持っていない。１９６１年にマカロックとティルがマウスの骨髄の造血幹細胞を発見した時も、彼等の実験の主目的は「正常細胞でも癌細胞でも同じように放射線によって障害される」という仮説を証明するためであり、造血幹細胞の発見は副産物であった。サイクス教授らは、自分達の発見が腸管造血の証明になっていることに関しては全く無関心のようである。そもそも腸管造血などという現象は全く考えていないようである。

（２０２３年2月）

《参考・引用文献》

石川　文康「カント入門」ちくま新書　１９９５
長谷川英祐「科学の罠」青志社　２０１４
アッカークネヒト「ウィルヒョウの生涯」サイエンス社　１９８４
中原　和郎「癌」岩波新書　１９５５
金森　誠也「西洋の哲学・思想がよくわかる本」ＰＨＰ文庫　２００７
中原　英臣・佐川　峻「進化論が変わる」講談社　１９９１
福岡　伸一「生物と無生物の間」講談社　２００７
千島喜久男「千島喜久男選集」第一巻〜第五巻　地湧社　１９５７〜１９７３
千島喜久男「血液と健康の知恵」地湧社　１９７７
千島喜久男「千島学説論争」地湧社　１９７６
柴田　昭「日本血液学の建設者」医薬ジャーナル社　２００５
西原　克成「生物は重力が進化させた」講談社　１９９７
森下　敬一「血球の起源」生命科学協会　１９６０
森下　敬一「血液とガン」生命科学協会　１９６５
森下　敬一「森下自然医学」の概要　国際自然医学会　２００６

小宮 正文「骨髄細胞アトラス」南山堂 1976
三輪 史朗・渡辺陽之輔「血液細胞アトラス」第5版 文光堂 2004
ガートナー・ハイアット「組織学カラーアトラス」第2版 メディカル・サイエンス・インターナショナル 2007
ラングマン「人体発生学」第9版 メディカル・サイエンス・インターナショナル 2006
アン・B・パーソン「幹細胞の謎を解く」みすず書房 2005
三浦 恭定「血液幹細胞」中外医学社 1983
三輪 哲義「幹細胞純化」メディカルビュー社 2008
武村 政春「脱DNA宣言」新潮新書 2007
小澤 敬也「造血幹細胞」中外医学社 2002
仲野 徹「幹細胞とクローン」羊土社 2003
岸本 忠三・中嶋 彰「現代免疫物語」講談社 2007
浦部 晶夫「血液細胞の分化と増殖」メディカルビュー社 1991
福岡 伸一「プリオン説はほんとうか?」講談社 2005
アレクサンダー・コーン「科学の罠」工作舎 1990
稲田 芳弘「ソマチッドと714Xの真実」Eco・クリエイティブ 2009

酒向　猛　さこう たけし

1950年生まれ。岐阜県恵那市出身。

1976年、順天堂大学医学部卒業。

1986年、名古屋大学大学院医学研究科卒業、岐阜県立多治見病院へ赴任。

1988年、医学博士。岐阜県立多治見病院外科部長兼中央手術部部長、島村トータル・ケア・クリニック副院長を経て、2014年10月より静岡富沢病院勤務。

千島学説研究の第一人者。ゲルソン療法などガンの代替療法にも積極的に取り組んでいる。千島学説研究会理事。

主な著書に『ガン克服術』他がある。

隠された造血の秘密

―腸管造血説と幻の造血幹細胞―

2010年5月4日　初版発行
2015年3月11日　改訂版発行

（以上、ISBN978-4-904155-15-8）

2023年3月7日　第3版発行

著　者　酒向　猛

発行所　Eco・クリエイティブ
〒063-0034 札幌市西区西野4条10丁目10-10
TEL&FAX 011-671-7880
http://www.creative.co.jp/

ISBN978-4-9909592-4-1